安徽非物质文化遗产丛书

传统医药卷

新安医学

安徽省文化和旅游厅 组织编写

主编 李济仁 副主编 黄辉 王鹏

黄 辉◎编著

- 2022 年度中央财政安徽中医药『北华佗、南新安』传承创新项目
- 『新安医学非遗项目系统性整理与音像化保护研究』
- 2022 年安徽高校科研重点项目
- 『新安医学非遗传承人生存状态及其传承成效研究』
- 安徽省 2019 年重点出版物选题
- 新安医学教育部重点实验室研究成果
- 教育部人文社科重点研究基地徽学研究中心研究成果

APGTIME
时代出版

时代出版传媒股份有限公司
安徽科学技术出版社

图书在版编目(CIP)数据

新安医学 / 黄辉编著. --合肥:安徽科学技术出版社,2023.1

(安徽非物质文化遗产丛书.传统医药卷)

ISBN 978-7-5337-8566-6

Ⅰ.①新… Ⅱ.①黄… Ⅲ.①中国医药学-中国-古代 Ⅳ.①R2

中国版本图书馆 CIP 数据核字(2022)第 003362 号

新安医学 黄 辉 编著

出 版 人:丁凌云 选题策划:蒋贤骏 余登兵 责任编辑:王 宜

责任校对:李 茜 责任印制:梁东兵 装帧设计:武 迪

出版发行:安徽科学技术出版社 http://www.ahstp.net

(合肥市政务文化新区翡翠路 1118 号出版传媒广场,邮编:230071)

电话:(0551)63533330

印 制:安徽新华印刷股份有限公司 电话:(0551)65859178

(如发现印装质量问题,影响阅读,请与印刷厂商联系调换)

开本:710×1010 1/16 印张:18 字数:400 千

版次:2023 年 1 月第 1 版 印次:2023 年 1 月第 1 次印刷

ISBN 978-7-5337-8566-6 定价:89.00 元

丛 书 前 言

　　皖地灵秀,文脉绵长;风物流韵,信俗呈彩。淮河、长江、新安江三条水系将安徽这方土地划分为北、中、南三个区域,成就了三种各具风范和神韵的文化气质。皖北的奔放豪迈、皖中的兼容并蓄、皖南的婉约细腻共同构成了一幅丰富而生动的安徽人文风俗画卷,形成了诸多独具魅力的非物质文化遗产。

　　习近平总书记指出,文化自信是一个国家、一个民族发展中更基本、更深沉、更持久的力量,坚定中国特色社会主义道路自信、理论自信、制度自信,说到底就是要坚定文化自信,没有文化的繁荣兴盛,就没有中华民族伟大复兴。

　　非物质文化遗产是各族人民世代相承、与民众生活密切相关的传统文化的表现形式和文化空间,是中华传统文化活态存续的丰富呈现。守望它们,就是守望我们的精神家园;传承它们,就是延续我们的文化血脉。

　　安徽省现有国家级非物质文化遗产代表性项目88项,省级非物质文化遗产代表性项目479项。其中,宣纸传统制作技艺、传统木结构营造技艺(徽派传统民居建筑营造技艺)、珠算(程大位珠算法)3项入选联合国教科文组织命名的人类口头与非物质文化遗产名录。

　　为认真学习贯彻习近平总书记关于弘扬中华优秀传统文化系列重要讲话精神,落实《中国传统工艺振兴计划》及《安徽省实施中华优秀文化传承发展工程工作方案》,安徽省文化和旅游厅、安徽出版集团安徽科学技术出版社共同策划实施"安徽非物质文化遗产丛书"出版工程,编辑出版一套面向大众的非物质文化遗产精品普及读物。丛书力求准确性与生动性兼顾,知识性与故事性兼顾,技艺与人物兼顾,文字叙述与画面呈现兼顾,艺术评价与地方特色描述兼顾,全方位展示安徽优秀的非物质文化遗产(简称"非遗"),讲好安徽故事,讲好中国故事。

本丛书坚持开放式策划,经过多次磋商沟通,在听取各方专家学者意见的基础上,编委会确定精选传统技艺类、传统美术类、传统医药类非遗项目分成三卷首批出版,基本上每个项目一个单册。

各分册以故事性导言开篇,生动讲述各非遗项目的"前世今生"。书中有历史沿革和价值分析,有特色技艺展示,有经典作品解读,有传承谱系描绘,还有关于活态传承与保护路径的探索和思考等,旨在对非遗项目进行多维度的呈现。

各分册作者中,有的是长期从事相关项目研究的专家,在数年甚至数十年跟踪、关注和研究中积累了丰富的资料;有的是相关项目的国家级非物质文化遗产代表性传承人,他们能深刻理解和诠释各项技艺的核心内涵,这在一定程度上保证了丛书的科学性、权威性、史料性和知识性。同时,为了利于传播,丛书在行文上讲究深入浅出,在排版上强调图文并茂。本丛书的面世将填补安徽非物质文化遗产研究成果集中展示的空白,同时也可为后续研究提供有益借鉴。

本书为2022年度中央财政中医药事业传承与发展专项资金安徽省中医药"北华佗、南新安"传承创新项目(财社[2022]45号、皖财社[2022]622号、皖中医药发展秘[2022]19号)"新安医学传统医药类非遗项目系统性整理与音像化保护研究"(RZ2200001384)、2022年安徽省教育厅高校科研重点项目"活态传承视域下新安医学非遗传承人生存状态及其传承成效研究"和教育部人文社科重点研究基地徽学研究中心、新安医学教育部重点实验室研究成果。

传承非遗,融陈出新,是我们共同的使命。宣传安徽文化,建设文化强省,是我们共同的责任。希望本丛书能成为非遗普及精品读物,让更多的人认识非遗、走近非遗,共同推动非遗保护传承事业生生不息、薪火相传。

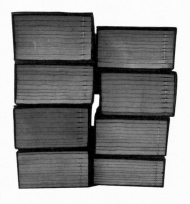

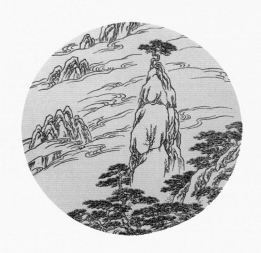

141
第五章　百年沧桑,凤凰涅槃

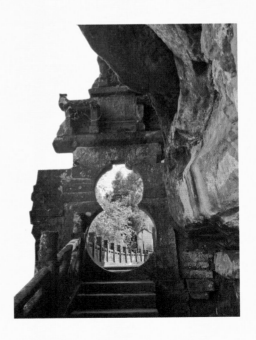

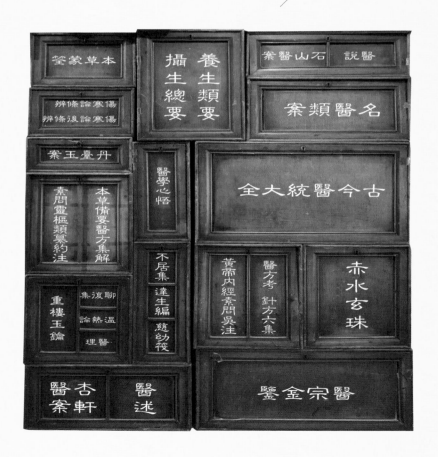

新安医学

新安医学源远流长，无远弗届。肇启于南朝，跨越晋唐宋元明清民国流传至今；发源于新安，辐射江南两淮两湖京广遥相呼应。

天下明医出新安，繁星九天汇银河。新安医学不是单打独斗的"孤胆英雄"，而是群英荟萃的"集团军"；不是一支一脉、一枝独秀，而是群星璀璨、辉耀中华。

儒医辈出，世医不绝，他们自觉担负起悬壶济世、经国济民的重任，成为新安医学学术繁荣的重要标志和基本保证。

在祖国医学的星空中，新安医学璀璨夺目、熠熠生辉，是最耀眼的一个星座，在以地域命名的医学流派中首屈一指。

本书以年代顺序，以50多位具有一定代表性的历史人物及30支祖传医学世家为线索，通过新安医家生平事迹、医学著作、学术贡献等的介绍，将娓娓动听的典故穿插其中，以梳理出新安医学的历史源流和发展概貌。他们学术理论和诊疗风格各具特色，但概括起来，都有经历不凡、著述丰盛、理论成果丰硕、临床贡献卓越、学术特色鲜明、富有创新发明等特点，不愧是新安医学的领军人物。

所谓"天下明医出新安"，实则言，新安医学为中医学的发展做出了杰出的历史贡献，对中医药学的发展走向产生了重大影响，在祖国医学中占有举足轻重的历史地位。

习近平总书记曾明确指出："中医药学凝聚着深邃的哲学智慧和中华民族几千年的健康养生理念及其实践经验，是中国古代科学的瑰宝，也是打开中华文明宝库的钥匙，更是中华文化伟大复兴的先行者。"著名中医学家孟庆云教授接着这个话题评价说："新安医学既是中医药的缩影，又是中医药的光彩。如果说中医药是打开中华文明宝库的钥匙，新安医学正可堪为打开中医药宝库的钥匙。"

新安医学是我国传统文化底蕴深厚、区域特色优势明显的综合性中医学术流派,发源于江南地区黄山南麓的新安江流域古徽州地域,辐射海内外,肇启于晋唐,形成于宋元,鼎盛于明清,变革于近代,传承发展至今,以历史悠久、流传深远、明医辈出、医著宏富、学说纷呈、学派林立著称于世,学术贡献卓著,创新成就突出,临床风格多样,诊疗制药精良,创下了许多中医学之最,对中医学的发展走向产生了重大影响,在祖国医学中占有举足轻重的历史地位。

歙之良醫先著於宗張擴從靳水厲安時游同學六十八安時

獨喜醫後開蜀有王朴善脈又能以太素知人福命從之期年

得夜領中所藏素書盡其訣明清以來傳之程鼶著太素脈

訣經驗方程衍道性沈靜寡言雖當篤疾瀕危未嘗動

聲色授劑立起診候數十人了無差謬重梓王壽外臺秘要

程有功著聲嘉道間同時學者極推重之今

任之仁兄世先生家學淵源其來有自傳於馮塘程氏洎其

高曾堂構而增光大之是黃山雲氣所鍾也

乙丑八十六叟賓虹撰言

人民艺术家黄宾虹简述新安医学源流手迹（1949年）

新安医学作为活态非物质文化遗产,其历史可以追溯到1600年前的南北朝时期,但作为中医学中一个具有重大影响的学术流派,则形成于宋元时期。在宋元至今800多年的历史中,涌现了800多位医家,编撰了800多部著作,活人无以计数。现代人民艺术家黄宾虹根据文献记载,以其书法的特有形式简述了新安医学的源流——

"歙之良医先著于宋,张扩从蕲水庞安时游,同学六十人,安时独喜旷。后闻蜀有王朴善脉,又能以太素知人福命,从之期年,得衣领中所藏素书,尽其诀。明清以来,传之程琏,著《太素脉诀》《经验方》。程衍道性沉静寡言,虽当笃疾濒危,未尝动声色,投剂立起。诊俟数十人,了无差谬。重梓王焘《外台秘要》。程有功著声嘉道间,同时学者极推重之。今任之仁兄世先生,家学渊源,其来有自传于冯塘程氏,洎其高曾堂构而增光大之,是黄山灵秀所钟也。"

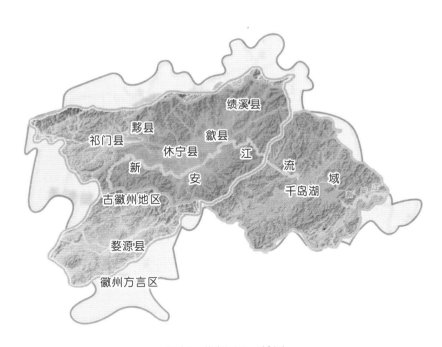

新安医学发源地区域图

一、明医辈出,群星璀璨

"繁星九天汇银河",在祖国医学的星空中,新安医学不是一支一脉、一枝独秀,而是群英荟萃、群星璀璨,是由一支代代相传的中医人才队伍所构成的。经典校注、理论临床、外感内伤、伤寒温病、本草方药、针灸骨伤、内外妇儿各科都有一批优秀的领军人物。虚劳圣手、喉科圣手、妇科圣手、幼科圣手、伤科圣手、御医国手、一代宗师,难以书尽。2005年、2013年国家"973计划",2009年科技部基础性工作专项重点项目和2021年度国家出版基金资助项目"中医历代名家学术研究"共选取了102位,其中新安医家10位,约占10%。

其中,宋代有医术名满京城的张扩,有在国家医学经典考试中拔得头筹而入主翰林院为医官的吴南熏,闻名遐迩的针灸学家程孟博、马荀仲等;元代有声震南北的太医程深甫、闻名郡邑的方脉学家徐存诚、流传七世的本草学家吴瑞等。

明代不仅有嘉靖年间全国四大名医之一、新安固本培元派的奠基人汪石山,首次组织医学会享誉京城的太医徐春甫,闻名大江南北的余午亭,引入太极学说医易贯通的孙一奎,还有中医学史上各个学术领域的代表性人物,如医经学派的吴鹤皋、伤寒学派的方中行、医案集大成者江瓘南、本草学家陈嘉谟等。

清代名闻天下的明医更多,如医儒双修、践行仁心仁术的程敬通,编写医药知识读本的编辑学家汪讱庵,医考连中三元的医学教授卢云乘,皈依道佛、心悟医学的程钟龄,清代温病学四大医家之首的叶天士,乾隆年间全国三大名医之一、太医院教科书总修官吴谦,外感虚损病证辨治大家吴师朗,述而不作尽得风流的程杏轩,燥湿论治有异古法的余春山,首次成功治愈白喉的喉科大家郑梅涧,泻火存元的儿科大家许橡村,擅治难产的妇科大家黄予石,诊疗方药多有发明的伤科大家江考卿等。

近现代中医进入逆境图存的低谷期,新安医家在抗争中薪火相传,临床大家仍层出不穷。民国时期有低调行医、名满杏林的伤寒名家汪莲石,开枝散叶、传承贡献卓著的方乾九,行医于上海、杭州请愿抗争废除中医之议的余伯陶、王一仁,徽州本土办刊、办报、办学校遥相呼应的胡天宗、程六如,明阴洞阳的海上名医王仲奇,贯通寒温的中医教育家程门雪。中华人民共和国成立至今,更是涌现出一大批学验俱丰的新安医家,在全国以地域命名的中医学术流派中,首批全国五百名老中医药专家独占鳌头,卫生部学部委员、中医药高等院校校长、国医大师、国家级非物质文化遗产项目及其代表性传承人均首届一指,省级以上中医药事业主政领导、岐黄学者、中国工程院院士、世界级非物质文化遗产项目代表性传承人也不缺席。

明代徽州籍著名戏曲学家汪道昆(1525—1593)就曾自豪地说:"今之业医者,则吾郡良;吾郡贵医如贵儒,其良者率由儒从业。"清嘉庆十五年(1810)徽州籍人士汪滋畹也曾说:"新安人多能医,亦多知医。"清道光二十三年(1843)福建籍二甲进士高学文明确指出:"余游江浙闽粤已二十余年,遂闻天下明医出在新安。"

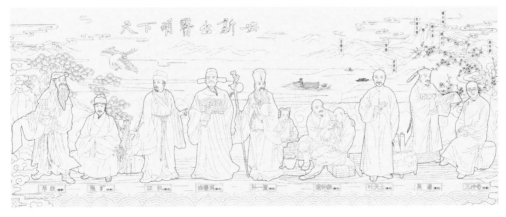

《天下明医出新安》雕塑

所谓"明医",指洞明事理、通达医道,既精通医术方药又富有仁爱之心的儒医。行医是清高神圣的职业,不可与"名""利"挂钩。"明"字乃心如明镜、明察秋毫,明德明智、德术双馨之意,含义有二:一是品行光明,出自《大学》中的"大学之道,在明明德";二是医术高明,人命关天,明代新安医家徐春甫说过"医学贵精,不精而害人匪细"。新安明医辈出,开棺救人、奔走施救、送医送药、有求必应,在历史的舞台上演绎了多少神奇动人的治病救人的故事。

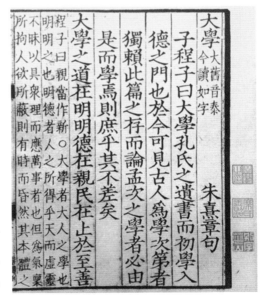

"明医"之"明"源自《大学》

二、医著宏富,经典流传

新安医著宏富,分属医学经典、伤寒温病、诊法治法、综合临床、内外妇儿各科、医案医话、本草方剂、针灸养生、丛书类书等各个医籍门类,涉及面极广,有众多的学术发明,创下了许多中医学某一学科、某一领域的第一。

其中,宋代有:张杲《医说》(1189)是我国现存最早以医案医话形式记载的医史传记专著。

明代有:余傅山等《论医汇粹》(1543)是我国历史上第一部医学讲学实录,汪石山《针灸问对》(1530)是第一部全面评议针灸理法的专著,陈嘉谟《本草蒙筌》(1565)是第一次提出炮制原则并概括炮制大法的本草著作,江篁南《名医类案》(1590)是第一部总结和研究历代医案的专著,孙一奎《赤水玄珠》(1584)是一部以明证见长的综合性临床医著,方中行《伤寒论条辨》(1592)是第一次重新编排中医经典《伤寒论》、开错简重订先河的专著,吴鹤皋《黄帝内经素问吴注》(1594)是明代校注《黄帝内经》最经典的专著、《医方考》(1584)是第一部完整系统地注析解说方剂的专著、《脉语》(1584)是首次论述了病案记录完整格式的脉学医著。

清代有:汪讱庵《本草备要》(1683)、《医方集解》(1682)、《汤头歌诀》(1683)分别是发行版次最多、流传最广最久、影响最大的本草、方书和方歌,程钟龄《医学心悟》(1732)和叶天士《临证指南医案》(1764)是医家公认的临床必读之著作,叶天士《温热论》(1777)是中医温病学理论奠基之作,吴师朗《不居集》(1739)是唯一一部以外感虚损辨治为特色的专著,郑梅涧、郑枢扶父子《重楼玉钥》(1768)是第一部喉科针药治疗专著,江有诰《素灵韵读》(1779)是第一部也是唯一一部以音韵方法研究《黄帝内经》的专著,胡澍《素问校义》(1875)是第一部引入训诂校勘的"小学"方法研究《黄帝内经》的专著,汪宏《望诊遵经》(1875)是第一部系统的中医望诊专著。

上海中医学院赵英魁、何传毅在《中医学全书学习札记》(发表于《中医杂志》1980 年第 10 期第 780~782 页)一文中,介绍了《千金要方》《万密斋医学全书》《古今医统大全》《医学入门》《证治准绳》《景岳医学全书》《古今图书集成医部全录》《医宗金鉴》《沈氏尊生书》《医述》10 部中医学全书,其中新安医著占 3

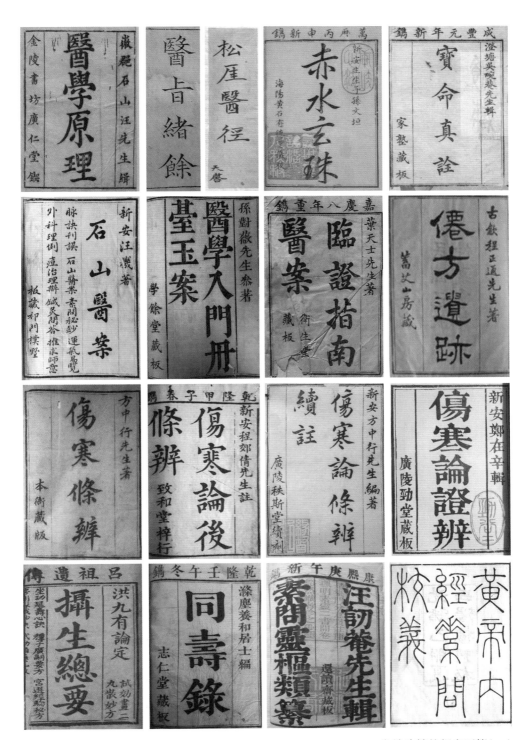

卷帙浩繁的新安医籍（一）

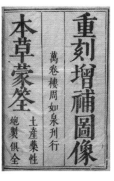
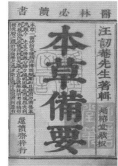
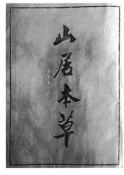
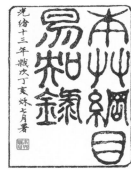

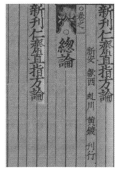
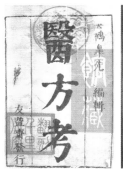
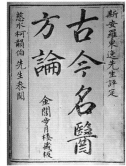
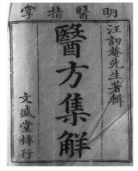

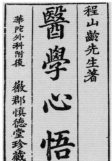
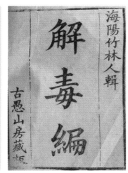
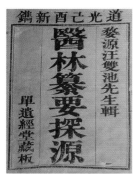

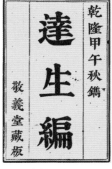
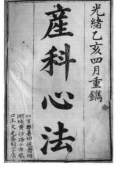
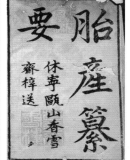
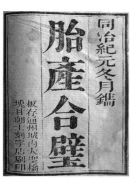

卷帙浩繁的新安医籍(二)

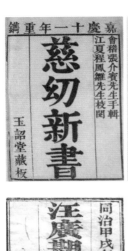
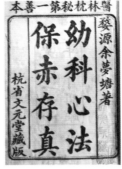
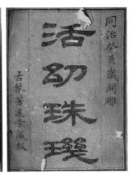
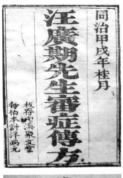
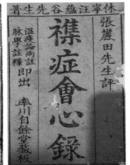
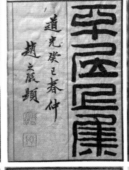
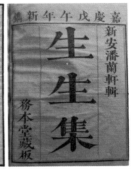
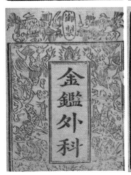
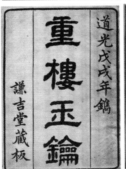
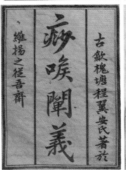
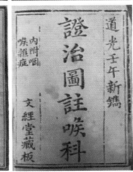
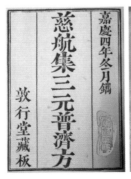
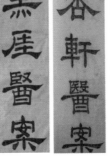
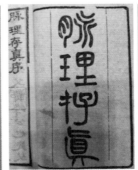
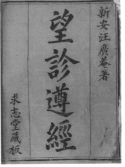

卷帙浩繁的新安医籍（三）

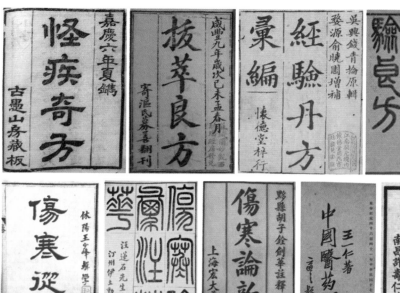

卷帙浩繁的新安医籍(四)

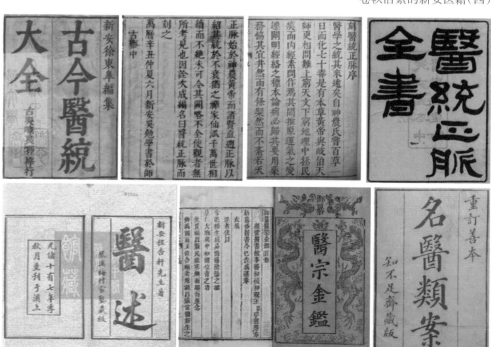

新安医籍中的代表性中医医学全书

部。段逸山主编的第五版高等医药院校教材《医古文》（1984年第1版）下篇工具书中，列举出比较通行的医学类书有《古今图书集成医部全录》《普济方》《名医类案》《续名医类案》《古今医统大全》《类经》，比较重要的医学丛书有《古今医统正脉全书》《医宗金鉴》《珍本医书集成》《中国医学大全》。在这十部之中，新安医著占三部半。所谓"半部"是因《古今医统正脉全书》虽为金坛（今属江苏常州）王肯堂主持编辑，但由新安出版家吴勉学主持出版，在汇编各书中两人同等重要。今有中医学术界以第五版《医古文》教材为依据，将《名医类案》《续名医类案》合为一部，补入《医述》而成"全国十大医学全书"，其中出自新安医家之手的占4部。以教材为准，纵观历版《医古文》教材，所列举的通行的类书还有《圣济总录》，重要的丛书还有《济生拔萃》《汉皇医学丛书》《东垣十书》《景岳全书》《徐灵胎医学全书》《南雅堂医学全集》《近代中医珍本集》。上述23部医学全书中，新安医著占四部半，约占20%。

宋代张杲《医说》宋刊本（1189）、明代孙一奎《赤水玄珠》明刊本（1584）等新安医著被列入《国家珍贵古籍名录》，在《珍本医书集成》《中国医学大成》《中国古籍善本书目·子部·医家类》和迄今为止六批《国家珍贵古籍名录》中所录新安医著均占所收医籍的6%以上，其中在《中国医学大成》中则占8.82%，"在以地区命名的中医学派中，堪称首富"。"医宗孔孟""方书六经""苍生司命""卞和玉、丰城剑"之赞誉不绝于耳，在中国医学史上写下了辉煌灿烂的篇章。

一页页泛黄的古纸上，刻满了新安医学前辈们探索的足迹。

三、学说纷呈，学派林立

历代众多的新安医家"格物致知，穷理明道"，新安医著"发群贤未有之论，破千古未决之疑"，对中医经典《黄帝内经》《伤寒论》及金元医家学说展开了多层次的传承和创新，深入地参与了元气、营卫之气，命门、三焦、相火，脾胃学说、养阴说等中医核心学术命题的争鸣和研讨，全方位地参与了伤寒学说和温病理论体系的构建，提出了一系列以往"医家病家从来未见未闻"之见，开拓了学术领域，填补了学术空白，在基础理论、病因病机、诊断辨证、治则治法、针灸方药各个领域和层面都有重大的学术创新和发明，中医学中几乎任何一个重大学术命题的讨论，都少不了新安医家的身影。

如明代程文玉"杂病准伤寒治法"说阐发了六经辨证治法的普适性,"心肺当同归一治"说阐述了通治方通治心、肺两脏疾病的原理,这与今日抗疫期间在社区广泛运用通治方防治新冠肺炎的思路是相通的。汪石山"营卫一气"说阐明人体营卫阴阳相通互涵的辩证关系,现代已得到白细胞的免疫性、穿透性并需要营养支持等生理机制的印证;"参芪双补"说阐明人参和黄芪既补气又补阴的双重价值,得到中药双向免疫、正常化和适应原样作用等现代药理的支持;"新感温病"说全面分析了温病病因病机并提出了六经辨治的方法和方药,为后世温病学的发展奠定了理论基础。徐春甫"脾胃元气""五脏脾胃病"概念和"调理脾胃,以安五脏"思路,对增强和调节人体免疫功能有重要意义。孙一奎"命门动气"说运用太极学说阐明了生命本原和生长发育演化过程,既有哲学内涵又极具超前性,与现代基因学理论等有惊人的相似之处;"三焦相火正火"说更揭开了命门、三焦理论指导临床的新篇章。方中行践行"错简"说,重订《伤寒论》,增强了原书的系统性和条理性,反映了伤寒发生发展、传变转归的规律。罗周彦"元阴元阳"说首次将元气分为元阴、元阳,并强化先后天之分,赋予元气以细胞生命所具有的物质性(功能性)、遗传性、可变性 3 个特征,提高了元气的临床实用价值。

清代汪讱庵"脑主记忆"说补充发展了"心主神明"的中医传统理论,"暑必兼湿"说反映了我国尤其是江南地区夏季闷热潮湿、人易中暑的客观性。程钟龄"八字辨证"说、"医门八法"说构建起了中医辨证论治的理论体系和模式。叶天士"卫气营血辨证"说揭示了温病由表入里的传变途径和规律,标志着中医温病学辨治体系的形成,得到了现代实践的验证和动物实验各项客观指标的印证,与西医将疾病过程分为前驱期、明显期、极盛期、衰竭期 4 个时期也是一致的;"养胃阴"说以救治疫病、急救胃阴为重心,推衍至内伤杂病养胃阴之治,拓宽了诊疗思路;"久病入络"说揭示了内伤杂病由浅入深而成顽症痼疾的病机,"虫类通络"说创新了内伤杂病的治法。吴师朗"外损致虚"说从内伤虚损出发,反向思维提出外感失治、误治或长期迁延缠绵导致虚损,现代流行的"获得性免疫缺陷综合征(艾滋病)"为其做了一定的注解和说明,他还制定了"解托""补托""理脾阴"辨治方法及其系列方。叶天士"养胃阴"说与吴澄"理脾阴"说相辅相成,完善并拓展了脾胃病证诊治思路,标志着中医脾胃学说完整体系已经形成。郑梅涧、郑枢扶父子以"养阴清肺"说论治肺热阴虚之证,卓有成效地

新安医学代表性创新学说一览表

分类	学说	提出者	出处
基础理论新说	营卫一气说	明代汪石山	《石山医案》
	元气有限论	明代徐春甫	《古今医统大全》《医学捷要六书》
	脾胃元气论		
	动气命门说	明代孙一奎	《医旨绪余》
	三焦相火元气别使论		
	元阴元阳说	明代罗周彦	《医宗粹言》
	针药通明说	明代吴鹤皋	《针方六集》
	包络命门说	清初程扶生	《医经理解》
	脑主记忆说	清初汪切庵	《本草备要》
病因病机新说	新感温病说	明代汪石山	《伤寒选录》《医学原理》
	男子热入血室说	明代孙一奎	《孙文垣医案》
	风寒中伤营卫说	明代方中行	《伤寒论条辨》
	暑必兼湿说	清初汪切庵	《本草备要》《医方集解》
	寒入血室说	清代吴天士	《医验录(二集)》
	久病入络论	清代叶天士	《临证指南医案》
	外损致虚说	清代吴师朗	《不居集》
诊断辨证新说	卫气营血辨证说	清代叶天士	《温热论》《临证指南医案》
	八字辨证说	清代程钟龄	《医学心悟》
	燥湿为纲说	清代余春山	《医理》《婺源余先生医案》
	相气十法	清代汪广庵	《望诊遵经》
治则治法新说	杂病准《伤寒》治法	明代程文玉	《松厓医径》
	心肺同治法		
	医门八法	清代程钟龄	《医学心悟》
	外科十法		
	养胃阴法	清代叶天士	《临证指南医案》《温热论》
	理脾阴法	清代吴师朗	《不居集》
	正骨八法	清代吴谦	《医宗金鉴》
	泻热存元说	清代许橡村	《小儿诸热辨》
	养阴清肺说	清代郑梅涧、郑枢扶	《重楼玉钥》《喉白阐微》

治愈了白喉这一烈性传染病。余春山与众不同地提出"燥湿为纲"说，从外感时疫辨燥邪推及内伤杂症乃至内外各科病症辨燥湿，抓住了"水是生命之源"这一要害所在，确属"医家病家从来未见未闻"之说。

新安医学一系列创新学说，理法方药各有侧重，百家争鸣、百舸争流，和而不同、美美与共，形成了固本培元、经典校注、伤寒学说、温病理论、养阴清润、本草方书体例六大完整的学术体系，有一系列的特色学说观点和有效治法方药支撑。譬如，新安固本培元学术体系，固先天之本、培后天元气而形成学派，有"营卫一气""参芪双补""元气有限""脾胃元气""动气命门""三焦相火元气别使""元阴元阳""燮理脾阴"等系列学说支撑；再如新安养阴清润学术体系，在温病辨治中为防伤阴而形成学派，有"养阴清肺""清养胃阴""泻热存元""燥湿为纲""护阴化湿"等学说支撑；又如新安温病理论，更有"新感温病""邪入口鼻""暑必兼湿""卫气营血辨证""瘟疫截断"等系列学说。而今这些新安医学特色学术体系已经融入中医学理论和实践之中，成为中医学的特色优势所在。

习近平同志非常重视中医药学的传承和发展，而且常常引用中医名词术语来畅谈治国理政的理念，他曾说："改革也要辨证论治，既要养血润燥、化瘀行血，又要固本培元、壮筋续骨，使各项改革发挥最大效能。"这里，新安固本培元、养阴润燥两大特色治法体系都被提到了。

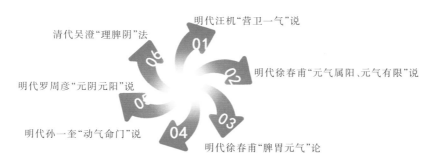

新安固本培元学术体系列学说示意图

新安医学特色学术体系，科技与人文水乳交融，往往既有生命哲学内涵，又有自然科学的依据，每每总能与现代最新的科学理论和人文精神相契合，极具超前的先见之明，极具实证性的科学内涵，达到了前所未有的高度、深度和广度，我们不得不佩服新安先贤穿越时空的洞察力和预见性，这就是新安医学的神奇与魅力之处。

四、发明众多,成就突出

新安医学临床特色鲜明,诊疗技术达到了当时的最高水准,创新发明更是不少。如在传染病的防治上,明清新安医家率先广泛地运用人痘熟苗接种术预防天花,明代程从周《程茂先医案》、清代吴谦《医宗金鉴》均详细介绍了痘衣法、鼻苗法(浆苗法、旱苗法、水苗法),清代《痘科金镜赋集解》明确记载"闻种痘法起于明隆庆年间宁国府太平县(引者注:今黄山市黄山区)",这是世界上用人工免疫法预防天花造福人类的创举。

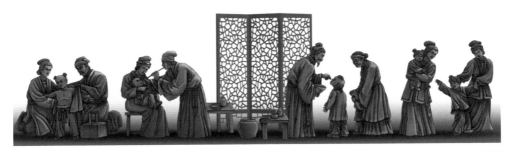

"新安种痘术"泥塑场景

明代既有汪石山的"特感春温之气"的温病观,又有吴春岩的"冬时杀疠之气、严寒之毒"的瘟疫观,还有方广"毒气从鼻口入内"的瘟疫观。清代叶天士是认识烂喉痧、发现猩红热的第一人,他所提出的"温邪上受,首先犯肺,逆传心包"的观点,概括了温病发展和传变的途径,现代从SARS、禽流感、新冠肺炎等疫病由呼吸道传入、传染性极强、传变迅速的病理变化中,进一步得到了印证;郑梅涧首次成功治愈了白喉这种烈性传染病,当然也首次提出了"白喉(又名白缠喉、白腐)"的病名,首次发现"假膜"这一病症特征,首次记载了这一烈性传染病的流行,这比西医史上最早的白喉资料早32年,为我国预防医学史记下了极为光彩的一笔;罗浩在《医经余论·瘟疫续论》中提出"认症即真,下手宜辣,早攻频攻,不使猖獗"的瘟疫辨治新方法;江本良第一次对血吸虫病发生学做了科学描述。在用药上,还分别形成了"辨四时温病论治""寒温并用""养阴润燥""轻清透邪"等治疫特色。

在诊断辨证上，新安医家精于"察色按脉"：一是重视脉诊，强调"脉为医之关键"，通过把脉来把握阴阳气血盛衰、脏腑功能变化和生命指征，形成了"温补重脉诊""辨顺逆、辨证情总切于脉"等独特的诊断经验，明代汪宦、徐春甫对脉诊的辨析，清代吴谦的补充和完善，现代研究证明符合生物全息现象；二是舌诊上的新发明，清代叶天士提出温病"必验于舌"，创立了温病舌诊辨证，发明了舌诊燥湿诊法，提出"绛舌（邪入营血的标志）"和"舌苔黏腻（脾瘅湿盛）"等新概念，察舌验齿、辨斑疹（热邪深入营血）、辨白痦（辨别病邪性质和津气盛衰程度）等法；三是发明"相气十法"，清代汪宏提出"望面色十大法"。以上发明充分发挥出了望气色、舌诊、脉诊的真正作用。

在临床各科上，元代有李仲南首创"攀门拽伸法"，首次采用过伸牵引复位治疗压缩性屈曲型脊椎骨折；明代有《古今医统大全》首先记载了以大黄为君下法治耳眩晕、复合磁疗法治疗耳聋及挂线治疗肛瘘等众多新法；清代有郑梅涧创"开风路针""破皮针""气针"治疗喉风重症的三针法，吴谦首次详细介绍了正骨手法的作用和使用方法。

在方药运用上，新安医家创制了许多切实有效的经典名方，流传数百年，屡试不爽。如明代汪石山创制的玉真散是治疗破伤风的经典名方；吴鹤皋发明的六味地黄丸加知母黄柏现已是治疗阴虚盗汗的常用中成药；清代汪讱庵首载的金锁固精丸是治疗梦遗、滑精、早泄的名方；程钟龄发明的止嗽散被后世列为治疗外感咳嗽经典名方；新安郑氏喉科创制的养阴清肺汤，与针法、吹喉药灵活施用，挽救了无数白喉患者的生命，这要比1901年首届诺贝尔生理学或医学奖获得者Behring发现白喉抗毒素并应用血清治愈白喉要早1个世纪。2018年4月，国家中医药管理局公布《古代经典名方目录（第一批）》100首，除28首汉末张仲景方和27首唐宋金元名方外，在明清名方45首中，清代新安医学经典方就占7首，分别是程钟龄《医学心悟》中的蠲痹汤、二冬汤、半夏白术天麻汤，吴谦《医宗金鉴》中的除湿胃苓汤、枇杷清肺饮、黄连膏、五味消毒饮，这在以地域命名的学术流派中占比相当高。

五、交流传播，影响深远

学术的繁荣也是交流碰撞的结果，新安医学学术交流活跃，学术氛围浓厚，早在明代就曾在发祥地开展了我国第一次讲学授课活动。明嘉靖二十二年（1543）十月，徽府儒医余傅山邀集各县名医汪宦、吴洋、黄刚等9人，在徽州府城乌聊山馆集体为门人讲学授课，《论医汇粹》就是根据当时讲稿及经验交流记录整理汇编而成，是当时讲学讨论的成果。这是新安医学首次进行学术交流和举办讲座的记载。

　　新安医学发源于古徽州但不局限于古徽州，新安医家伴随徽商的足迹行医天下。不仅在徽州本地，迁居行医他乡的新安医家在汲取积极进取、勇于创新的新安学术基因后，也会积极创造条件，营造出新安学术交流的氛围。仅仅时隔20多年，寓居京师的新安太医徐春甫，于隆庆二年（1568）正月前，联络和召集全国各地供职京城的46位同仁（其中新安医家21人），仿孔门"以文会友，以友辅仁"之例，在北京发起成立了"一体堂宅仁医会"，以"宅心仁慈"为宗旨，立"医会会款""会约条款"22项，开展讲学交流活动，这在中华医学史乃至科技史上都是史无前例的，是我国医学史乃至科技史上的一大创举。

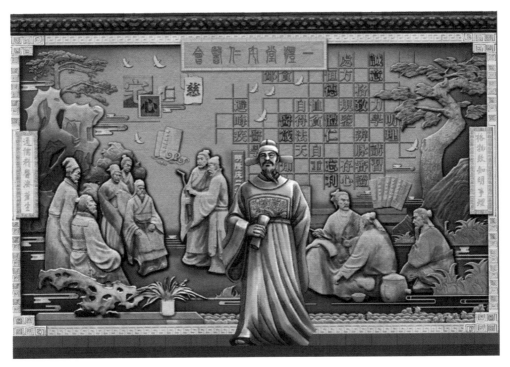

明代新安医学家徐春甫组织成立我国第一个科技学术团体——一体堂宅仁医会

会者，合也、聚也。作为最早的全国性医学团体和科技学术团体，一体堂宅仁医会的成立是社会进步、经济发展、医学需求的必然结果，是在特定历史时期医学发展的客观要求，是我国医学科技地位和力量的第一次展现，也是新安医学的第一次对外宣示，是医学之作用、地位的具体体现，具有里程碑的标志性意义。

直到清末光绪十六年（1890）前后，还有业儒通医的俞世球，在南翔（今上海市嘉定县南翔镇）任县官期间创设"槎溪会课"，师生相与论医，由浅入深、循序渐进地学习医学。

逮至民国，从"歙县国医学校""徽州国医学校"到"神州医药专门学校""上海中国医学院"再到"江西中医学校"，从《歙县医药杂志》《徽州日报·新安医药半月刊》到《神州医药学报》《中医杂志》再到《仁盦医学丛书》，新安医家无论是在本土还是寓居上海、杭州、南昌、北京等地行医，都带头办校、立会、编刊，成为引领一个时代风尚的风向标。

特别值得一提的是，1913年北洋政府在高等教育体系建设中拒绝开设中医学历教育，新安医家余伯陶领头上书请愿，联合19个省市代表组织"医药救亡请愿团"入京抗争，最终迫使北洋政府做出"漏列中医教育""非有废弃中医之意"的回应。保存国粹，其功甚伟。

新安医学的影响无远弗届，不仅以江南为舞台辐射全国，而且远播海外，尤其是朝鲜、日本两国，不仅通过各种途径吸收了大量的新安医学知识，而且整

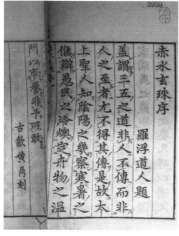
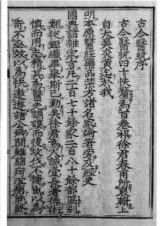

《医说》《古今医统大全》《赤水玄珠》和刻本（片假名清晰可见）

本翻印刊刻新安医著,仅日本丹波元胤《中国医籍考》(1819)收载的3 000多种医籍中,就涉及新安医家63人、新安医籍139部。东传的新安医籍不少于30种,主要有:南宋张杲《医说》;明代汪石山《石山医案》,江瓘南《名医类案》,徐春甫《古今医统大全》,孙一奎《赤水玄珠》,方中行《伤寒论条辨》,吴鹤皋《素问吴注》《医方考》;清代汪讱庵《本草备要》、程应旄《伤寒论后条辨》等。有些版本流传至今,反过来成为研究新安医学及其对外交流的宝贵资源。新安伤寒学说东传日本后大行其道,形成经方派并逐渐盛行,成为日本汉方医的主流学派。

　　学术交流,引领时尚;传播海外、影响深远。明清以来,新安医学重要的历史地位和学术价值一直受到海内外有识之士的广泛关注,影响十分深远。

六、医学世家,薪火相传

　　新安医学作为综合性中医学术流派,学说纷呈,学派林立,不同历史时期崛起了不同的分支学派,按发展历程大致可分为经典校注、错简重订、固本培元、养阴清润、垂范立法五大分支学派;而作为非物质文化遗产,还有一些备受关注的流派特色,那就是父子相袭、兄弟相授、祖孙相承、世代业医,家族传承源远流长。

　　据目前研究统计,从北宋以来,新安世医家传承5代以上至15代乃至30

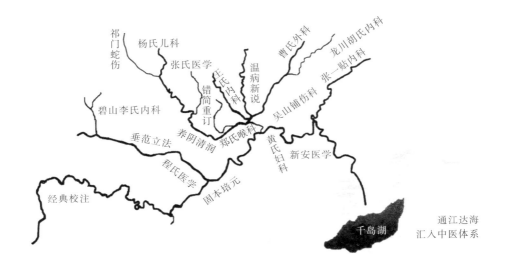

新安医学学说纷呈、学派林立

代的共有 100 余家,医家有 300 余位。许多世家传承至今,如始自宋代的"歙县黄氏妇科"传承至今 25 代 800 余年,始自明代的歙县南乡定潭"张一帖"内科传承至今 16 代 400 余年, 始自清代的歙县西乡郑氏喉科传承至今 12 代 300 余年,还有歙县潜口杨氏儿科、绩溪龙川胡氏医学、歙县黄源村—吴山铺程氏伤科、歙县上丰程氏内科、歙县野鸡坞方氏外科、黟县碧山李氏内科、新安王氏内科、歙县蜀口曹氏外科、休宁西门桥汪氏儿科、歙县方氏忠堂肺科、祁门胡氏骨伤科、婺源程氏医学等。在一府六县之地,出现了如此众多、传代如此久远的世医家族链,这是医史上罕见的现象。

中华人民共和国成立以来,还涌现出了方乾九、郑渭占、汪寄岩、潘希璜、方建光、程雁宾、程门雪、方咏涛、许寿仁、程六如、杨伯渔、黄从周、杨以阶、程道南、章庸宽、胡翘武、王任之、吴锦洪、郑景岐、汪大充、王乐匋、程莘农、巴坤杰、许芝泉、程亦成、胡煌屿、李济仁、郑铎、洪广祥、许冠荪、曹恩泽、胡国俊、郑日新、黄璐琦等一大批学验俱丰的新安医药学家,薪火相传。

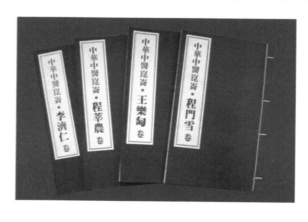

近现代新安医家程门雪、王乐匋、程莘农、李济仁入编大型传记丛书《中华中医昆仑》,该丛书记述了近现代 150 位中医药学家的事迹与成就。

新安医学全方位地继承发展了中医学理论体系, 创下了许多中医之最,对整个中医药学的发展走向产生了重大影响,充分展示了中医药学的博大精深,有"中医药学硅谷"之誉,是徽州文明认知生命、维护健康、防治疾病的智慧结晶。

源远流长的学术历程,彪炳史册的学术成就,有容乃大的学术气度,魅力四射的学术影响,思接千载的学术内涵,与时俱进的学术精神,在古徽州这片面积仅一万多平方千米的土地上,竟然走出了一个名扬天下的医学流派,创造出如此辉煌的业绩,不能不说是一个奇迹。

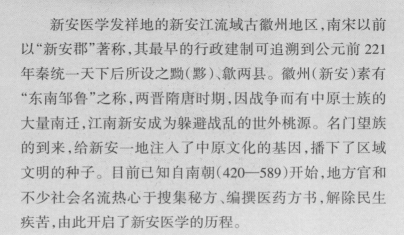

第
一
章

萌于晋唐，播种文明

新安医学发祥地的新安江流域古徽州地区，南宋以前以"新安郡"著称，其最早的行政建制可追溯到公元前221年秦统一天下后所设之黝（黟）、歙两县。徽州（新安）素有"东南邹鲁"之称，两晋隋唐时期，因战争而有中原士族的大量南迁，江南新安成为躲避战乱的世外桃源。名门望族的到来，给新安一地注入了中原文化的基因，播下了区域文明的种子。目前已知自南朝（420—589）开始，地方官和不少社会名流热心于搜集秘方、编撰医药方书，解除民生疾苦，由此开启了新安医学的历程。

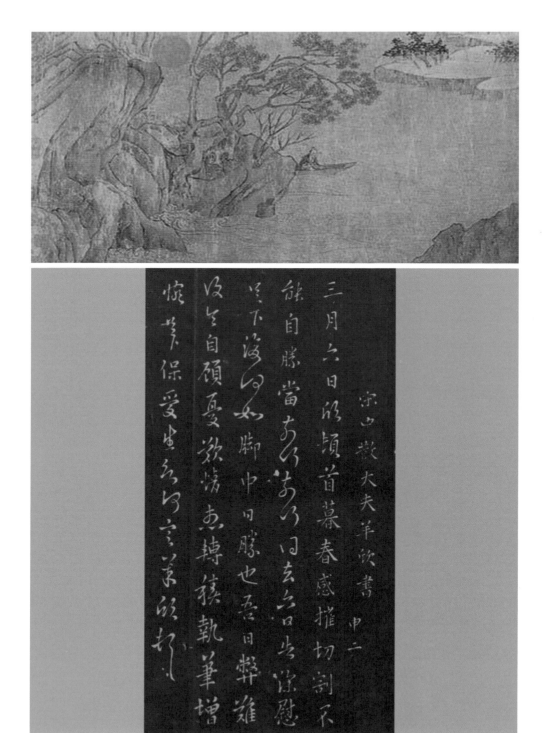

文献可考的第一位新安医家、1 600多年前南朝宋国新安太守羊欣的书画作品

　　两晋南北朝时期的新安郡，系汉献帝十三年（208）的新都郡建制更名而来，所辖地域相当于今安徽省黄山市、绩溪县，江西婺源县和浙江省杭州市建德市（寿昌）、淳安县及衢州小部分，位于钱塘江上游的新安江流域及其延伸地区。

　　隋唐时期新安建制又发生了一些变化，隋文帝开皇九年（589）从新安郡析出严州（相当于今浙江省建德市、淳安县）而改名为歙州；唐代大历五年（770）定歙州辖歙县、黟县、休宁、婺源、祁门和绩溪六邑，从此以后 1 200 余年"一州辖六县"的格局基本没有改变。

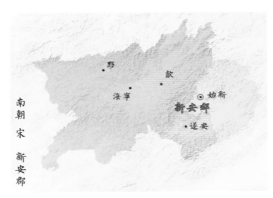

南朝宋国新安郡辖域范围

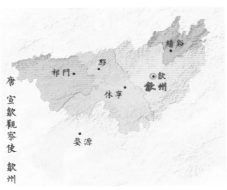

唐中期歙州辖六县建制

一、南朝新安太守羊欣搜方编书开启新安医学历程

　　中医学有数千年的悠久历史，先秦两汉时期《黄帝内经》的诞生为中医学奠定了理论基础，东汉末年张仲景《伤寒杂病论》的问世进一步夯实了中医辨证论治的根基。医圣张仲景曾任长沙太守，在任时打破官府戒律，每月初一和十五开放大堂为百姓看病，留下了坐堂医生的典故。历史往往总会有某种惊人的相似之处，新安医学作为中医学一个以地域命名的分支学术流派，它的起源也与一位中原人士、新任太守的到来有关。

　　话说距今 1 600 年前的东晋之后，汉族在南方建立起了宋、齐、梁、陈四个政权，史称南朝。南

"文明基因"印

朝宋高祖武帝刘裕、宋太祖文帝刘义隆父子非常器重一个人,先后两次委任他到新安郡任太守。

这位新安太守羊欣,字敬元,山东泰山南城(今泰安市)人,出身于官宦之家、书香门第,是大书法家王献之的外甥,少年时就文静守操,淡泊名利,饱读经书,擅长书法,深得王献之怜爱并亲授笔法,羊欣当然也很努力、很优秀,同样地也走入了著名书法家的行列。其传世书法作品有《采古来能书人名》《暮春帖》《大观帖》《移屋帖》《闲旷帖》等,《采古来能书人名》还是我国最早记述书法家的专著。

在那个政权不断更迭的动乱年代,羊欣与同时代的田园诗人陶渊明一样,性情隐逸淡远,古代文献上说他"不堪拜伏,辞不朝觐",面见刘宋皇帝时并不跪拜俯伏,离开赴任时也不辞行拜谒,但宋高祖、宋太祖父子两人反而都觉得与之相见恨晚。古代文献上又说他"素好黄老,兼善医术",一向爱好道家思想,

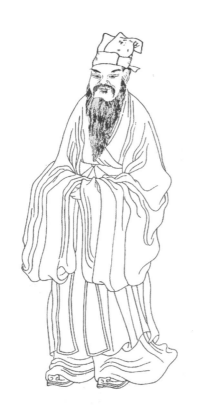

南朝宋国新安郡太守羊欣

赞成与民休养生息的治国理念,所以他到新安赴任 13 年,"游玩山水",陶冶情操,无为而治。公务之余留心医药,忙于上山采药、为民诊治疾病,尤其热衷于搜集药方,都是江南一带民间的有效良方,并于南朝宋元嘉年间(424—453)集成方书 30 卷,因其后官至中散大夫,而称《羊中散药方》,又有《羊中散杂汤丸散酒方》《疗下汤丸散方》。地方官能够关心百姓疾苦、热心医药,亦可谓是"为官一任,造福一方"了。可惜年代久远,这些著作均佚失了。

文是基础、医是楼,中医也是百艺之一,医家往往医术与笔墨俱佳。距今 1 600 年前大书法家王献之的外甥羊欣的到来,这是机缘的巧合还是冥冥之中某种气韵文脉的安排?

二、初唐高僧入歙州定居为民洗眼消云翳

唐代唐高祖在位时(618—626),也就是距今约1 400年前,有高僧慧明来到歙州歙县七里头,见此地"乱峰围四野,孤梵逗双林",山清水秀,环境清幽,是一处修身养性的好去处,就定居于此。当时歙县人多患眼病,慧明善医术,以村左灵脉泉水替病人洗眼,云翳全消,多灵验,时称"圣僧"。至今尚存古庙圣僧庵、洗眼池等千年古迹。圣僧庵始建于唐武德年间(618—626),明万历三十一年癸卯(1603)重建,现为省级重点文物保护单位。由大殿、天井、庭院和后庵(僧房)组成,大殿内有明万历年间(1573—1620)歙西潭渡画家黄柱所绘珍贵壁画8幅,还有徽籍文学家汪道昆为余伯祥《金刚经石刻》所作之题跋。

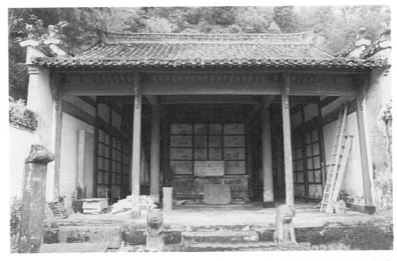

坐落于歙县七里头的明代重修建筑圣僧庵

三、隋唐歙州名流留心医药以济人

距今1 400年前至1 100年前的隋唐之际(581—907),还能从文献中找到不少新安(歙州)一地医家事迹的记载。隋开皇十一年(591),南朝陈后主陈叔宝之弟陈叔安居严州桐庐,后迁居歙州祁门赤山镇,以医济人;初唐还有一位歙州歙县县尉杨玄操,为《黄帝内经》《难经》做校注,形成《撰注黄帝明堂经》

（619）、《黄帝八十一难经注》（626）等医书 5 部，可惜也佚失了；唐代宗在位时（762—779），太常博士方可通弃职隐逸，得嵩岳道人方脉正传，以医济人，游经歙州祁门赤山镇而卜居，四方蒙活者不可胜数，民间称"扁鹊再世"；唐宪宗元和十五年（820），磁州昭义（今河北磁县）人崔元亮（767—833），字晦叔，任歙州同制，在任期间搜集新安医家的效方，著成《海上集验方》。

　　像羊欣、慧明、陈叔安、杨玄操、方可通、崔元亮这样的地方官或名流，来到新安行医或著书立说，两晋隋唐还有不少。高官名流热心于解除民生疾苦、编撰医药方书，他们的到来开启了新安医学的历程。

宋元时期（960—1368），徽州（新安）一地的医学开始显山露水，涌现出 30 多位新安医家，撰写了不少于 20 部医学专著，他们精于切脉诊病，针灸、方药兼通，宋代就有 10 多支世袭 5 代乃至 15 代以上的祖传医学世家开始载入史册，标志着新安医学学术流派形成。

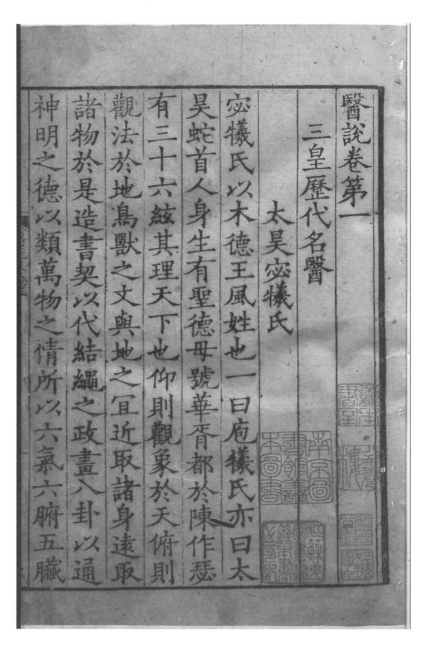

南宋新安医学家张杲所著《医说》(宋刊本)是现存我国以医案医话体裁和传记形式记录下来的最早的医史著作

　　新安一地于汉代以后经历了3次更名：晋太康元年（280）开始的新安模式、隋开皇三年（589）开始的歙州模式、宋宣和三年（1121）开始的徽州模式。北宋延续了唐代"歙州辖六县"的建制，1121年宋徽宗将歙州改名为徽州，但一州辖六县的建制未变。

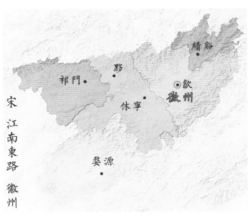

宋徽宗开启徽州一府六县建制

　　如果把新安医学譬喻作永不谢幕的舞台剧，那么南朝羊欣仅仅是一位报幕员，隋唐时期还只是开幕前的热身表演，真正拉开新安医学大幕、开始登台演出的，则是宋代的新安医家。

一、北宋张扩开启张氏医学世代传承

　　到了宋代（960—1279），距今约900年前的北宋后期，有一位小官吏于元符、崇宁年间（1098—1106）常常往返于汴京开封府和陪都洛阳，应邀为王侯公卿、将相官僚们诊脉治病，诊察脉象即知是否有病、可治或不可治，预言生死准确如神，所到之处广受欢迎。文献记载称其医术"名满京洛"，医名盛于首都开封和千年陪都洛阳两地。其人温润如玉清如冰，江南一带四方百姓常常请他看病，他也常常行医于歙州、宣城、当涂、金陵、南昌等地，民间人称"神医"。

　　这位名满京城的"神医"名张扩（约1056—1104），字子充，北宋歙州歙县人，祖业资巨，富甲一方。因家族中有以医术闻名于世者，受其影响而留意医学，师从伤寒名家、有"北宋医王"之称的庞安时学医，当时跟从庞安时学医者共有60人，而他唯独钟爱张扩一人，可见其学习成绩优异；后又师从川中地区王朴潜心学习太素脉学，得到诊脉判断健康的要领，从此又以诊脉预测寿命长短见长。

　　当时的官僚名流如李端叔、郭功甫、黄道夫、薛肇明等，都一致向朝廷奏请推荐张扩，因而张扩被封为"假承务郎"，主要工作是管理官府档案。其后他曾应召治愈北宋宰相蔡卞的妻子（王安石的女儿）之病症，蔡卞感叹说"天下医工未有妙如张承务者"，称赞张扩的医术天下第一。后来又得到"布衣宰相"范纯

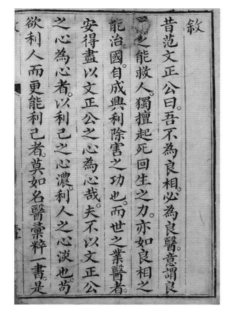

清代新安医学家罗东逸《古今名医汇粹》
叙之开篇即论述"不为良相必为良医"

仁的赏识,范纯仁就是范仲淹次子范忠宣公。北宋名臣、一代文豪范仲淹有一句家喻户晓的千古名言"先天下之忧而忧,后天下之乐而乐",而在医界也有他一句广为传颂的名言"不为良相必为良医"。这些文臣名流在健康护理上都围着张扩转,可见其医学功夫了得。

良相可以安邦定国,而良医也可以救人利物,这句名言将悬壶济世与经国济民相提并论,将医家的仁心仁术、救死扶伤与儒家的经世致用、齐家治国平天下相提并论。不同的方式,同样的目标,同样的伟大。正是有了这层关联,张扩的事迹和典故就如甘霖春雨一般,为新安后人所津津乐道。此后无数的新安学子无不怀抱着"济世济民济天下"之心,"学而优则仕,学而困则商,学而仁则医",由学儒而走向了从医之路,新安一地医学更加兴盛。正因为如此,古徽州一府六县,历史上走出了"齐家治国、兼济天下"的名士群体和"贾而好儒、重义轻利"的徽商群体,更少不了"不为良相必为良医"的儒医群体。

张扩因突发变故而英年暴卒,享年48岁,留有《医流论》《伤寒切要》等医著,可惜均佚失。其子张师孟继承父学。其弟张挥尽得其妙,行医于徽州本土,医术也是非常了得,文献称其为"议论有据,切脉精审,为徽州医师之冠"。此时的新安,已从歙州模式进入徽州模式了。

张挥再传术于子张彦仁,张彦仁医术更加精妙,甚至超过伯父张扩。张彦仁再传子张杲。张杲再传子张九万。

张杲(约1155—1225),字季明,博览群书,持之以恒地搜罗医学掌故和见闻,孜孜不倦50余年,编撰《医说》10卷,于南宋淳熙十六年(1189)出版,这是现存第一部完整的新安医籍,也是我国现存最早的以医案医话形式记载大量医史文献资料的传记体著作。唐代医家甘伯宗著有《名医传》,但现已失传。所谓医案,又称病案,指医家诊治疾病时辨证、审因、立法、处方用药的记录。

《医说》10卷，分49门，前7门总述历代100多位名医传记及医书、针灸、诊断等，后42门论述临床内外妇儿各科疾病、杂症杂论、医案、秘方、养生调摄等，广泛集录了南宋以前多种文史著作中有关医学的典故、传说等，以医案、掌故和见闻形式记载大量医史文献史料，对后世影响较大，明代多次再版发行，曾东传朝鲜、日本等国，均有不同版本，后又有明代姑苏俞弁作《续医说》10卷。

张扩开张氏医学一脉，一家四代6人行医，历时约150年，被认为是新安医学先驱，有"新安医学始著于张氏"一说。有学者说，张杲后裔流寓日本，更姓山本行医，著有《诸病源候论解题》，有待进一步考证。

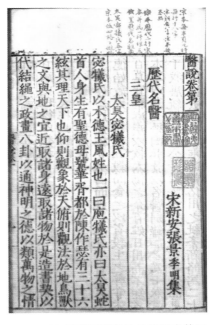

1189年我国现存最早的医史传记著作《医说》问世（书影为明刊本）

二、北宋"新安保和堂"药号流传千年

新安还有一支北宋开张、传承千年的药号——"新安保和堂"，这是目前已知新安地区最早也是全国经营时间最长、历史最为悠久的药号。追溯其源头，始自唐中期名相陆宣公陆贽编撰方书《陆氏集验方》50卷，文献记载其后裔于唐朝末年历史上第二次大规模迁徙时迁入歙州，到了宋代始设"新安保和堂"药号，已知在北宋绍圣年间（1094—1098），也就是距今900多年前，陆氏家族有5位为翰林、进士、枢密官等，显赫一时，施药救人，不可胜计。

传承到南宋绍兴丙辰年（1136）有陆梦发，与文天祥同榜考取进士，后官至大府丞。明版《新安陆氏家乘·新安陆氏保和堂引》就记载南宋名臣文天祥、谢枋得为之作序。传到元代，其后裔陆文龙为歙县"医学正科"。传承至明代，成化年间（1465—1487）又有陆彦功，诸科杂证无不专心研究，远近求诊者不绝，门庭若市，后应召入太医院为官，治愈皇后之疾，赐冠带膳帛，医名更加显著，著有《伤寒类证便览》11卷（1499）刊行。明代还有陆乔梓，足迹遍天下，活人不可胜记；陆省吾，游学齐鲁（今山东等地），声名显赫。

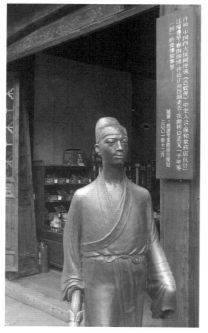

坐落于杭州南宋古街清河坊上的保和堂中药铺,门前塑有许仙的铜像,手持雨伞出门前往西湖游玩,在断桥边走入了"千年等一回"的爱情故事里……

新安以保和堂丸散弘济斯人也,久矣。在宋已盛行各省,而其时文、谢(引者注:指文天祥、谢枋得)诸名荐绅多为之序记文章,以传后世。故虽运会代更,而其箕裘世业则历久而弥新,功之及人何如也。其后彦功先生两膺征辟,保和堂丸散复大行冀北,一时名公巨卿又为作《保和堂记》以继述之善者。然揆厥由来,则始自唐宣公,迭传至宋绍圣进士惇彦公、翰林学士荣公、翰林安国公、宣义郎师叛夔公、太府枢密应发公、丙辰进士梦发公,父子祖孙相继缵述,而陆氏之岐黄益以有名于天下。其制合丸散,非特经一二人之心思,三五年之撰造。凡其先达诸公无不研究斯道,阅数百年,升卢扁之堂者前后相望……今观其保和堂丸散条例,主治详悉,虽愚无知,咸得依例服食。则陆氏迹之所不到,诊治之所不及,保和堂之丸散及之。

——《新安陆氏家乘·新安陆氏保和堂引》(明刊本)

陆氏一脉宋、元、明三朝为医官,盛名天下,明代陆氏医家足迹"几遍天下","保和堂"丸散制剂更是盛行于世,"陆氏迹之所不到,诊治之所不及,保和堂之丸散及之",名闻大江南北。明清时期的戏曲家还把"保和堂"写进了剧本里,《白娘子》《白蛇传》在西湖断桥边演绎了一出凄美的爱情故事,至今"千年等一回"的余音仍袅绕时空,不绝如缕。

三、南宋吴氏、黄氏、江氏世家医术备受恩宠

距今约800年前的南宋,更是有诸多新安祖传医家以医术名震朝廷,备受重视。

南宋徽州休宁县人吴源(1108—1174),字德信,号南熏老人,宋孝宗时以诗

文、医学著称，医术高超，擅于察色按脉、观察面部气色和脉诊判断病情，善用针灸、方药两套方法治疗急症，尤擅长治疗慢性痨瘵之类的虚劳病证，银针一扎，药用数剂，奇效如神，屡屡起死回生，人称"神医"，而且理论水平高、学术造诣深。绍兴年间（1131—1162），经枢密使汪勃（同乡黟县人）保举推荐，赴京参加由国家组织的医经考试，内容为《黄帝内经》《难经》等 7 部医典，在百余人中拔得头筹，被授为御医，后被封为翰林院医官。宋代翰林医官院（局）掌管医药以侍奉皇帝，治疗疾病，负责皇亲国戚的医疗保健。吴南熏晚年写了一首诗教育子孙："五世活人功已积，一经教子意难忘；尔曹好展摩云翮，伴我黄花晚节香。"表明吴南熏出身于医学世家，已历五代。据文献考证，其太祖吴谅因得道士传授《金匮玉函经》后业医，此在公元 1100 年前后。

南宋年间，歙县黄氏妇科鼻祖黄孝通于南宋孝宗时（1163—1189）受御赐"医博"；传至明代 11 世孙黄彦荣著《黄氏女科》；传至 14 世孙黄鼎铉，于崇祯时入京治愈贵妃田姝之血崩症，一剂而愈，并被赐"医震宏都"匾额；袭代相传至清代 17 世孙黄予石，著《妇科衣钵》，为目前发现的最早新安妇科专著，对难产剖析尤为精辟，世称"黄予石妇科"；至民国黄予石之 6 世孙黄竹泉，承家学之传，擅治妇科，名闻于时；传承至今 800 余年，已历 25 世，成为现今新安医学中传世最久的妇科世家，世称"医博世家"。

南宋徽州婺源人江嚞，字明远，专研妇科，著有《孕妇食忌论》。居住在京城临安（今杭州），行医 10 年，配备药物救济病人，家中设置施药室，远近就诊者很多。某年瘟疫流行，他搬出大锅，自行配方并雇人熬药，预防施救，活人无数。宋理宗身体不适，召其治疗，一剂药后即平安。又宝祐年间（1253—1258），他用

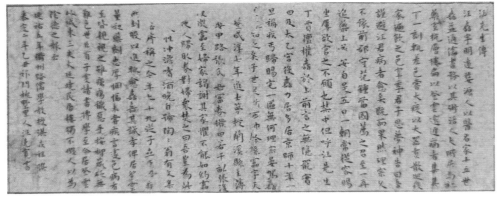

元明之际衢州儒学教授洪焱祖撰、祁门名儒汪克宽手书之《江先生传》

红藤制剂治好宋理宗的公主胎漏之疾。宋理宗多次赐予其官职,他都坚决不接受,后称病辞归故里,宋庭赐宅一区,恩准其建一私家大宅院。文献上记载说,江明远是世医之家,以医闻名于世已 15 代了。

四、南宋程氏、马氏医术不分伯仲传为佳话

南宋婺源县有两位医家程约和马荀仲,医术均远近闻名,水平不相上下。程约,字孟博,南宋孝宗(1163—1189)时人,世代业医,医德高尚,医术高超,走马行医,声名远播,著有《医方图说》。其祖上乐善好施,

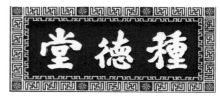

"种德堂"匾额

有"种德居士""种德先生"之盛名,传到程约时更加出名,当时的县令许应龙因此将其所居住的里巷改名为"种德坊"。程约又学得针砭之妙,精于针法。

马荀仲则因被著名诗人辛弃疾写入词中而载入史册。南宋淳熙十五年(1188)冬,也就是距今 800 多年前,41 岁的辛弃疾因受弹劾而被免职,归隐饶州(今江西上饶),过着闲居的生活,其间与婺源医家马荀仲交往甚密,冬去春来,常邀请马荀仲同游山水,一抒情怀,留下了《定风波·用药名招婺源马荀仲游雨岩·马善医》这首药名诗。其中嵌入木香、禹余粮(雨余凉)、石膏、吴萸(吾已)、栀子、紫草(知子草)、防风、海藻(海早)、甘松等 12 味药的药名,药名与词意浑然天成。只可惜"风波"难定,即使多味中药也医治不了"相思"的病痛。

定风波·用药名招婺源马荀仲游雨岩·马善医
[南宋]辛弃疾

山路风来草木香。雨余凉意到胡床。泉石膏肓吾已甚。多病。提防风月费遍章。孤负寻常山简醉。独自。故应知子草玄忙。湖海早知身汗漫。谁伴。只甘松竹共凄凉。

辛弃疾还有一首更具代表性的药名词《满庭芳·静夜思》。宋元以来,文人墨客好填药名词曲。记得有位诗人曾说过,中国文化里弥漫着一股浓浓的中药味,药名诗可谓代表。马荀仲为人有松竹之风,高风亮节,所以与辛弃疾志趣相投。

相比于程氏祖传医学,马荀仲可谓是后起之秀。程约医术名贯乡里,马荀

仲并不服气,自认为自己医术与程约齐名,但程约并不以为然。有一次徽州太守韩瓈患小疾,请马荀仲为他针灸治疗,马荀仲从右胁下了一针,下针一半不经意间针断入体取不出来。马荀仲大惊失色,急得满头大汗,情急之下,不得不请程约来解决,且非请程约不可。程约如约而至,观察之后不慌不忙地在左胁下了一针,一会儿工夫右边的断针自己露了出来,折断的针顺利被取出,韩太守的病也随之而愈。"马氏大意失算、针刺不慎出意外,程氏赶赴救急、声东击西取折针",针取出后病也治好了,一针两得,医术更胜一筹。两位医名不相上下的针灸名家,一针决出了水平高低,从此有了定论。

南宋程约、马荀仲这两位新安针灸名家,都将自己的医术传给了后代,程约医术传至元代的后裔程汝清,程汝清继承了程约乐善好施的品行,且水平更有所提高,应针辄效。

马荀仲也是传术于后数代,到了元代,族中后辈如马竹庄、马则贤父子等均有名声,自成一家。元代马竹庄曾担任江西医学提举。元末明初,马则贤深得当时名流(如休宁名儒黄枢、礼部侍郎朱同、浙江慈溪名儒桂彦良和驸马都尉王克恭等)的赏识,这些名流大家均有诗文、碑帖记录在案,肯定其医术、佩服其学识。如黄枢的《代陈均辅赠马则贤》,颂扬马则贤医德医功,而且嵌入药名、介绍药效功能,与词意浑然天成。正所谓"诗人笔下玲珑语,原是医家济世方"。又如桂彦良的《比到京帖》,明确记录北京城新安人的情况,说到"马则贤善医而文,予病时深德之,幸为善待"。

代陈均辅赠马则贤

[元]黄枢

江南星渚山水奇,马家桂子昌于医。此心契天雄杰者,满轩种杏仁间驰。身虽如蝉蜕浊世,活人远志传孙枝。偶同瓜葛花屏下,梅兄樊弟相追随。嗟予蜂房病溽暑,热烘脑子逾蒸炊。难甘遂委庸医手,苍黄月,雨余凉气浮轻绨。悬壶索窦乏琼报,木瓜愧诵前人诗。苏耽橘红井泉碧,威灵仙术终相期。阴功百世固未艾,芝田兰畹春熙熙。

马氏医学世家世代都与名流、名士有深交,亦深得名家推崇。

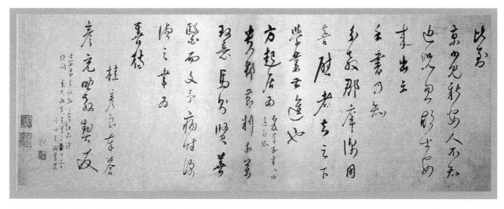

元明之际江南大儒桂彦良所作《比到京帖》

五、元代徐存诚业医可上溯五世

　　徐存诚,字宗吉,元代徽州祁门县人,曾任县医学训科,世代业医,精方脉,施药济人,悬"存诚"匾额于药室中。祁门理学家汪克宽于元至正十五年(1355)为其作《存诚堂说略》以志之,载"自其上世攻岐黄之学,暨其大父仁斋翁益精其艺,名驰州里",可见徐氏世医至少可以上溯至五世,完全可以追溯到南宋,并称赞其"存诚以视证,尽诚而用药,其有不中者几希",治病很少无效。

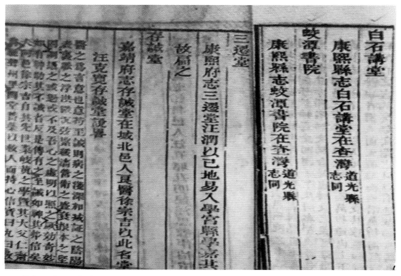

元明之际祁门名儒汪克宽所作《存诚堂说略》

六、元代吴瑞医学再传七代

元代吴瑞，字瑞卿，著有《日用本草》8卷，李时珍《本草纲目》引用该书内容近百次。该书明嘉靖刊本有元代天历己巳（1329）吴瑞自序称"世家医学"，至正三年（1343）也有他序云其为"世医名家"，明嘉靖年间（1522—1566）有序又记述了吴瑞再传7代，书牌载"新安海宁医学吴瑞编辑，7世孙镇校补重刊"，卷末刊有"歙西仇川黄锭、黄铣刊"字样，书后又有嘉靖四年（1525）书后记，称其医学传承到第六代吴宗卫，医术广为流行，救活病人不可计数，徽州郡县请求其配药都踏破了门槛，"篁墩程先生尝服其药，屡疾屡祥，乃书'景素堂'三字以颜其轩"。

歙西虬川黄氏为徽州刻书世家，程氏为新安大族，篁墩是新安氏族发祥地，自晋唐以来一直就是徽州宗族圣地，均证明吴瑞医学是新安医学世家。

除以上介绍的9支均传承于宋代及其前朝的新安医学世家外，目前文献考证已知明代新安医家祖传可追溯至宋代者，还有黄氏女科和丁氏儿科。明代休宁黄景文，家世业医，医术精湛，名声显著，先人精专妇科，曾于北宋祥符年间（1008—1016）御赐"太医博士"，名噪京都；明代休宁丁绳、丁瓒为明嘉靖年间（1522—1566）医家，世称"海阳丁氏儿科"，治病奇中，世人以为"仙人"，自宋代开始世代业医。

明代世代业医而不明其传承自何代的新安医家，则难以计数。明代早中期有：歙县程伊，"历览群书，晦迹医林""家世习医"，涉医书"以世其家"，著有《医林史传》《脉荟》《释药》《程氏释方》等；歙县吴洋，以善用人参、黄芪重剂救治虚证而闻名，"先世以治眼科和痹证为业"；休宁县李光武，"世精医业"，活人殊多；歙县刘锡，自幼学医，擅幼科，其心法之妙"皆得之于家传口授"，著有《活幼便览》（1510），是最早的新安儿科专著；婺源县汪继昌，"承先世业，工医术"，活人无算，称国手，尤精于治痘，著有《痘科秘诀》；徽州王绍隆，"少孤，家传医业"，精研医理，弟子潘辑将其所传著成《医灯续焰》；休宁县陈国榜，"家世业医"，以医鸣世；绩溪县唐玄真，"世以医为业"，尤精痘疹，著有《痘疹奇衡》；休宁县周英，"祖传世医"，探病求源，投剂辄效。他们离元代均不足200年，且元、明两代实

元代新安医学家李仲南所著《永类钤方》（又名《锡类钤方》）是一部具有骨伤科特色的方书

行子承祖业的"世医制"，其从医之身世也是极有可能追溯到宋元时期的。

除世传医家外，宋代王双溪（著有《伤寒论注》《本草经注》）、江明远，元代鲍国良（著《经验针法》）、李仲南（著《永类钤方》）等也都是宋元代表性新安医家。

譬如元代李仲南，黟县人，为孝敬父母、寻求长寿养老之术，曾经长期栖居在浙江温州瑞安的碧山学习炼丹术，后来领悟到丹药长生之道遥不可及，转而专心研习方脉之术，汇集前人经验、择其精要编著了一部方书，计22卷。原名《锡类钤方》，"锡类"就是乐善好施、广及众生之意。元至顺二年（1331）出版时，因其母亲亡殁，忍受失去亲人的痛苦而将其改名为《永类钤方》。钤即大印，钤而为图，以之为信，就是值得信任、值得记住的好方子，表示永远记住、以志纪念之意。

这部方书中骨伤科也颇有特色，书中首创"攀门拽伸法"，首次采用过伸牵引复位法治疗屈曲型脊柱压缩性骨折，创制手术缝合"曲针"，均达到了当时中医正骨术的先进水平。元代不足百年，战争频发，骨伤科成就体现了这一时期的特点。

据考证，宋代有新安明医不少于16人，医学世家不少于10支，撰写医著也不少于8部；元代有新安明医不少于17人，医学世家不少于12支，撰写医著不少于11部。宋元新安医家精于切脉诊病，治疗上针灸、方药兼通，如吴南熏、张杲、程约、马荀仲、程汝清、马竹庄、鲍同仁、鲍国良等，处方投剂之外，多能兼施针灸，是这一时期的一大特色。宋代新安一地诸多名医世家的兴盛，标志着新安医学的形成。

随后明清时期新安一地明医迭出，著书立说成风，分支学派林立，学术创新层出不穷，持续了五百多年的繁荣与辉煌。

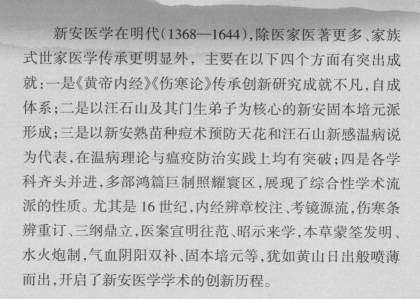

新安医学在明代(1368—1644),除医家医著更多、家族式世家医学传承更明显外,主要在以下四个方面有突出成就:一是《黄帝内经》《伤寒论》传承创新研究成就不凡,自成体系;二是以汪石山及其门生弟子为核心的新安固本培元派形成;三是以新安熟苗种痘术预防天花和汪石山新感温病说为代表,在温病理论与瘟疫防治实践上均有突破;四是各学科齐头并进,多部鸿篇巨制照耀寰区,展现了综合性学术流派的性质。尤其是16世纪,内经辨章校注、考镜源流,伤寒条辨重订、三纲鼎立,医案宣明往范、昭示来学,本草蒙筌发明、水火炮制,气血阴阳双补、固本培元等,犹如黄山日出般喷薄而出,开启了新安医学学术的创新历程。

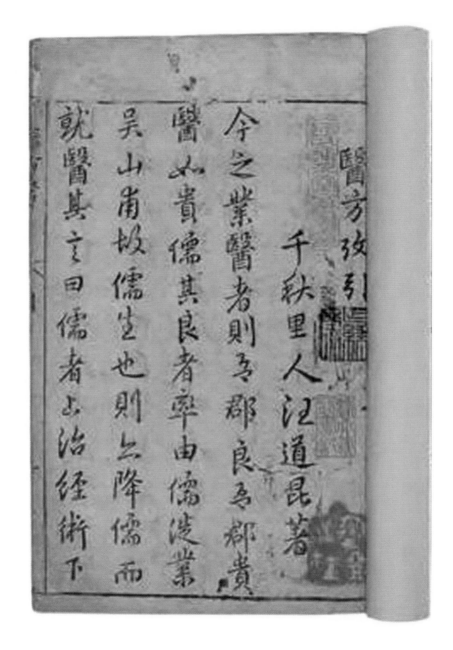

明代徽州籍戏曲学家汪道昆（1525—1593），在为新安医学家吴鹤皋《医方考》所作的《医方考引》中，自豪地记述道："今之业医者，则吾郡良；吾郡贵医如贵儒，其良者率由儒从业。"

"儒之门户分于宋，医之门户分于金元"，宋元时期涌现出来的"程朱理学"和"金元四大家"学说这两股活力，犹如车之两轮、鸟之双翼，加之徽商的崛起，强劲地助推着新安医学的快速前行。"程朱理学"是宋代（960—1279）新儒提出天理人性概念并系统化的哲学及信仰体系，由北宋新安籍程颢、程颐兄弟创立，南宋新安朱熹集为大成；"金元四大家"指金元时期（1115—1368）河北河间刘守真火热说、河南睢州张子和攻邪说、河北真定李东垣脾胃说和浙江义乌朱丹溪养阴说四大医学流派。

可以说，元代以前的中医史看北方，元代以后的中医史看江南，而江南中医看新安。宋代已经形成一定规模和气候的新安医学，再经过三四百年的积累，入明以后"剧情"进入高潮，尤其是 16 世纪，明医大家迭出，著书立说成风，学说观点、临床发明犹如雨后春笋般纷纷涌现，花团锦簇，漫山遍野，令人目不暇接。

第一节
代表性世家传承

元明两代制定了世医制度，医户世袭，登记造册，使子承父业由自愿选择变为带有指令性的制度。政策的主导巩固和强化了新安医学的家族传承。明代，除了宋代陆氏"新安保和堂"药号、歙县黄氏妇科和元代祁门徐氏医学、休宁吴氏医学等继续保持传承外，又形成新的医学世家传承。

一、槐塘程氏兄弟亦仕亦医立标杆

徽州程氏为名门望族，历史上歙县槐塘程氏一族，同族内医学授受、父子相传、叔侄同习、兄弟共勉，医户钵袭，是新安医学家族传承的典型代表。

现有文献记载最早的槐塘医家，是明代程琎、程玠兄弟，他们是距今 500 多年前的明代中期人。文献载当时其父即以医术闻名于世。

程琎，字文炳，号宝山，通儒术、明医道，曾得高人指点，传授治病之术，后因母多病而业医，师从婺源医家汪济凤，诊脉则富贵、贫贱、寿夭洞察无遗，"医如庖丁解牛"，得心应手，运用自如，切中肯綮。医精救人，业尊举善，为世人所敬重。曾有人欲推荐其入朝为官，他却坚辞不受，卒年逾60岁，著有《太素脉诀》《经验方》，可惜已佚失。《太素脉诀》提出了"以脉统证"的诊疗模式，是新安医学最早的一部脉学诊断专著。

程玠，字文玉、松厓（崖），自号丹厓，自幼习举子业，苦读经书，深悟儒理。师从祁门御史康用和研习《春秋》和星象之学，得其奥旨。受父兄影响，矢志儒学，医术双修，儒医并进，钻研胞兄之术而"精到过之"。明成化十三年丁酉（1477）科举考试中秀才（府、州、县生员），由乡荐参加院试，成化二十年甲辰（1484）登进士，三甲第二十六名，入户部为官，官至"观户部政"。

程文玉博学多技，星历术数无不旁通，通木牛流马之窍，尤于天体、历法多有深究，曾订正元代天文学家郭守敬星历学之差讹。心存仁济，亦仕亦医，入仕后仍研习医学，公余更喜精究《灵枢》《伤寒》等经典。精于医卜，性好医方，曾出资重修医著，高价收集秘方。临证重切脉，通内、外、妇、儿科，尤精眼科，创制外治方药，白睛分浅深传变论治，名播京师，文献中还有其开棺施针、救活产妇的记载，有"医中国手"之称。曾作为钦差奉使江南，路过家中省亲时卒。终以医名世，医盖于仕。生性清介不苟合，被称为"一代异人"。

程文玉撰有《松厓医径》《脉法指明》《见证辨疑》《医论集粹》《大定数》《八门遁甲》及眼科多种医籍。《松厓医径》为其代表作，2卷，前集首论伤寒及诸证，

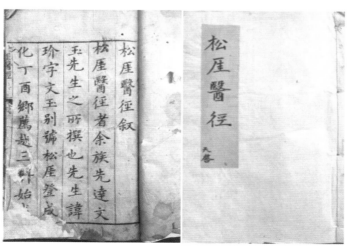

明代新安医学家程玠所著《松厓医径》（明刻本）

阐述六经证候分类与治方,图说各脏脉证,附方 165 首;后集分述内科杂病、外科疮疡、妇人孕产兼及儿科、目齿等 60 余病证,附方 242 首,其中首创首载的家藏秘方约 120 首,其金花丸系列方现已成为通用中成药。书中阐述二十四脉说,简化伤寒六经辨证,重视"通治"法、倡"同方异治",提出"杂病准《伤寒》治法""命门配五脏辨治"和"心肺同治"说。其中脉学和众多秘方无不受《太素脉诀》《经验方》之影响,传承了胞兄程玠的学术经验,当为程氏兄弟共同的医学成果。所谓"径",直捷之谓也,"取途便而奏效速,用力微而成功博",既是初习医学之指南,又是穷原探本的捷径。

程文炳、程文玉兄弟同辉,自其伊始,明清槐塘程氏儒医不断涌现,如明末清初的程敬通、程应旄、程林、清代的程钟龄、程正通、程芝田、程曦、程翼安,都是当时徽州百姓心目中的大儒医,尤其是程松崖眼科、黄源村-吴山铺伤科一直久负盛名,至今仍是百姓心目中的金字招牌。

二、富山余氏医学首开集体授课讲学先例

歙西富山余氏医学世家始于余傅山、余午亭两位堂兄弟,他们都是距今450 多年前的明代南直隶省徽州府歙西富山人。余傅山,约生活于正德、嘉靖年间(1506—1566),早年曾为明世宗嘉靖帝世袭封地钟祥县(今属湖北省)县令,工儒通医,后自任上辞归故里,曾经得一位隐居山林的高人传授性命之学,即生命原理、延年益寿之道,退休归隐回乡后,积极鼓励堂弟余午亭从医,谆谆告诫:"学而优则仕"毕竟是少数,如机会不遇、科场失意、仕途受阻,但学识才华还在,退而从医"诚能益世利人,斯不负所学",行医确实能济世救人,也算不辜负自己所学到的知识;不必过于注重个人际遇,重要的是能以所学知识为社会做出有益的贡献。

在堂哥的引导下,余午亭果然转而学医,曾师从新安医家汪石山的弟子、太医院太医汪宦,从此开启了余氏医学的传承,传医术给子孙后代,由明至清延续 8 代,代代出明医,每一代都担任郡府医官,名冠徽州郡,时有"大江以南良医第一"之称誉,是明清著名的新安医学世家之一。

嘉靖二十二年(1543)十月十三日,余傅山邀集汪宦、吴

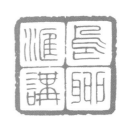

"乌聊汇讲"印

篁池、汪双泉、黄刚、谢朴、许明远、汪宗进、丁翔 9 位新安明医,聚会于徽州府城乌聊山馆,集体给门人余湜和子女 4 人讲学授课,这是新安医学史上也可能是中国医学史上首次集体讲学活动,当时众人还把讨论的内容记录下来,根据当时讲稿及交流记录整理汇编成《论医汇粹》(原署《乌聊山馆珍藏之精抄本》,又称《授医秘录》《余傅山医话》),内容包括理论探讨、读书心得、临床经验、医案和单验方介绍,这是我国历史上第一部医学讲学实录。论脉法、论伤寒、论杂证形象精辟,赞同《伤寒论》错简说,有重订之设想,其学术观点可以概括为"寒邪入里,统归脾胃""伤寒直中,为内伤兼外感""伤寒伤于经络、中寒中于脏腑",临床上擅重用参芪补益中气,妙用行气消导,对癫病、痰饮、中风、尿浊、黄疸、积聚等证有独到见解。

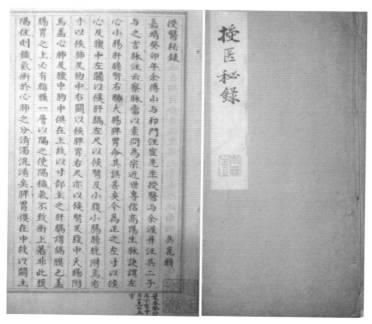

1543 年,新安医学"乌聊汇讲"形成了我国第一部医学讲学实录《授医秘录》(清抄本)

余湜(1516—1601),字午亭,幼攻儒学,熟读经史,为邑之秀才,受堂兄教益和鼓励转而潜心医学,有古代逸士闲云野鹤之风。曾受医于祁门太医汪宦,精思善悟,博览约取,理验相参,精研《内经》《难经》,融合李东垣、朱丹溪之道,治疗用药中正平和,深思熟虑之后有投必中,活人数以万计,名噪海内。当时,江南一带的达官显贵如大学士许国、刑部尚书钱景山、刑部左堂杨东明、学士沈十洲等均向他求治。三朝元老许国 60 多岁时患痰火症,前医治以降火清痰,病情却有增无减，出现烦躁、幻觉、谵语、发热症状，请来余午亭诊治，余认为正气已伤，系急于求成、用药太猛、退热过速所致，已成虚极之证，选用养血清热剂，加上微量人参五分温补，经其精心调治后许国渐渐痊愈。

余午亭著有《余氏医验录》《诸证析疑》流传于后世。《诸证析疑》共4卷，载病证66种、方875首，附医论医案若干则，是一部入门的简捷读本。有"一尺而水火两分，一脏而四腑兼属"的脉学认识，重视宗气并以之为人身之主，论寒邪入里终归脾胃，论三阴直中以内伤多兼外感，辨暑病认为中暑中热有别，反对妄用温补，擅甘寒清解、养阴清热治疗外感温病，又提出"火病不尽用寒凉"的观点，论内伤有新见解，以儒家喜、怒、哀、乐、爱、恶、欲为"七情"，以佛家六识耳、目、口、鼻、心、意为"六欲"，治劳伤健运脾胃为先，治鼓胀补消同参，创有降气制肝汤、十味回生丸等名方。医界直喻名为"苍生司命"。

余氏医学延续8代，代有名医，名冠徽郡，是明清时期最著名的新安医学世家之一，余午亭被尊为"余氏医学开山始祖"。除家族传承外，其再传弟子吴鹤皋亦为著名新安医家。

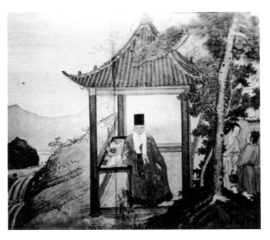

明代新安医学家余午亭

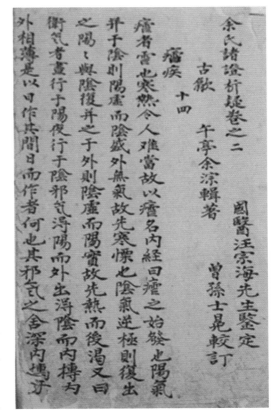

余午亭所著《诸证析疑》（清抄本）

家真然焉眼此入阴之初第一紧要极不可不谙

◎余氏医验录附小引

午亭先生歙庄也卜筑于西乡之余家山精通医术至今犹膾炙人口昔先光此如悬壶溜川时与余氏浚裔树淋先生为忘年友时相过从聞称笃爱出其乃祖遗著医验录二卷以示手泽之猶存纯粹寿育珍藏有年知其群症真研用药靈勋深浮古民商之心传不忍任其湮没兹出遗稿以应本难志编详邸之徽求未始不可作研究医者之一助耳

庚午秋月黄育庭附识

◎痰火结塊

刑部左堂杨东桥年六十二患右胁下塊大痛不止气塁不能卧者比卖夜诸医以腫毒治反增劇予診之右脉滑大左脉沉澁予曰此非腫毒乃痰火也右滑大本病右沉澁者火壅血宾也腫者痰而注痛者火所激不得卧者三阳之脉下行令肠胃热毒蕴结于内脉不下行气上奔逆故不得卧也当以化稠痰散热则腫消而卧宁矣先用三黄丸三钱合滚痰丸一钱下其蕴热即下结粪十塊夜卧即寧公喜曰药其神乎予曰未也热结已久非漸以祛之不能去其根遂以胆星半夏柚橘红真海粉白芥子香附赤茯苓竹沥逐其痰以酒炒芩连浮荷重便清其热又以松节羌活归身通其络活其血二十剂而右塊盡消夜间安睡但手肩更为而

余午亭所著《余氏医验录》(民国《歙县医药杂志》整理本)

余氏医学传承谱系：

明·汪宦

明·余傅山 — 余午亭 → 余小亭、余仰亭 → 余幼白 → 余士冕 → 清·余之隽 →

明·吴鹤皋

余林发 → 余卫苍 → 余昭令

三、澄塘吴氏医学先祖入京重演扁鹊悲剧

歙西澄塘吴氏医学始自明代，始祖吴正伦（约 1529—1568），字子叔，号春岩子。吴春岩系明代嘉靖隆庆年间南直隶省徽州府歙县人，一生命运坎坷。自幼好学，天资聪颖，幼年丧父，家贫不能从师，自己养鸡售蛋以购书自学，甚至典当衣物以购书阅读。15 岁时博览群书，尤好医学书籍，认为"不必登第仕宦，而可以济生利物，莫如医"，于是放弃了科举入仕之途，专心从事医学。

为了提升医术，青年时曾游历于三吴地区（今长江下游苏州、镇江、湖州、杭州、无锡、上海、绍兴一带），师从于平湖（今浙江德清县）名医陆声野，出师后名声大噪于吴越之间。壮年时出游燕赵之地（今河北、北京等地），由于医术高明，疑难重症应手取效，"日起名公卿之剧疾，而甚则救大司马王公于已死"，成功救治了多位皇亲贵胄、达官贵族的重病，有扁鹊起死回生之术，声誉盛于京师，被举荐入皇室。嘉靖后期至隆庆年间，吴春岩应诏先后为明穆宗隆庆帝之子和贵妃诊治疾病，皆药到病除。由此得到明穆宗的赏识，获得了丰厚赏赐。皇子也就是未来的明神宗，当时还是个在襁褓中的婴儿。

"木秀于林，风必摧之"，距今 2 000 多年前道家创始人老子早就有言在先，"美好者不祥之器也"；司马迁《史记》记载的战国时期神医扁鹊（原名秦越人）遭到秦太医妒忌而被暗害的那一幕悲剧又一次重演了。明隆庆年间（1567—1572），

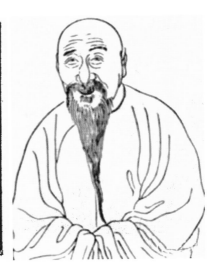

明代新安医学家
吴春岩及其记载

也就是距今 450 多年前的一天,吴春岩应宫中太医的宴请,晚上回家后于深夜暴病而亡。文献记载,宫中太医担心其"技出己上,且惧移主眷而夺其位","置毒厄中以饮",吴春岩赴了一场鸿门宴,去世时未足 40 岁,令人扼腕叹息。

"壮志未酬身先死,长使英雄泪满襟。"出身贫寒的吴春岩,只知一心赴救,显然对宫内复杂的人际关系没有深刻了解,展露了自己的医术和才华,却为自己埋下了祸根。

天不绝人,其子孙后代吸取教训,世读儒书,虽不复专以医为业,而明于医者代有其人。族中侄孙吴鹤皋学医于余午亭,学验俱丰,著医书 8 种;从吴春岩开始,传至清代第 5 代玄孙吴楚(字天士,号畹庵),治病奇验如神,被誉为"天上神仙",著《医验录》上、下集。吴天士初视医为小道,自幼攻举子业,然屡屡败北,反倒是在科场中因屡屡治愈同考诸生疾患而获尊重,后因 74 岁祖母得食郁之症,遍求名医不治,乃昼夜翻阅攻读先祖吴春岩医书,拟出一方,一剂药即获救。后在朋友的一再劝说下,遂决定专事医学。澄塘吴氏医家延续 7 世,由明至清,代有名医,名垂青史。

吴氏医学传承谱系:

陆声野
↓
明·吴春岩 → 长子吴行素
次子吴行简 … → 吴长孺
吴任弘 → 清·吴力田
清·吴天士 → 次子吴贯宗 → 吴日熙
吴日蒸
三子吴行兆
(明·余淙 → 吴春岩族侄孙吴崐)

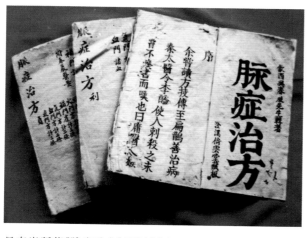

吴春岩所著《脉症治方》(明刻本)

明代吴春岩著述颇丰。《脉症治方》现存清康熙十二年癸丑(1673)木刻本,4 卷,分风、寒、暑、湿、燥、火、气、血、痰、郁、补 11 门,附名方、医案各 1 卷,广征各家理法方药,参以个人临床经验,详辨外感内伤诸病,论述其脉象、证候、治法和方药,具有一定的理论与临床价值。《养生类要》首刊于明万历十六年戊

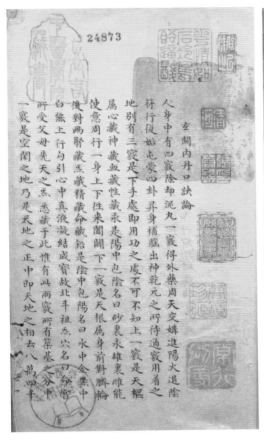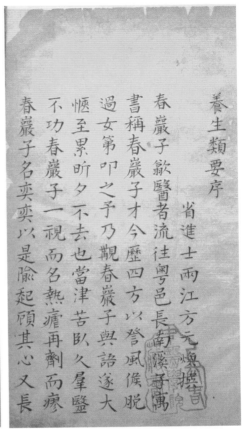

吴春岩《养生类要》（明抄本）

子（1588），2 卷，系统收录了气功、饮食、药物、四季、妇人、儿童、老人等养生内容，前集载导引诀、卫生歌及炼红铅秋石之法，下卷分春、夏、秋、冬论述诸证宜忌合用方法，收录济阴类、慈幼类、养老类方百余首，还细分出"感冬时杀厉之气，严寒之毒"和"时行之气"两种瘟疫，辨证以五脏为纲。

　　吴春岩 5 世孙、清代吴天士，著有《医验录》《宝命真诠》等著作。《医验录》成书于康熙二十三年甲子（1684），分 2 集共 4 卷，初集按时间排列，二集分伤寒、内伤、杂证，皆属疑难误治病案，重视阴证伤寒，明辨真假寒热，并从《伤寒论》有"热入血室"中悟出亦当有"寒入血室"，专论救误而喜用温补，喜用大剂参芪附桂起死回生，尝言"甘温之药，如行春夏之令，生长万物者也；寒凉之药，如行秋冬之令，肃杀万物者也"，是一部救治世俗误治或疑难危重病证的医案著作。

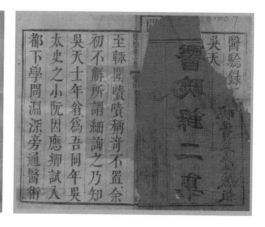

到未久輒活命甚眾取效
甚神以故人人稱嘆為奇
詩文有典有則卓然大家
含英咀華鏗然作金石聲
也才品超邁則固已奇之
余聞之不禁神往遂投刺
論之見其人氣靜神怡溫
其如玉也聆其言風發韻
流霏霏玉屑也讀其今古
矣越數日忽病脅痛不能

醫驗錄
吳天
醫瘋種一卷
至輒罵詈稱奇不置余
初不解所謂細詢之乃知
吳天士年翁為吾同年吳
太史之小阮因應卿試入
都下學問淵深旁通醫術

雖感其意猶疑其言之戲
也歷旬餘而痢果作矣彷
徨畏懼急懇速效之策吳
年翁曰此症至重至易多
誤若能聽吾用藥母多疑
母畏怖母掣吾肘則請以
月易日前之五月不愈者
今以五日收功余喜甚然
見其舉方用藥皆大溫大
補絕無一味似治痢者亦

轉側急請吳年翁視之應
手而愈越十餘日又病甚
其響應又復如前隨病隨
愈何快如之由是時相過
疾前歲在始蘇患此疾醫
治五月尚不得痊困頓愁
苦不可名狀吳年翁笑曰
有某在此可無慮矣維時
年翁曰弟最畏痢每有此

是矣是矣惟理故奇奇即
在理也世之庸流與夫享
盧名而鮮實效者皆不達
于理故診察委從裏夭殞人
命吳年翁明透此理故能
守經能達權能審其是辨
其非能不惑於似是而非
而獨能體認夫似非而是
故用藥若不當乎人情而
實切中乎病情夫是以出

不能無疑且疑且服果至
五日而病全却神頓旺飲
食起居如未嘗有病者憶
於人間隱君於金馬門者
真奇矣人之賁賁稱奇良
有以也此日相見乃就手笑
問曰子其神耶僊耶遊戲
耶何其纖毫不爽奇驗至
斯也吳年翁曰不過一理
耳何奇之有余乃大悟曰

吳春岩第 5 代玄孙、清代吳天士所著《医验录初集》(清刻本)

第二节
汪石山及其弟子

汪石山是被载入《明史》、被《四库全书》列为明嘉靖年间全国四大医家之一的新安医家，其弟子门生众多，后世私淑其学术、遵从其气血阴阳双补观点者更多，由此形成一个明显的固本培元学派，佼佼者当数3位再传弟子徐春甫、余午亭和孙一奎。

一、汪石山固本培元立新说、开新派

汪机（1463—1539），字省三，距今约500年前明嘉靖年间南直隶省徽州府祁门县人，因祖上居住在石山坞而号"石山居士"。出身于世医之家，其父汪古朴系当地名医。汪石山幼业儒、习《春秋经》，攻读孔孟儒家经典。年稍长得一"补邑庠弟子员"的名分，类似于秀才。其后尽管他很努力，但科举未有进步。其父以"不为良相必为良医"来开导，从此摒弃科举浮文，转而从父潜心学医诊病，全身心研读各医家著作，与儒学融会贯通，加之父亲的亲自教授点化，医疗技术日见长进，治病屡效，声名鹊起。其母亲头痛、呕吐的病症持续了十余年，父亲束手无策，汪石山悉心研究，运用朱丹溪治法治愈了母亲的多年宿疾，信心大增。之后父亲三次患病，汪石山也三次将其治愈。随着临证实践技能的日渐成熟，汪石山的声名越来越响，求治者接踵而至，经验就越来越丰富，形成了良性循环。

据文献记载，汪石山精通内、外、妇、儿

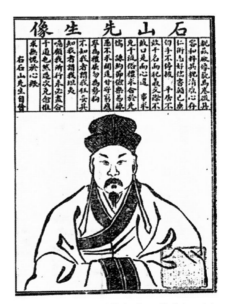

明代新安医学家汪石山

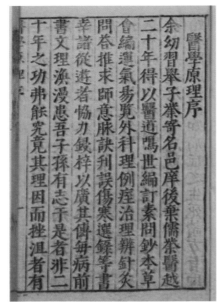
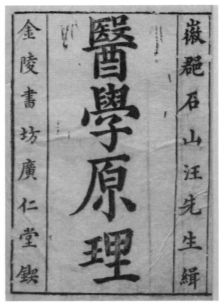

汪石山所著《医学原理》(明刻本)书封及其自序

各科,"行医数十年,活人数万计"。《明史·列传第一百八十七·方伎》记载,"吴县张颐,祁门汪机,杞县李可大,常熟缪希雍,皆精通医术,治病多奇中"。到清代,《四库全书》把他列为明代嘉靖年间全国四大医家之一,其著作也被收入《四库全书·医家类》中。其一生勤于著述,著作等身,直到古稀之年仍笔耕不辍,先后著录编刊医书 13 种 70 余卷,后人合编有《汪石山医书八种》等。

《医学原理》,13 卷,系综合性著作,卷一以经络图主论十二经脉,卷二论奇经八脉,其余 11 卷均为各证临床内容,治法规范而用药灵活,每门证均有"丹溪活套",每方均包括主治证候、病因病机及方解,系汪氏晚年历经 8 个寒暑,总结前人尤其朱丹溪临床经验而成。

《伤寒选录》8 卷,系其壮年按论、症、方、药分类整理张仲景伤寒条文并选编前贤诸说之作,晚年交付门人补辑,定稿于明嘉靖十五年丙申(1536)。书中明确提出了"新感温病"说,突破了"温病不越伤寒"传统观念的束缚,弥补了单言"伏气温病"之不足,促进了明清温病学说的发展。

《外科理例》7 卷,附方 1 卷,初刊于明嘉靖十年辛卯(1531)。主要采录明代薛立斋的《外科心法》和《外科发挥》结合临证心得加以点评而成,自序谓"盖其中古人所论治,无非理也。学人能仿其例而推展之",故名"理例"。书中第一次定义了外科(疡科)概念，认为"外科者，以其痈疽疮疡皆见于外，故以外科名之"，强调"外症必本于内""有诸内者，必形诸外"，主张外病结合内治、标本兼治，内治主旨在调补元气，不轻用寒凉攻下之剂。其后的明代另一位外科医家陈实功，在南通建造"良医祠"，将汪石山列入史上十大名医行列，与医圣张仲景等相提并论。

《针灸问对》，3卷，初刊于明嘉靖十一年壬辰(1532)，上卷六十问讨论针灸基本理论，中卷十五问论针法，下卷十问为灸法和经穴，问难取自《内经》《难经》及诸家针灸典籍，亦有个人发挥，是我国第一部全面评议针灸理论和方法的专著。强调诊脉施针，反对滥用针灸，持"针能泻有余、不能补不足""针灸不如汤液"等观点。

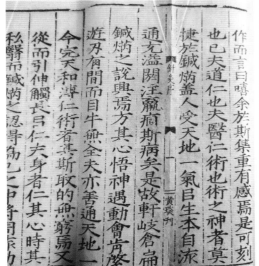
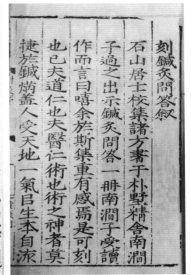

汪石山所著《针灸问对》(明刻本)

《石山医案》，3卷，附录1卷，初刊于明嘉靖十年辛卯(1531)，系门人陈桷辑其临证医案而成，为汪氏学术经验的代表作。共载案183案，汪氏亲诊者171案，内容涉及内、外、妇、儿诸科。学术本源于《内经》《伤寒论》，重李东垣、朱丹溪之学，诊疗上圆机活法，主张调补气血、温补培元。首篇《营卫论》，发明"营卫一气""参芪双补"新说，阐述了营卫二气阴阳相通互涵的辩证关系和人参、黄芪既补气又补阴的双重作用，强调气血阴阳双补的重要性，擅以参芪白术组方，善用清暑益气汤、参苓白术散、补中益气汤、四物汤、四君子汤、枳术丸、独参汤

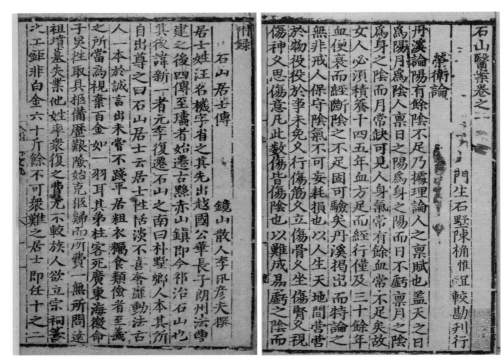

汪石山所著《石山医案》(明刻本)

等成方,为新安固本培元特色治法奠定了理论基础。

　　汪石山深受新安理学格物致知治学思想的影响,精于思考,参以《周易》及儒家性理奥论,医理、儒学两者融会贯通,曾依据《内经》等古典医籍,提出人体应阴阳平衡,气血调和,不能偏执一端;强调治病应四诊合参,缺一不可,若偏恃脉诊以断人之吉凶生死,是为自欺欺人;认为治病应博采众长、辨证论治,赞同父亲"病当升阳,治从东垣;病当滋阴,法随丹溪"的观点。

　　终成大器的汪石山,专门写了一篇自赞之文,大致意思是:我的相貌寒微,清瘦平和,心存仁术,好读儒家经典,虽然已头发花白,但手不释卷,遵纪守法,为人朴实诚恳,平常粗茶淡饭,生活节俭,不求闻达,甘守清贫,不知道我性格的人还认为我清狂,知我者就会说我心胸坦荡,也是性情使然。

　　其弟子众多,陈桷、周臣、程廷彝、许忠等传其术,私淑者众,都遵从并阐发他的观点和方法,形成了新安医学中最大的、最富影响力的分支学派,成就了汪石山新安固本培元派开创者和奠基人的地位。

二、太医徐春甫首次编撰医学全书、组织成立医学会

新安多出太医、御医，徐春甫就是典型的代表之一，也是汪石山再传弟子中的佼佼者。徐春甫（1513—1596），字汝元（汝源），号东皋，又号思敏、思鹤，是汪石山的老乡，比汪石山小50岁，明正德、万历年间南直隶省徽州府祁门县人，是个"遗腹子"，但家世业儒，出身于有地位有身份的家族，是藩王后代，从小得到了良好的教育，因体弱多病，放弃了科举之途，于嘉靖十三年（1534）拜汪石山弟子、邑里名医、太医院吏目汪宦学医，攻读经典，博览医书。也就是说，徐春甫与余午

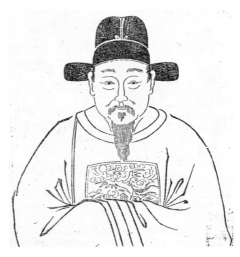

明代新安太医徐春甫

亭都是汪宦的弟子、汪石山的再传弟子，徐春甫比余午亭还大3岁。

初学医时徐春甫立志广交天下朋友，嘉靖年间（1552—1558）游学行医于江南江浙地域、长江湘江流域并遍及全国，遍访拜会各地学识高明之士，虚心求学。嘉靖三十七年（1558）正值30多岁壮年时，始北上寓居京城，在长安街开设"保元堂"，居药应诊，"保元"就是保护元气之意。为了方便病人，他制备有各种剂型的成药出售，主要经营以丸、散、丹、膏等剂型为代表的自制成药，如大健脾养胃丸等，都是临床上确有奇效的良药。

徐春甫通晓内、妇、儿科，医技高超，疗效卓著，以"随试而辄效""鲜有误"著称，医术名满北京城，"活人不可以千万计"。求治者盈门，患者络绎不绝，常常排队坐候应诊，其声名渐重，即使达官显贵也不能随叫随到。嘉靖三十八年己未（1559）以真才实学入职太医院并任吏目（六品）。跟随老师汪宦的足迹，徐春甫也走进太医院成了太医。其为人性格豪爽、随和健谈，广交朋友，能说会道，喜欢探讨医理，孜孜不倦，随问随对，见识超群，常常被达官贵族邀请，是当时王公大臣、进士翰林的座上客，可谓是"谈笑有鸿儒，往来无白丁"，足见其结交之广、人缘之好，是一个智商、情商均高出普通人一筹的通达能士。

徐春甫与李时珍（1518—1593）是同时代人，比李时珍大 5 岁。李时珍做了一件轰动世界的大事——编撰了《本草纲目》，这是一部划时代的百科全书。而徐春甫凭借渊博的学识和卓越的才能，做出了两件大事：一是开创性地编撰了一部同样具有划时代意义的巨著《古今医统大全》（100 卷、200 多万字）；二是成立了我国历史上第一个医学学术社团也是第一个科技社团组织"一体堂宅仁医会"。

《古今医统大全》被当时上流社会誉为"医宗之孔孟，方书之六经"，与孔子作六经、朱熹集注四书五经相提并论，公侯相国、太师太保、钦差大臣、六部尚书、大学士、进士翰林等仕宦为之作序，上至一品、下至五品的官吏计 38 人（二品以上有 8 位）捐俸赞助出版。当然它的出版也是载入中国医学史的一件大事，作为类书兼有丛书性质的全书，今被列为"全国十大医学全书"之首。

"一体堂宅仁医会"成立于隆庆二年（1568）正月前，46 位在京的医家参加，包括太医院院使、院判、吏目、御医和户部郎中在内，身份和品位都相当高。

徐春甫与李时珍，一个在朝、一个在野，都为祖国医药学做出了巨大贡献，现在李时珍闻名天下，其《本草纲目》明代金陵版与《黄帝内经》元代胡氏古林书堂版，于 2011 年一并被联合国教科文组织收入《世界记忆名录》，可谓家喻户晓、妇孺皆知。可在当时，徐春甫的事业如日中天，要比李时珍风光得多。

《古今医统大全》编撰于 1556—1564 年，所谓"统"就是正统之意，"医统"就是遵从《黄帝内经》之宗旨，以"正岐黄之统，总统百家"，自认为是《黄帝内经》一脉相传的正宗正统医学。全书以《内经》为统领，卷一至卷三为《历代圣贤名医姓氏》《内经要旨》《翼医通考》；卷四至卷七为《内经脉候》《运气易览》《经穴发明》《针灸直指》，论述脉候、运气、经穴、针灸基础知识等基本理论内容；卷八至卷九十二分述临床各科病证辨治，包括内科杂症，伤寒，皮肤科、骨伤科、外科病证，眼、耳、口、鼻、舌、齿、咽喉等五官科病证，妇产科、幼科病证和奇病及老年保健，各科病证分属于 160 余个"子目"，归纳为 400 余种病；卷九十三为经验秘方；卷九十四至卷九十八为《本草集要》《本草御荒》《制法备录》《通用诸方》，分述本草性能、功用及制法，通用诸方等，卷九十九至卷一百为《养生余录》。该书作为大型综合性医学全书，理论临床、内外妇儿各科、本草方药、针灸推拿、养生保健，林林总总，非常全面，具有医学百科全书性质。

同时，他还由博返约编著了《医学捷要六书》6 卷，这本小册子最能反映徐春甫的特色临床经验，尤其是最后两卷《二十四方》和《评秘济世三十六方》是

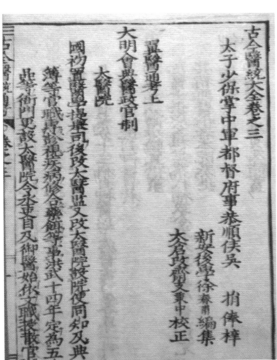

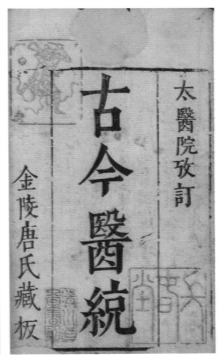

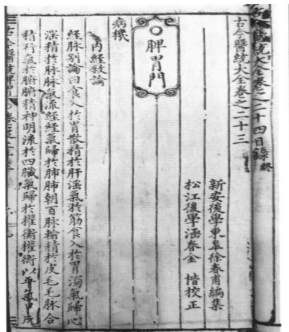

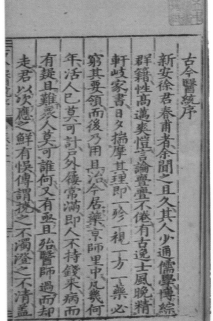

徐春甫所著《古今医统大全》不同刻本书影

醫學捷要六書二十四方序

醫始於神農嘗百草以甘辛酸鹹苦五
味療民疾虞扁鵲補瀉之宜黃帝著素問
內經脈候病機治浊甚加詳審伊尹著
湯液醴醪為治病之方三聖人者所以
補天地造化之功救生民司命之主迨
此以下代有諸賢輩出衍三聖人之業

而方書散出數千百家汗牛充棟觀者
如望海之茫然方愈多而治愈夥何也
即一門一證群方百種益浩繁無約四
顧無隅萬遠千藥莫知所適正如百戲
場中献奇鬭巧八面而雜彰覲之者眩
目惑心和其光同其塵恍兮惚兮莫睹
辨其妍媸美惡之真矣而欲活人之司

命濟人於疾苦淂乎湯液本草大約十
劑簡而易知易而易從余不自揣而益
之為二十四方俾初學及鄉村僻野所
乏明醫藉此而推求之或亦少為行遠
升高之一助云爾

　　　　　新安徐春甫序

徐春甫《医学捷要六书》（明刻本）二十四方序

評秘三十六方

方貴合宜製之必精宣有帶就余目堂
醫以来五十餘年積久頻驗及座
家秘方不肯示人誠非仁人之心也余厚貌深求之必天下夫匹不
必禁秘但体仁精製一方名出便可救貧推世勝于積金以遺子孫而
六不必多為貧京師者製黃連紫金膏一藥豊热有效海
內寓京師者典不求贖日獲数金輙成富室盖万貴精不貴多医極可知矣
余族一人名士隆溪苦病淋痢久之諸藥固效人傷与者連瓦加肉蔻数服
病愈如剝液自製以集人凡病脾胃退盡腹痛淋痢者一二劑即愈目此
苦名今于孫藉此以供衣食緣以局方人以簡易目之遂亦之重殊不知
藥味簡而取效愈速藥味多則氣味不純鮮有效驗胡可尚多品耶余只
本方以精製而效極神間加平胃引藥為佐則又神而忙之而莫可測者
也

第一方　大健脾養胃丸

白术（浄二兩）　人参（去芦二錢）　廣皮（三兩）
穀芽（炒）　吳萸（三錢）　枳實（六兩飯）　川連（炒）
米煮為荷葉滴丸

徐春甫所著《医学捷要六书·评秘济世三十六方》（手抄本）

该书的精华。

《古今医统大全》和《医学捷要六书》两书最为突出之处，就是第一次明确提出"脾胃元气"概念、"五脏之脾胃病"的新观念和"调理脾胃，以安五脏"的治疗新思路，对增强和调节人体免疫功能具有重要意义，其注重调理培固后天脾胃元气的主张，较之于他的先师汪石山有过之而无不及。学术上还强调"脉为医之关键"，临证注重辨分内伤、外感，强调明察脾胃虚实，倡用"白术参芪"补元阳，"无往不郁"、治久病当兼以解郁，依据二十四节气提出二十四方（法）调理四时违和，创有大健脾养胃丸等"三十六方"特色制剂，提炼阐发养生思想，有较高的实用价值。

"一体堂宅仁医会"中的"一体堂"是徐春甫私家宅院的堂号，"宅"字用如动词，珍藏、保存之意。医者仁心，"宅仁"即遵循孔子仁道、践行仁心仁术之意。徐春甫仿照孔门"以文会友，以友辅仁"之例，重温东晋"曲水流觞"、唐代"十八学士登瀛洲"之雅，于隆庆二年（1568）元月之前"集天下之医客都下者立成宅仁医会"，联络和召集全国各地在北京行医或就职的46位同仁集会，开展讲学活动、交流学术，钻研医理、切磋技艺。46名会友身份是太医院院使、院判、吏

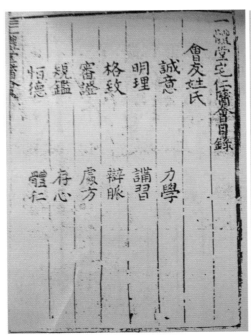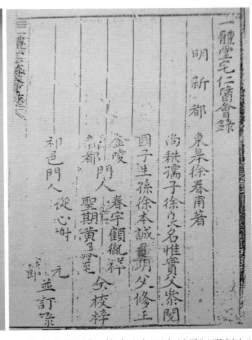

徐春甫所记《一体堂宅仁医会目录》（明刻本）

目、御医、冠带医士、医士和户部郎中、儒士、廪生等,学术品位相当高。其中,新安医家 21 人,包括他的老师汪宦。

25 年前,太医汪宦等数位新安医家,在余傅山的召集下于徽州乌聊山下有过一次小型聚会,给门人和医家子女授课讲学,当时徐春甫 30 岁。很显然,迁居行医于北京的徐春甫,是受到家乡这次"乌聊汇讲"的启发和影响,在汲取积极进取、勇于创新的新安学术基因后,积极创造条件,在北京营造一个中医学术交流的氛围。

医会以"宅心仁慈"为宗旨,以"穷探《内经》、四子之奥,切磋医技,取善辅仁"为内容,制定了诚意、力学、明理、讲习、格致、辨脉、审证、处方、规鉴、存心、恒德、体仁、忘利、恤贫、自重、自得、法天、知人、医学之大、医箴、戒贪鄙、避晦疾等"医会会款""会约条款"22 项及"医学箴言",对医德作风、治学研究、讨论学习、行医规范、立德立言等都有明确的要求,这就相当于现代学会组织的"章程""条例""入会誓言""实施细则"。有健全的组织形式和结会宗旨,时间、地点、人物、章程一应俱全,从治学到品行都有具体规定,名副其实属于学术组织和团体,这在中华医学史乃至科技史上都是史无前例的。世界上最早的自然科学学会是 1505 年在苏格兰成立的爱丁堡皇家外科医师学会,60 多年后(1567)宅仁医会的成立,也象征着东西方医学遥相呼应、同步发展。

《古今医统大全》百卷的编撰,为中医学的传承发展做出了重大贡献,组织"一体堂宅仁医会"更是我国医学史乃至科技史上的一大创举,两项彪炳史册的大成就,不是在政府组织下完成的,而是徐春甫凭借一己之力实现的,由此奠定了他在中医学史上的特殊地位。

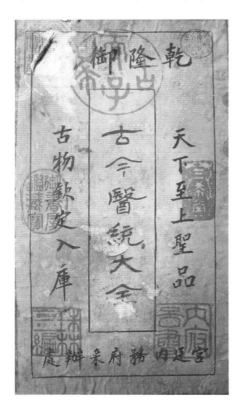

清代乾隆时期朝庭将《古今医统大全》视为"天下至上圣品"入库珍藏

附：王意庵治愈皇子有功留下 500 年珍贵文物

　　新安医学中有一支人数众多的太医、御医队伍，据不完全统计有 63 位之多，其中明代徽州府祁门县出御医最多，且多有大成就，所以祁门又有"御医之乡"之称。在《古今医统大全·卷一　历世圣贤名医姓氏》中就记载有一位新安御医——王玱（1497—？），字邦贡，号意庵，别号小药山人，明弘治、嘉靖年间祁门人，比徐春甫大 16 岁。书中载其"笃志学古，肆力诗文，究《素问》诸子之书，得医之奥，治疗辄有神效，存济甚多。嘉靖中擢太医院，入圣济殿，医皇子有功，升御医，名益著"。著有《意庵医案》（1543）、《医学碎金》等，善用张仲景、张子和法，治多祛邪，经验老到，别具一格。

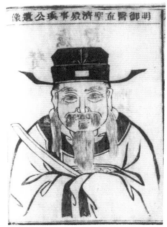
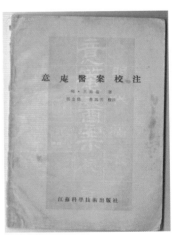

明代御医王意庵及其《意庵医案》

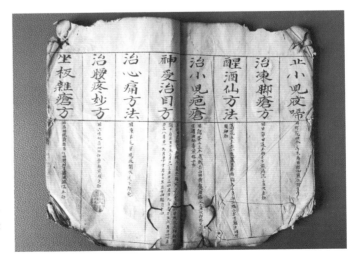

王意庵校注同时代的另一位新安医家李楼所著的《怪症奇方》

所谓"碎金",是指精美简要、短小精悍的医论,随感随记而得。

王意庵初为当地单方草药郎中,悬壶徽州、池州、景德镇等地。从其娶妻于湖南濂溪,娶妾于南京、北京等地来看,可见其行医四方、四海为家。明嘉靖年间(1522—1566)游学北京行医,"医选(医师选拔)"进入太医院,抢救、治愈大量怪症奇疾、急危病症,辨证精准,人称其"见解神奇,胆大如斗"。

嘉靖二十九年(1550)适逢皇子痼疾,众医束手无策,贴出皇榜,王意庵揭榜,应召入宫,药到病除,因治愈皇子危笃病症有功,经皇后推荐加授直圣殿登仕郎,升御医,名誉京都。民间传说,皇子系因幼年时为讨吉利在小腿上套了金箍,年长未经意间金箍已嵌入肉内,阻碍了血脉通行,王意庵揭了皇榜,用断金草割断了皇子小腿上的金箍,解除了病痛,而断金草则是其少年时清明扫墓,戴在手上的金戒指不慎被草割断时无意中发现的。

王意庵祛邪得当,年老返乡时皇帝御赐汉白玉石料,赐建宗族祠堂"合一堂"五凤楼,楼内所供奉汉白玉双面彩屏和石鼓浮雕,即用御赐石料所雕制,记录了王意庵的事迹,五凤楼现为安徽省省级文物保护单位。

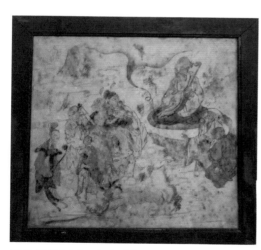
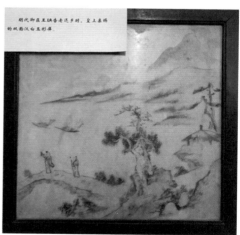

明代新安御医王意庵受御赐汉白玉石料而雕制的双面彩屏

三、孙一奎弃商从医阐发太极之理

孙一奎(1538—1600),字文垣,号东宿,自号生生子,是汪石山再传弟子中又一位佼佼者,比他的同门师兄徐春甫小 25 岁,比余午亭小 22 岁,比汪石山小 75 岁。明嘉靖、万历年间南直隶省徽州府休宁县人。出身于儒学世家,天资聪慧过人,因其父苦攻科举致体弱多病,少时就开始照料父亲,由此萌生"何得究竟秘奥,俾保吾亲无恙"之心,产生了探索生命奥妙、确保亲人无病无恙的念头。年稍长即外出谋生,往东前往括苍(今属浙江丽水)跟从堂兄学习谋生之道,途中遇到一位"异人(精通医术不寻常的高人)",传授以禁方,验之果然多有奇效。其父亲也很高兴,鼓励他转攻医学。自学期间,孙一奎苦读《素问》《难经》《灵枢》等中医经典和儒、释、道三家中的医学内容,不论寒暑,十分专注,边读边学边试着为人治病。

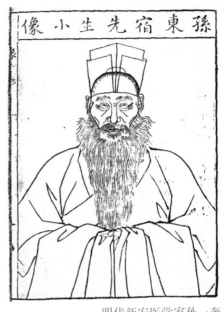

明代新安医学家孙一奎

　　学医 3 年后,孙一奎觉得"宇宙寥阔",不可以"丘里自隘",意为大山里视野不开阔,不能以小小的乡村限制自己的视野。于是先往西游湘赣等地,一路上边行医边求教名流,其中过黟县时拜黄古潭为师。黄古潭,少业儒,通五经,因为一次患病为庸医所误,而弃儒业而从医学,拜祁门名医汪石山为师,学成后治病每有卓见,著有《赤水元珠》《医旨绪余》行于世。孙一奎跟师学医的过程没有更多记载,不过在其著述中记载有他的老师黄古潭的有效经验和秘方,譬如治疗蛇串疮、腰缠火丹(带状疱疹)的有效方瓜萎散,治疗妇人郁结经闭的补肺泻肝之剂。后反折入江浙等地,寻师访友,广询博采,历经30年游学勤访,达到了理论上"镜莹于中"、实践上"投剂辄效"的境界。

　　孙一奎行医于江南三吴(今苏州、无锡、常州、杭州区域)和新都(歙县)一带,游于公卿之间,为人治病、决死生多验,医名隆盛于吴、越两地,远近闻达,时人以"此日孙思邈,医功更有神"相赞誉。唐代孙思邈是著名的医药学家,被后人尊称为"药王"。文献中暗指孙一奎是孙思邈后裔,是否确切无从考证,但这点不重要,重要的是孙一奎同孙思邈一样具有高超的医术。民间有其"赛百帖人参汤"的故事,学术内容是用韭菜煎液加入石灰产生反应后再过滤药汁,用以治子宫下垂之证。

　　就在同门师兄徐春甫在北京风风光光地干出一番大事业的时候,孙一奎却比较低调地选择在家乡江南徽州和三吴地区,默默地为当地百姓服务,潜心做学问。他反对"徒以方书为捷径",重视理论研究,学术造诣深厚,满腹经纶,撰有《赤水玄珠》《孙文垣医案》《医旨绪余》3 部著作,合称《赤水玄珠全集》,刊于万历十二年甲申(1584)。

　　《赤水玄珠》30 卷,约140 万字,分76 门,包括内、外、妇、儿各科,强调寒、热、虚、实、表、里、气、血八字辨证,详述各病病因、病机、证候、治方、处方。在综合性临床医著中,以分门细致、科别整齐、专以明证、论治有条理、合法不执方见长,创"冲任二脉血海即为血室""男子热入血室"说,载有不少自己独创的有效名方,如治疗气虚腹水鼓胀的壮原汤等,反映了孙氏温补下元的特色观点。自明末刊行后多次翻刻,并先后东传朝鲜、日本等国,影响深远,现明刻本已被列入《国家珍贵古籍名录》。

　　书名取自《庄子》"黄帝遗玄珠""象罔得珠"的典故,自喻其书为黄帝游西南"赤水"而遗失的"玄珠",十分难得和珍贵,又自比是无心的"象罔",于漫不经心中得道,在长期医疗实践中获得,非刻意求之,含有达到非凡境界的含义。

　　《医旨绪余》2 卷,上卷44 篇,下卷26 篇,从基础理论到辨、治、方、药诸方面,分78 个专题做了辑录和论述,是一部阐述自己观点的医论医话专著。倡导"医易同源",结合《难经》,重视人身内景,阐述太极、阴阳、五行,解释命门、相

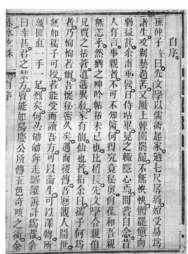
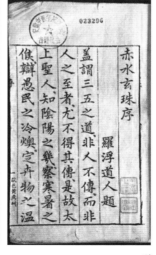
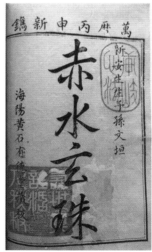

《赤水玄珠》自序(清刊本)　　　　　　　　　　　孙一奎所著《赤水玄珠》(明刊本)

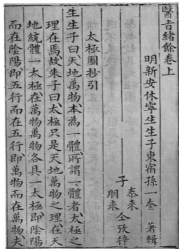
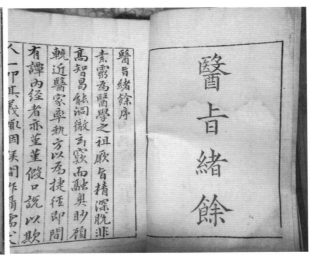

孙一奎所著《医旨绪余》(明刊本)

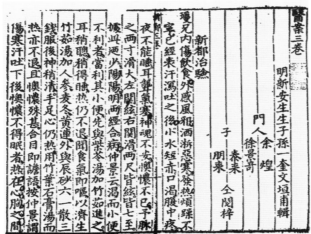
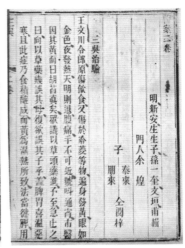

孙一奎所著《孙文垣医案》不同刻本

火、三焦，辨论脏腑、气血、经络、腧穴，首次将宋代理学家周敦颐的太极学说引入中医学理论，提出两肾间命门动气为生命本原和动力、三焦无形、三焦相火为元气别使等新说，倡肾气丸加鹿角胶、五味子、益智仁等治疗肾消，创壮原汤（方）治疗鼓胀，充分反映了孙一奎的学术思想。从"绪余"两字来看，应当是其晚期之作。

《孙文垣医案》由其子及门人整理，按其行医地区顺序编写，分《三吴治验》2卷、《新都治验》2卷、《宜兴治验》1卷，共5卷，集医案398例，内容包括外感温热、内科杂证、妇人胎产等，涉及病种众多。各案以时间为序，少叙医理，多论证治，极为重视脉诊，分析病机、判断证候，无不以六部脉象为依据，方药极为灵活。有独到用药，如巧用白螺蛳治隐疾、白浊、吐酸证。该书又名《生生子医案》。"生生子"是孙一奎的自号，"生生"为动宾词组，"子"为尊称，意为养生、维护生命健康的先生，平生以挽救百姓生命为己任，注重维持和保护元气的生生不息。

三书相辅相成，医理有阐发，论述有独见，治病有特色，有"出独见而著医绪，辑试方而成玄珠"之誉。

第三节
经典的传承与发展

中医各家学说纷呈，学派林立，但核心都离不开四大经典（《黄帝内经》《难经》《伤寒杂病论》《神农本草经》）。新安医家重经典、重积累、重传承、重创新，或从文献学角度勘正经文，或从理论角度阐发经旨，或在临床实践中活用理法，不仅致力于知识的拓展，更注重知识的系统整理、总结提炼、归纳分类，在经典、伤寒、历代医案、本草上，展开了多层次、全方位的继承创新，从而走在了时代的前列。

一、陈嘉谟编撰本草启蒙后学

陈嘉谟（1486—1570），字廷采，号月朋子，明代成化、隆庆年间南直隶省徽州府祁门县人，与汪石山、徐春甫、李时珍等都是同时代人，比同乡汪石山小20来岁，比同乡徐春甫年长27岁，比李时珍年长32岁。同样也是少年习儒，自幼颖悟，读书广博，多才多艺，精通诗文，后因体弱多病而留意轩岐之术，遍阅医书，精于医药，以医鸣世，从游者甚众。羡慕唐宋李白、苏东坡咏月之雅致，自号"月朋子"。时三朝元老、大学士许国赞美其为人天性质朴文雅，与世无争，喜欢与清风明月做伴，常常饮酒吟月作诗，沉浸、陶醉在"举杯邀明月，对影成三人"的意境中。

陈嘉谟重视本草，认为"不读本草，无以发《素》《难》治病之玄机"，本草乃"方药之根柢，医学之指南也"。所谓本草，有3层含义：一指中药，二指中药学著作，三指中药学知识。陈氏有感于当时本草著作不便学习与应用，于是取《大观本草》《本草集要》《本草会编》诸家旧本，"重者删，略者补，吻者取，乖者遗"，会通而折中之，取长补短，附以己见，历时七载，五易其稿，编成《本草蒙筌》。成书之时，年已八十，于文于医，均已炉火纯青，可谓学验俱丰、老而弥坚。

《本草蒙筌》成书于明嘉靖四十四年乙丑（1565），12卷，载药448种，附录388种，共计836种。卷首载历代名医图说及药物总论。总论仅9 000余字，"惟举其要，各立标题，发明大意"，分出产择地土、收采按时月、藏留防耗坏、贸易辨假真、咀片分根梢、制造资水火、治疗用气味、药剂别君臣、四气、五味、七情、七方、十剂、五用、修合条例、服饵先后、各经主治引使、用药法象18节，每节短者不过200字，长者不过1 200字，言简意赅，可谓"浓缩的都是精华"。

书中重视道地药材，有"一方风土养万民，是亦一方地土出方药"之论；重视采收时节，有"春参一两不如秋参五钱"之言；强调医贵通变，

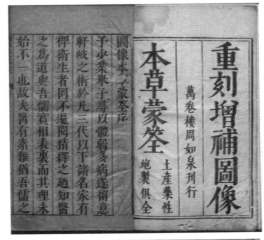

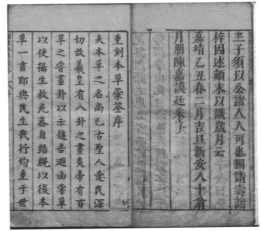

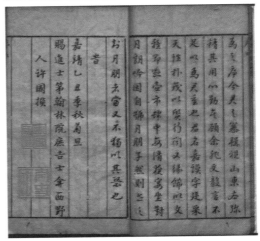

明代新安医药学家陈嘉谟所著《本草蒙筌》（明刊本）

药在合宜;尤其对炮制理论做了系统的归类,第一次明确提出了"凡药制造,贵在适中,不及则功效难求,太过则气味反失"的炮制原则,第一次概括了火制、水制、水火共制共3类9种炮制分类方法,精练地总结了酒制、姜制等炮制辅料的作用及其原理。

各论卷一至卷十二分述诸药,分草、木、谷、菜、果、石、兽、禽、虫鱼、人10部,所录药物的药性、产地、采收时节、保存方法、真伪辨别、加工炮制、功效主治、配伍应用、修合条例等靡不备述,附录药物只做简介,附记应验诸方,作者按语每出独特见解。图文并茂,颇切实用。书中介绍有某些药物的徽派特殊贮藏法,首倡"紧火"等徽派炮制法的运用,首次论述了水银和百药煎的详细制作,其中百药煎的制作比瑞典著名化学家舍勒(C.W.Scheele)提取没食子酸早200多年。

书曰"蒙筌","筌者取鱼具也",授人以渔之意。此书系陈氏以"对语"即按声律韵语对仗形式编写,便于吟诵,利于初学,撰成于1565年,比《本草纲目》(1590)问世早整整25年。李时珍将其列为重要参考书目,称赞其"创成对语,以便记诵,间附己意于后,颇有发明。便于初学,名曰《蒙筌》,诚称其实",不少宝贵经验被《本草纲目》全文引用辑入,是一部富有炮制特色、具有实用价值和理论创新的本草著作。

《本草纲目》还引用了元代新安医药学家吴瑞《日用本草》内容近百次,李时珍站在前人的肩膀上前进了一大步,其中就包含新安医药学家的功劳。

二、江篁南破万卷书首次总结历代医案

江瓘(1503—1565),字民莹,因"世家篁南"而有"江篁南""篁南子"之称,明代弘治、嘉靖年间南直隶省徽州府歙县篁南人,比陈嘉谟小16岁。出身于读书人家,"幼负奇气,顾犹跳梁",小时非常顽皮淘气,也没有用功读书,14岁时母亲郭氏因暴病而去世,入殓时双目未瞑,江篁南抚棺痛哭道"母其以二三子未树邪",此后发奋读书,专意于科举。"初试县官,不利",后督学使者来歙县,江篁南与其弟并补为"县诸生"。次年应乡试再次失利,更加发奋,"下帷读书,历寒暑,穷日夜,不遗余力"。因太过勤苦,积劳成疾,一夕呕血数升,前后曾更换名医十多位诊治。

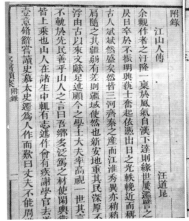
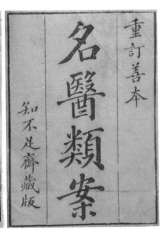

明代新安医学家江瓘南所著《名医类案》（清刻本）

科场的挫折和多病的身体，使江瓘南"谢学官，罢举子业"，也曾求生计于经商，但对家事"终不入于心"，遂自取医书，闭门研读，博习方书，从容吟诵，细心体会，终贯通医理，自药而愈，由此走向了由儒而医、亦医亦儒的道路。后治愈亲朋好友多人疾病，渐为人知，因而专攻医学，久之竟成名医，名冠江南。因感于"博涉知病，多诊识脉"古训，乃于嘉靖二十八年己酉（1549）始，分门别类地集录古往今来诸家医案，历20余载未竟，辞世，其子江应元、江应宿继其业，取其遗稿编次补遗，易稿5次，于万历十八年庚寅（1590）完成了他的夙愿。

《名医类案》，12卷，205门，约40万字。搜集选录历代医著及经史子集、稗官野史散在验案及家藏秘验方、个人医案2 405则，时间跨度近2 000年，地域范围遍及大半个中国，上自扁鹊、淳于意，下迄明代嘉靖年间，计引诸书135种、可考医家141人、涉及医家193人，其中以李东垣、朱丹溪、薛立斋、汪石山为多，江瓘南父子医案也达159则，重视虚损，善用温补。其认为伤寒属内伤者十居八九，亦用补法。卷一主要为伤寒、瘟疫病，卷二至卷六为内伤杂病，卷七为五官、皮肤病，卷八为肛肠病、血证，卷九至卷十为外科疮疡病，卷十一为妇科病，卷十二为小儿科病。病证分门类，门下分列各家医案，将不同时代、不同医家治疗同一种疾病的医案汇编在一起。每案均忠实于原始资料，详载姓名、性别、年龄、体质、症状、诊断、脉证、证候、方药、疗效等内容，较为完整。间附注释评论，多驳正发明，评其病情方药，揭示病机治疗之理、遣方用药之妙。

《名医类案》开辑录古人医案于一书之先河，是我国第一部系统总结历代医案的专书,也是中医病案学的奠基之作,具有较高的学术水平和实用价值。"宣明往范,昭示来学",《四库全书总目提要》评价其"可为法式者,固十之八九,亦医家之法律矣"。本书初刊于万历二十年壬辰(1592),至清代又经余集、魏之琇、沈琅、鲍廷博等校正重订,于清乾隆三十五年庚寅(1770)由新安知不足斋刊行,现存的明清刊刻本及日本版本就有 20 余种,足见其影响之大。清代魏之琇仿此复编《续名医类案》,两书合而被列入"全国十大医学全书"。

三、方中行凄风苦雨重订"医圣"伤寒著作

方有执(1523—?),字中行(仲行),别号九龙山人,距今 400 多年前的明代嘉靖、万历年间南直隶省徽州府歙县灵山人,基本与徐春甫、余午亭为同龄人。本是一位饱学经书的儒士,原非习医,造化弄人,因家中变故,"两番丧内",儿女"历殇者五",两任妻子都因病而亡,5 个儿女都因惊风急症而夭折,皆起于中风、伤寒,连丧 7 位至亲,遍求诸医均不识此证,自己也"身经弊难,死幸重生",险遭病厄、死而复生,凄风苦雨、冷月残灯、顾影自怜,认为都是被庸医所误,于是自己发奋钻研医学,笃志于仲景伤寒之学,"心仲景之心,志仲景之志","涉苦万端,鬓霜而后黐悟",历 20 余年撰成《伤寒论条辨》。他在序言中说"天之留我,必有我意,有意于我,其在斯乎",意为天生我才必有用,天留我命必有留我的意图。并连续用了这样几个词:"输心委志,游迍涉遐,薪胆风霜,晨宵砥砺,焚膏续晷,积以必世,忧勤仅克",志在必得。

东汉末年医圣张仲景著《伤寒杂病论》,方中行认为其著作年代久远,流传中有错简,四五十年后的西晋王叔和编次《伤寒论》有改移,900 多年后的金代成无己作注有窜乱,"颠倒错乱殊甚",致使《伤寒论》眉目不清、意义不明,故有必要重新考订与编次,由此提出"错简重订"说。所谓"错简重订",有两层含义,错简是提出问题,重订是解决问题。其实早在元末明初,就有王安道等不少医家提出《伤寒论》存在错简问题,明代比方中行早一点的另一位新安医家余傅山,也有重编《伤寒论》的心愿,但均没有付诸行动,只有方中行行动起来了。经过 20 余年持之以恒的努力,首次对《伤寒论》原书条文逐条考订、重新编次、加以注释,悉心推敲张仲景之原意,形成了一部新的著作《伤寒论条辨》。

所谓"条辨",就是采用"削""改""移""整"等方法,通过删除、改动、移动、

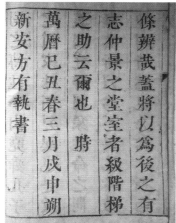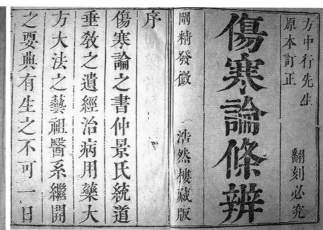

明代新安医学家方中行《伤寒论条辨》（明刊本）

调整等重新编排篇目和条文，力求还张仲景著作的本来面目。一是删削《伤寒论》第三篇"伤寒例"，认为非张仲景原文；二是改订三阴三阳病脉证并治诸篇，重点对"太阳篇"大加改订，分为"卫中风""营伤寒""营卫俱中伤风寒"3篇，凡桂枝汤证及其变证条文（共66条20方）均从六经病证其他篇中拎出来列为"卫中风篇"，凡麻黄汤证及其有"伤寒"二字列于条首的条文（共57条32方）同样拎出来列为"营伤寒篇"，凡青龙汤证及其变证、坏证等条文（共38条18方）同样拎出来列为"营卫俱中伤风寒篇"；三是第二篇"平脉法"提至第一篇"辨脉法"之前，俱称为"辨脉法"，整体移置于书后第十三、第十四上下篇，与"辨痉湿暍病脉证第十二篇"相合而为卷七；四是其他卷、篇相应做前后调整及条文拆合，如阳明病与少阳病2篇列为卷四，太阴病、少阴病、厥阴病3篇列为卷五等，由此形成《伤寒论条辨》新体例，增强了原书的系统性和条理性。

　　《伤寒论条辨》初稿成于万历十年壬午（1582），修定于万历十七年己丑（1589），始刻于万历二十年壬辰（1592）。全书8卷，22篇，先以图说概要，卷一至卷五论述六经证治，卷六论述温病、风温、杂病、霍乱、阴阳易、差后劳复等，卷七载王叔和编次的平脉、辨脉、痉湿暍3篇，卷八为汗、吐、下可不可诸症；书末附《本草钞》《或问》《痉书》等，《本草钞》对《伤寒论》113方所用91味药之性味功效加以本草考证注释，《或问》立46道疑问设问作答，《痉书》汇聚有关痉病条文和方药以区别痉与惊风、防误痉为惊风。

　　其"错简重订"绝不仅仅是篇章条文秩序的第一次重新编排整移，更重要的是反映了方氏伤寒学术观点,认为风寒中伤营卫、营卫不和是伤寒病乃至于各种杂证共同的病理基础,深刻地揭示了伤寒病及其杂证的发病、传变、转归规律,形成了"三纲鼎立"说之雏形,即辨伤寒以六经为纲,六经以太阳为纲,太阳以风伤卫、寒伤营、风寒两伤营卫为纲,同时阐发了"六经有层次和分部"之意而不是"六条经络"的观点,开《伤寒论》学术争鸣之先河。

方中行的"错简重订"一鸣惊人,给明清医界吹来一阵清新之风,后世和者竞起,清代南昌喻嘉言著《尚论篇》,吴县(今苏州)张璐著《伤寒缵论》,新安(徽州)吴谦著《订正伤寒论注》、程应旄著《伤寒论后条辨》、郑重光著《伤寒论条辨续注》等,诸多医家纷纷响应,喻嘉言还将方氏之创新概括为"三纲鼎立",其后

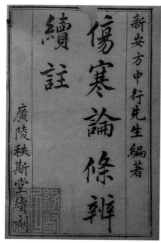
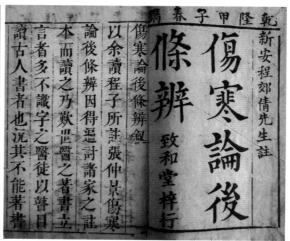

清代新安医学家程应旄著《伤寒论后条辨》、郑重光著《伤寒论条辨续注》(清刊本)推崇方中行"错简重订"说

推崇方氏、力主伤寒错简者代不乏人,蔚然形成《伤寒论》错简重订学派,方中行被尊为开山鼻祖。

方中行为明代中期人,与东汉张仲景时隔1 300多年,想还原张仲景著作本来面貌更为艰难,虽"求合乎仲景之道",但未必能符合张仲景原意,也未必所有条文的排列都优于宋本《伤寒论》,且改动太大一时让人难以接受。所以,反对方中行观点者也有不少,领头者张卿子也是一位新安医家,明末清初人,作《伤寒论参注》,其后清代张志聪《伤寒论集注》、张锡驹《伤寒论直解》、陈修园《伤寒论浅注》等,则力排方、喻诸家,尊"王"赞"成",维护旧论,尤其是陈修园强调"不敢增减一字、移换一节";而清代伤寒学家柯韵伯、徐灵胎、尤在泾等

则居中调和，强调不必过分追究错简真伪，也不必孜孜于考订编次，关键是要把握辨证论治的精神实质、阐发张仲景辨证心法即可，由此形成了错简重订、维护旧论和辨证论治三大伤寒学术流派。三派呈三国鼎立之势，但错简重订派阵营强大、思想活跃，不囿旧说，各有创新，影响巨大，甚至远播海外，对日本汉方医学古方派也有直接影响。

方中行因撰写了《伤寒论条辨》这部医著而名垂史册，成为中医伤寒学派的重要代表人物，开启了伤寒学百家争鸣的序幕，掀起了《伤寒论》研究的新高潮，仅相关的新安医著就有 50 余部，使伤寒学研究达到了前所未有的高度、深度和广度，为伤寒学术的完善和发展发挥了不可替代的重要作用。

四、吴鹤皋医经针药著述丰厚堪称经典

吴崐（1552—1620），字山甫，号鹤皋，距今 400 多年前的明嘉靖、万历年间南直隶省徽州府歙县西乡澄塘人。"鹤皋"出自《诗经》"鹤鸣于九皋，声闻于野"，鹤为瑞鸟，"吉祥长寿"之意，比喻贤士隐身埋名但名声却显著。吴鹤皋出身于书香门第、儒学世家，家中藏书丰富，祖父吴元昌、父亲吴文韬都是修德隐居之士，自幼饱受儒道之学的熏陶，熟读六籍文章，才智超群。吴鹤皋 15 岁时开始接触医学，常浏览医书，通读经典和金元诸家医籍，对《黄帝内经》颇多研究。25 岁因科举不售，乡里长者劝其"古人不得志于时，多为医以济世"，而"投举子笔，专岐黄业"。

家族中伯祖父吴春岩医术高超，但因树大招风而英年被害。吴鹤皋师从的是乡贤明医余午亭，是汪石山的三传弟子（汪石山—汪宦—余午亭—吴鹤皋）。"居三年，与师谈论，咸当师心。继由三吴循浙，历荆襄，抵燕赵，就有道者师受之焉"，意为拜师学习 3 年，相互讨论中往往能说出老师所想所思，深得老师厚爱，勉励其游学，乃周游世界，由江南转到荆州襄阳一带，北到燕赵大地（今河南、河北、北京、天津等地），凡遇到学问高明者就拜其为师。"未及壮年，负笈万里，虚衷北门，不减七十二师"，意为不到 30 岁就行程万里，虚心地向饱学之士、社会名流求教，广拜名师学艺，拜过的老师不少于 72 位，这恐怕是世上拜师最多的一位了。谦虚好学的品质与丰富的人生阅历，开阔了吴鹤皋的医学视野，为其日后行医、著述打下了良好的基础。

游学归乡之后，吴鹤皋以医为业，行医于宣城、当涂、和县等地，医技精湛，

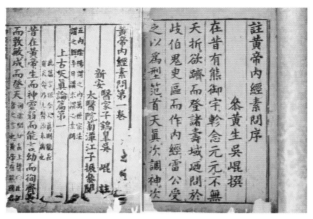

明代新安医经派代表性医学家吴鹤皋所著《黄帝内经素问吴注》(明刊本)

临证"百不失一",往往出人意料,令众医折服,所到之处声名籍籍,活人无数。并课徒授业,如方元振、汪跃德、汪栻及侄孙吴子湛皆从其学。著述丰厚,所著《黄帝内经素问吴注》(1594)是一部研究《黄帝内经》必不可少的参考书,所著《医方考》(1584)是我国第一部完整系统地注解分析方剂的专著,所著《脉语》(1584)首次论述了医案记录的完整格式,所著《针方六集》(1618)是针灸学发展史上一部重要的针灸处方学专著。

《黄帝内经》成书于先秦时期,是一部奠定了中医学理论基础的经典著作,是以黄帝设问,岐伯等6位掌管医学的大臣作答的形式被记录下来的,后世以"岐黄之道""岐黄之学""岐黄之术"指代祖国医学,现代才称"中医"。吴鹤皋自号"参黄生",立志研究岐黄之学、参透岐黄之义,亦因确能洞察岐黄奥旨,人赠雅号"参黄子"。

《黄帝内经》分《素问》《灵枢》各9卷81篇,吴鹤皋以唐代王冰24卷本为底本,对《素问》79篇(刺法论、本病论2篇佚失)原文逐句加以校注,每篇之首简述该篇大意,整理、考辨、训释、阐发经义用力甚勤,共出注4 386条,其中训诂条目2 500余条,通过删衍繁、辨阙文、移错简、纠讹文等方法简注详补,改动经文并出校语151处,订正了王冰经文的多处错误;在注释中结合临床阐发医理,注重从"善言天者必有验于人"阐发"天人一理"的思想,从"人受天地之气以立命"确立"气立则昌"的观念,形成了《黄帝内经素问吴注》这部新的著作。吴鹤皋校注经典,无意间又打造出一部新的医学经典,使其成为医经派的重要代表人物。

《医方考》6卷,72门,按病证分类,以证带方,收载540多首方,其中六和汤、清气化痰丸、六味地黄丸加知母黄柏方等107首为首载,占1/5。卷一、卷二主要为外感病证门;卷三至卷六则为内、外、妇、儿、五官、急诊科病证门和生育、保健门。

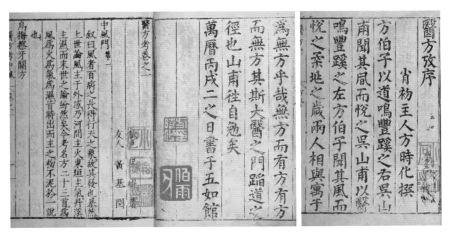

明代新安医学家吴鹤皋所著《医方考》（明刊本）

书名"医方考"，即"考其方药，考其见证，考其名义，考其事迹，考其变通，考其得失，考其古方之所以然"之意，无论方名、组成、配伍、病证、病因、病机、实际效果、变化运用、成功失败、作用原因，都经过了一番认真的考证研究，有来历、有出处、有临床真凭实据，乃吴鹤皋有感于世医不明方义与方证的关系，不明药物升降浮沉之性，"揆之于经，酌以心见，订之于证，发其微义"而著成，是我国第一部理法方药俱备、全面注释方剂的专著，开系统方论、全面方解之先河，后世新安书《医方集解》《删补名医方论》等多有引述，16 世纪东传日本、朝鲜及东南亚各国，影响很大。

《医方考》书后附有《脉语》2 篇，是一部摘录诊病切脉要点的脉学专著，重点注释或记述师传心得，倡导脉以胃气为本，并独创妇人诊脉法。书名《脉语》是一个拟人化的名称，其义是脉本身有话要说、有言相告。古话有言"脏腑而能语，医师色如土"，意为如果脏腑会说话的话，学问浅浅的医师要被吓得面色如土，指医生没有掌握人体疾病真实的情况。书名《脉语》即"脉"自身有话要说、由"脉"自己来表达之意，显然是想表明这部著作真切可信。书末附有脉案格式，对医者诊病时书写的病案提出了具体要求，首次规范了医

明代新安医学家吴鹤皋所著《针方六集》（明刊本）

案的完整格式。

《针方六集》分神照集、开蒙集、尊经集、旁通集、纷署集、兼罗集 6 卷,实为 6 个独立的集篇,每卷之首均有小序,概述该集名由、要点。其中,开蒙集对井、荥、输、经、合五输穴主病主治和八法的运用,旁通集以针明药、以药明针、针药一理、针药并用,兼罗集推崇一针二穴的透刺法,都有独特见解。吴鹤皋是一位针药并用的临床大家,熟谙针灸,擅用方药,阐发"针药二途,理无二致",认为"药之多不如针之寡也""针之补不如药之长",阐明了针刺简便快捷、补益不如药物的特色。全书汇集经典述论,集针灸之大成,是一部针灸处方学专著。

根据已有文献的记载,明代除了上述 10 多位新安医家外,诸如陆彦功、方广、程充、程伊、洪玥、汪宧、吴洋、罗周彦、汪用宾、吴三石、毕懋襄、江正甫、鲍山、孙文胤、程原仲、周士先、胡清隐、程时卿、程长裕等,在新安医家各领域也都有一定的代表性。

第四节
新安熟苗种痘术预防天花

天花是一种由天花病毒引起的烈性传染病,传染后 15~20 天病死率达 30%,全球大流行 3 000 年、几亿人感染,仅 16—18 世纪,欧洲死于天花的人口就在 1.5 亿以上,而且感染者平均每 5 人中就有 1 位被"毁容"——留下永久性"麻脸",到目前为止还没有确切有效的治疗方法,而接种疫苗是安全有效的预防方法。我国 20 世纪 80 年代以前出生者,几乎人人手臂上都有一个"种痘"留下的印痕,那是中华人民共和国成立后实施全民义务种痘以预防天花的有力证明。而在此之前,我国古代人民已经发明了人痘接种术有效地预防了天花。

一、人痘接种术预防天花起源"三说"

天花在中国流行,最早可以追溯到公元 1 世纪。晋代炼丹家葛洪的《肘后备急方》有比较清楚的描述，并有东汉光武帝"建武中（引者注：23—26年）于南阳击虏所得，乃呼为虏疮"的记载，其书的明版本还说"永徽四年（引者注：653年），此疮从西流东，遍及海中"，这是世界上关于天花病及其流行的最早文字记录。此后，唐、宋、明、清历代典籍中都有天花流行的记载，明代以后流行范围更广，清代甚至还蔓延到深宫禁帏，传说清初顺治帝就因患天花而崩。有了前车之鉴，因感染过天花的玄烨，还在皇位竞争中占据了优势，幼年即脱颖而出登上了皇位（即康熙帝）。

天花属于中医"痘疹"范畴，在同这种日益猖獗的传染病做长期不懈斗争的过程中，我国古代人民逐渐发现人体感染一次天花终身免疫，由此发明了预防天花的方法——人为地感染一次轻微温和的天花从而不再感染发病，即人痘接种法。人痘接种法发明于何时还有不同说法，有唐代说、宋代说、明代说。

早在唐代，医药学家孙思邈就用疮中脓液敷于皮肤的方法来防治疮肿疣疵。清代董玉山的《牛痘新书》（1884）记载："考上世无种痘诸经，自唐开元间（引者注：713—741年），江南赵氏始传鼻苗种痘之法。"

到了宋代，据清代乾隆时期官修《御纂医宗金鉴》（1742）记载："古有种痘一法，起自江右，达于京畿，究其源，自宋真宗时，峨眉山有神人出，为丞相王旦之子种痘而愈，遂传于世。"

清代新安御医吴谦主持编修的《御纂医宗金鉴·幼科种痘心法要旨》有关种痘术起源的记载

清代朱纯嘏《痘疹定论》(1713)亦记载:"宋仁宗时丞相王旦,生子俱苦于痘,后生子素,召集诸医,探问方药。时有四川人清风,陈说:峨眉山有神医能种痘,百不失一。不逾月,神医到京。见王素,摩其顶曰:此子可种!即于次日种痘,至七日发热,后十二日,正痘已结痂矣。由是王旦喜极而厚谢焉。"翻译成现代文,就是说宋真宗(朱纯嘏误为宋仁宗)时期(998—1022),丞相王旦一连生了几个儿女,都因天花而夭折,到老年又得一子,为摆脱天花侵袭的厄运,遂请四川峨眉山"种痘神医"到开封府为其子种痘,其子种痘后第七天全身发热,12天后痘已结痂。

根据明末清初新安医家程从周的《程茂先医案》(1632)、吴中医家张璐的《张氏医通》(1695)和清代新安御医吴谦主持编撰的《医宗金鉴·幼科种痘心法要旨》(1742)记载,这种人痘接种法分为痘衣法、鼻苗法(痘浆法、旱苗法、水苗法)。痘衣法和痘浆法比较原始,前者感染效果相对较弱,后者直接采取痘浆接种危险性相对较大;水苗法和旱苗法都是用痘痂作为痘苗,方法上有所改进。

用人工方法感染天花有一定的危险性,虽然有一定的疗效,但毒性也很大,"苗顺者十无一死,苗凶者十只八存",无法确保对被接种者全部有效,且风险较高。说明即使宋代王素种痘成功也有一定的偶然性,当时还没有掌握其规律。

到了明代的 1530—1534 年,暴发了一场大规模的天花瘟疫流行,据明代新安医学家汪石山所著《痘治理辩》(1531)自序记载:"嘉靖庚寅(引者注:1530年)冬,有非时之暖,痘灾盛行,而死者过半。"清末新安医家余伯陶所著《疫症集说》(1911)又载:"嘉靖甲午(引者注:1534年)春,痘毒流行,病死者什之八九。"致死率竟然在 80% 以上。在大规模接种痘苗实践中,当时的医生通过正、反两方面的经验,不断总结提高、不断摸索改进,发现痘苗经过多次选炼之后,毒性减弱,免疫效果不变,接种后比较安全。清代朱奕梁的《种痘心法》(1808)曰:"其苗传种愈久,则药力之提拔愈清,人工之选炼愈熟,火毒汰尽,精气独存,所以万全而无害也。若时苗能连种 7 次,精加选炼,即为熟苗。"这种对人痘疫苗的选育方法,与定向减毒选育、使毒性汰尽、抗原性独存的原理是完全一致的,符合现代制备疫苗的科学原理。疫苗从痘痂或脓汁的"时苗"到"连种 7 次精加选炼"的"熟苗",才是真正安全有效、可以广泛推广接种的疫苗。

学术界根据现有史料考证确认,这种安全有效的熟苗接种法最早出现在明代隆庆年间(1567—1572),也就是说我国最迟在 16 世纪已掌握了安全有效的人痘熟苗接种法预防天花。清代俞茂鲲的《痘科金镜赋集解》(1727)明确记载："闻种痘法起于明隆庆年间宁国府太平县(引者注：今安徽省黄山市黄山区)，姓氏失考，得之异人丹传之家，由此蔓延天下，至今种花者，宁国人居多……当日异传之家，今日尚留苗种，必须三金，方得一丹苗。"说的是距今450多年前，宁国府太平县一位医家，从神医世家得到了熟苗接种法，由此流传至今(指作者所处的清代)，这种提炼出来的"熟苗"苗种，需"三金"才可购买一苗。"熟苗"安全性如何？清代《种痘新书》记载："种痘者八九千人，其莫救者，二三十耳。"致死率降至约0.33%，显示出这种接种技术的安全性、高效性。正是有了安全有效的"熟苗"，才能广泛地接种形成免疫屏障，真正达到预防传染的效果。

二、新安医学在人痘术预防天花上的突出贡献

为了降服天花这种烈性传染病，新安医家进行了长期艰苦的探索，仅痘疹防治专著就有44种。明代汪机因1530年冬"痘灾盛行，而死者过半"，为此写了一部论述天花病机原理和治法的专著《痘治理辨》；徐春甫《痘疹泄密》、孙一奎《痘疹心印》、朱仰松《新编痘疹全书》、黄惟亮《医林统要通玄方论·小儿杂证·秘传小儿痘疹经验良方》，也是探索痘疹辨治的专书，连刻书家吴勉学也辑刻了《痘疹大全八种》。

实践—认识—再实践—再认识，持续不断，新安医家为防治小儿麻痘倾注了大量心血，见证了预防痘疹的艰辛进程，也为种痘术的不断改进和熟苗法的发明奠定了基础。

现有研究表明，距今450年前的16世纪，人痘熟苗接种术已在今属皖南和江西弋阳等地出现，宁国府、徽州府和江西饶州府(今上饶)一带是种痘术开展最早的地区，而且世代相传，师承相授。

时任翰林院编修、太平县旌德人江希舜(1585—1668)是运用熟苗种痘最为成功的新安医家。清代嘉庆《旌德县志》《宁国府志》载其"首创种痘良方"，其祖上几代从医，

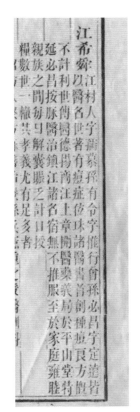

清嘉庆《旌德县志》记载江希舜"首创种痘良方"

丹溪心法附餘卷之二

休寧東山古庵方廣約之類集

小兒門

痘瘡一百

丹溪心法

○痘瘡分氣虛血虛用補 通聖散瀉斑疹之實熱
血虛者四物湯中加解 內踈黃連湯千金漏蘆湯主陽
藥

痘治理辯序

嘉靖庚寅冬有非時之煖痘災盛行而死者過半予甚
惻焉于是搜索群書見有論治痘瘡者暴為一編以備
倉卒易為檢閱免致臨病而荒忙失措也世之治痘者
多宗錢氏之論或用陳氏之方二家互有得失閩禳為
全予心若有所未懌者既而覆觀漸之桂岩魏先生痘
愛心鑑其論一本于太極其治皆出丁特見失閩禳為
于前人而超邁乎等庚者也予昔之所未懌者茲皆豁
然而懌于心矣何其幸歟所論痘瘡皆原于淫火之毒
只此一語便見其造理之真到也盖男女交感罔不繼

古今醫統大全卷之九十一

新安東皐徐春甫編集
太倉趺齋支秉中校正

痘疹泄秘

病機

痘疹二證表裏不同

痘之與疹雖皆中於胎毒其證則異矣盖成之初先有
臟而後有腑臟乃積受之地腑乃傳送之所臟屬陰而
毒為最深而痘所以火熱而難出腑屬陽為表故其受毒淺而疹
所以見熱而易生

赤水玄珠第二十八卷痘疹心印

新安生生子孫一奎著輯

異痘須知

夫痘有似凶而吉有似吉而凶者不可不知
天根痘諸痘不灌頂天庭或曉星十有九生者乃
天宝痘血痘不灌世精氣外生故天庭或曉星十無不狀而一生
明朗痘諸痘為明起太陰陽之謂也
明蝕痘諸陰痘不起而太陽
海溢痘者諸痘名曰痛海溢是腎經旺也一寸獨起可治

明清新安医家部分痘疹防治专著书影(一)

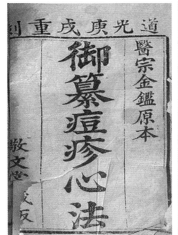
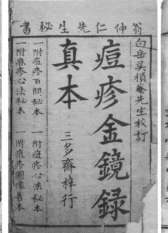
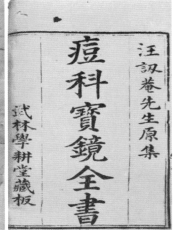
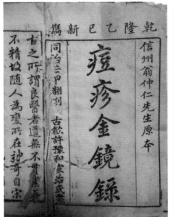
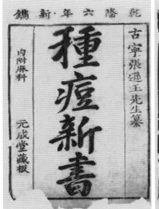
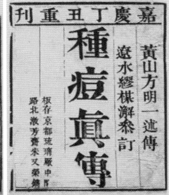
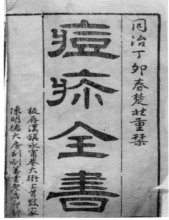
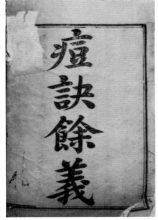
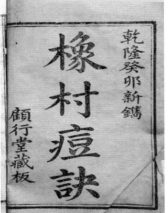

明清新安医家部分痘疹防治专著书影(二)

成年后继承家业,行医于乡里,精于儿科,他在总结前人经验的基础上,经过大胆反复试验,成功采用水苗法选育出熟苗进行接种,免除了感染天花的危害,著有《痘疹玄珠》一书。

大约在清初,种痘术由今属皖南赣北等地传入邻近的浙西和苏南地区,然后渐趋传入浙东地区,并继续向南传布,到康熙三十年(1691)前后已基本遍及江南各地,之后又逐渐流布大江南北。康熙皇帝曾专门派人到江西,迎请世传三代的种痘师张琰到北京,为皇族与旗人种痘。

在徽州,康熙中后期有集体种痘的记载,每人需交银八分,其中"扦苗每位三分,外五分点药,并卖香油、红布"。乾隆年间,杭州徽商汪鹏言:"种痘之法,由来已久,中土高贵之家,种者十之八九。"南方的普及程度远高于北方,种痘技艺也较北方精良,江南居于全国领先地位。

天花在清代基本上得到了控制,与清朝政府重视也有关系。清朝为控制天花传播,一方面推行人痘接种术,另一方面采取了某些隔离、检疫措施。据新安学者俞正燮(1775—1840)所著《癸巳存稿》记载:"国初有查痘京章,理旗人痘疹及内城人民痘疹迁移之政令……西洋地气寒,其出洋贸易回国者,官阅其人有痘发,则俟其平复而后使之入。"清初朝廷就已经设置了防痘的专门机构,由专职官员专门管理检查天花患者及其迁移隔离事宜,制定了海港防痘检疫制度以防痘疮。康熙二十一年(1682)还下圣旨令各地种痘,并在《庭训格言》中大力推广水苗法接种术。乾隆七年(1742)甚至规定,补任官职时未出痘者暂不得

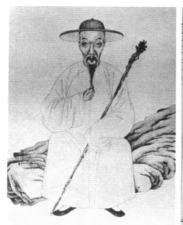
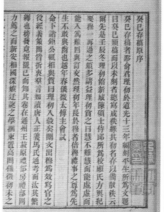
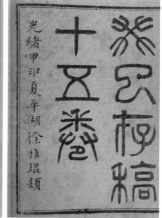

清代新安学者俞正燮的《癸巳存稿》中有对清初防治痘疹措施的记载

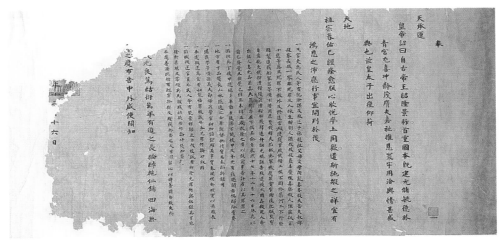

清康熙十七年（1678）皇太子胤礽出痘痊愈恩诏

升用，推行种痘的力度是很大的。

我国是人口大国，在历史上却是世界上天花发病率最低的国家，这要归功于中医的贡献，其中新安医学的贡献尤为突出。明清熟苗种痘预防已得到广泛应用，由皖南赣北推及江南乃至全国，种痘术的发明与改进是明清医学史上最重要的亮点之一。新安地区从事种痘者众多，对种痘法的不断改进和完善功不可没。

三、人痘接种术的作用和历史地位

人痘接种术通过丝绸之路传入西方，清初法国耶稣会传教士殷宏绪首次将中国的人痘接种术传入欧洲，清代据《癸巳存稿》载"康熙时俄罗斯遣人到中国学痘医"，又经阿拉伯、土耳其传入英国，17世纪时传入欧洲，18世纪很快传遍欧亚大陆，普及到美国及南美洲等地。

人痘熟苗接种的预防效果引起世界各国的纷纷效仿。据日本《皇国医事大年表》记载，其人痘术由我国清代商贾李仁山传入，但流传不广，《医宗金鉴》1752年传入日本后，日本医生将其中的《种痘心法要诀》精选刊行，1795年日本藩医绪方春朔在认真研究的基础上，结合自己曾用鼻苗法预防天花的经验，撰成《种痘必顺辨》，日本藩医多从其学，人痘术渐渐推广开来。

1700年前后天花疫情大流行，西方国家纷纷开设中国疫苗的种痘医院。值

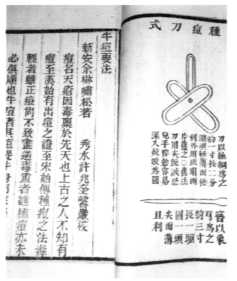

民国新安医家余啸松《刺种牛痘要法》

得一提的是，英国驻土耳其公使夫人玛丽为传播推广人痘术所做的努力。人痘术传到英国曾严重"水土不服"，遭到了医生们的坚决反对，玛丽夫人绕过医学家的阻挠，"走上层路线"，游说乔治一世国王。乔治一世被打动了，决定拿7个死刑犯先做实验，让他们在绞刑架与种痘之间进行选择。7个死刑犯都选择了种痘，结果都活了下来。

1796年，英国人琴纳（Edward Jenner）发明了更安全的牛痘接种法，从此牛痘逐渐取代了人痘。19世纪传至我国，新安医家迅速接受了这一新事物，如清末李廷桂听闻国外种痘之法传入福建，就前去求学，后回乡在屯溪设立"牛痘总局"。康熙年间徽州婺源县詹元相于《畏斋日记》中详细记载了其家乡种痘的情况，当时的种痘水平已经相当高，而"放痘先生"一职在当时颇受尊重。民国新安医家余啸松还著有《刺种牛痘要法》（1884）一书。

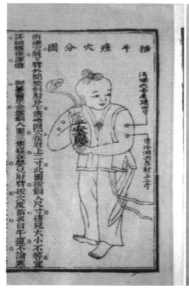
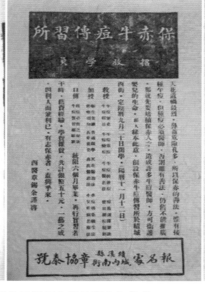
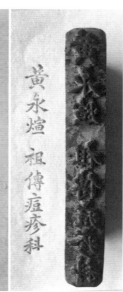

民国时期徽州祖传种痘印章和牛痘传习所招收学员等广告仿单

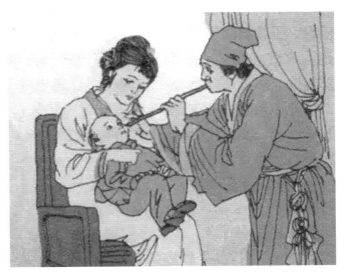

新安熟苗种痘术预防天花是人工免疫法造福人类的一项创举

　　从人痘术的改进到熟苗广泛接种再到牛痘的发明，天花发病率大大降低。1980 年第 33 届世界卫生大会宣布全球范围内消灭天花以后，全世界停止接种牛痘。目前，世界上只有两个戒备森严的试验室里还保存着少量的天花病毒，它们被冷冻在 -70℃的容器里。

　　中国的天花疫苗，走出中国，走向世界，种痘预防天花挽救了无数人的生命，是人工免疫学的一项创举。18 世纪法国启蒙思想家、哲学家伏尔泰曾给予高度评价，他在《哲学通讯》中写道："我听说一百多年来，中国人一直就有这种习惯，这是被认为全世界最聪明最讲礼貌的一个民族的伟大先例和榜样。"

　　明代新安医学的成就主要体现在四个方面：一是经典理论、养生防治、临床各科、理法方药、本草针灸各个层面齐头并进，临床专著涉及面广，多部丛书、类书等鸿篇巨制照耀寰区，展现了医学作为综合性应用科学的性质；二是以汪石山及其门生为核心，以"营卫一气"说、"参芪双补"说、"命门动气"说、"三焦相火正火"说、"元阴元阳"说等为理论依据，形成了以气血阴阳双补、培补先后天元气为特色的新安固本培元学术体系和治法学派；三是继承创新《黄帝内经》理论，汪石山《续注读素问钞》（1526）和《运气易览》（1528）、徐春甫《内经要旨》（1557）、吴鹤皋《黄帝内经素问吴注》（1594）、黄俅《素问节文注释》

（1619）等均广参诸家,注释阐发经义,尤以《黄帝内经素问吴注》影响最大;四是《伤寒论》研究既阐发了六经辨证的普适性,又突破了"温病不越伤寒"的传统观念,尤其是方中行践行"错简"说,重新编排《伤寒论》的篇章条文秩序,提出了"风寒中伤营卫"说,既增强了原书的系统性和条理性,又反映了伤寒发生发展、传变转归的规律。

新安医学

清代（1636—1912），新安医学在世家传承、经典研究、固本培元治法、痘疹防治的探索和大型医学全书的编撰等方面继续保持发展态势，并呈现以下新的特征：一是以程敬通为典型代表的新安儒医，治学用心、活人为心，形成群体意识；二是叶天士卫气营血辨证新法诞生，郑氏喉科养阴清肺法首次治愈白喉，丰富和发展了外感温病辨证论治的方法；三是由防治瘟疫伤阴推及内伤杂病护阴，新安养阴清润治法形成体系和学派；四是诊断学分类总结有显著成果，八纲辨证、望诊十法等相继提出，舌诊真正得到推广。

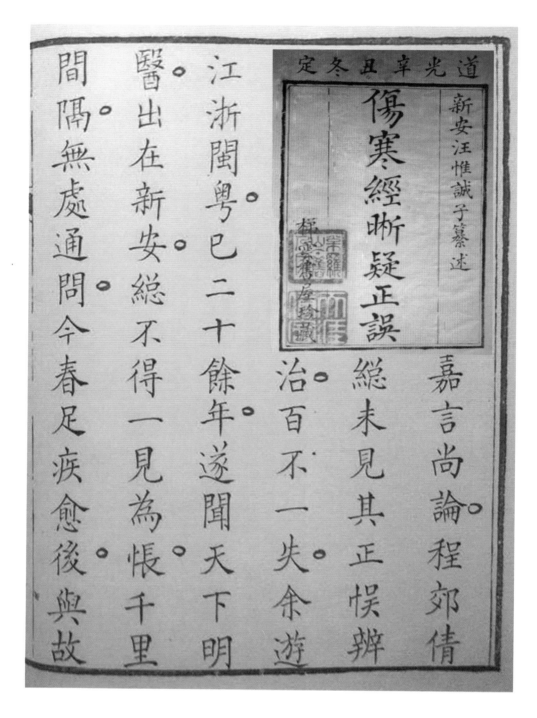

間隔無處通問今春足疾愈後與故

醫出在新安總不得一見為悵千里

江浙閩粤巳二十餘年遂聞天下明

道光辛丑冬定

新安汪惟誠子篡述

傷寒經晰疑正誤

治百不一失余游

總未見其正惧辨

嘉言尚論程郊倩

清代二甲进士高学文为新安医著《伤寒经晰疑正误》作序,序文明确指出:"余游江浙闽粤巳二十余年,遂闻天下明医出在新安"。

　　清代以后,包括新安医学在内的徽文化,以其固有的态势和强劲的动力,保持快速发展,加之有一批明末文人因际遇不系而转攻医学,薪火源源不断;尤其是康、雍、乾三朝,统治者的怀柔政策缓解了民族矛盾,社会稳定,经济快速发展,人口增长迅速,新安医学如锦上添花般更加灿烂;晚清(1853—1864),太平天国与清军在徽州展开了相持10年之久的拉锯战,历史上兵燹罕至的徽州遭受了一次空前劫难,政治、经济、文化遭受重创,新安医学元气大伤,进入式微期。这三个阶段十分明显,真实地反映了新安医学在清朝时期的发展轨迹。

第一节
明 末 清 初

　　明末清初,朝代更迭、江山易主,很多文人志士不得不对未来的人生道路重新做出选择,重点转向于无关政治的技艺领域。"诸艺之中,医尤为重",一批新安学子转攻医学。"不知有汉,无论魏晋",反倒开辟出了一番医药事业的新天地,由此带动了有清一代新安医学持续不断的辉煌。

一、新安儒医代表程敬通及其心法传承

　　程衍道(约1573—1662),字敬通,明万历、清康熙年间徽州府歙县西乡槐塘人,是明代成化年间槐塘医家程文炳、程文玉的侄孙辈。他天资聪慧又勤奋好学,文献载其"为浙之庠生,性敏而念慈,医明而普救,活人无算","既是名儒,又是名医,以文雄两浙间","指脉说病则目无全人,微言高论迭见层生"。因慕著名医学家、《内经知要》的作者李念莪的医名,曾前往松江华亭(今上海)拜访,虚心求教,李叹服其才,盛赞其为"天下之神手也",称"程氏乃余友,不能为之师也"。

　　程敬通临证从不草率,心思缜密,态度严谨,无论贫

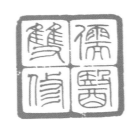

"儒医双修"印

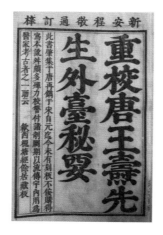

贱富贵必问端详,反复精思,未尝厌怠,一诊即能决人生死。他沉静寡言,行事稳健,即使遇到危急重症,亦不动声色,投剂立起。出诊时往往云集数十人,依次从容按诊,一一诊断完毕后,方才执笔依次开方,气定神闲,从无差错,多有奇效。记忆之强健、诊疗之娴熟,又可见一斑。其一生诊务繁忙,车填咽门,名播徽、宁两府。

他认为"读书而不能知医者有之,决未有不读书而能知医者",其以治儒的精神治医,"日出治医,日

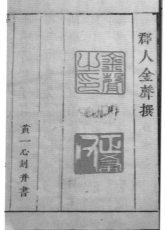
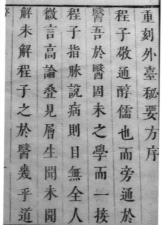
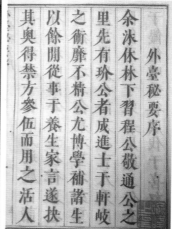

明末清初新安医学家程敬通晚年重刻《外台秘要》(清刻本)

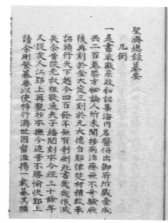
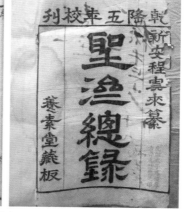

程敬通弟子程云来承其心志校勘出版《圣济总录纂要》(清刊本)

晡治儒;出门治医,入门治儒;下车治医,上车治儒","一以儒理为权衡",行医处世总以儒家要求为标准,是儒医的典型代表,在当地徽州人的心目中声望很高。晚年断荤少饮,节衣缩食,穷10年之功校勘重刻唐王焘《外台秘要》40卷(1640)。尊孔圣人"述而不作,信而好古"之旨,对著书立说持虔诚谨慎态度,曾自谦"自知学而不逮乎古,而不著作(引者注:指发明)",虽有《医法心传》《迈种苍生司命》《心法歌诀》流传于世,实乃"述古人之心法"。学术上强调述古用古、得心应手,推崇金元四大家,融各家而能左右逢源,善于酸甘化阴、阴中求阳。侄孙休宁程云来、太平县孙广从其学。

《医法心传》,1卷,手抄本,载52证,重于论理,多有独见,如对眩晕病机的综合认识和治法的概括,比陈修园之立论早约160年;《迈种苍生司命》(1681),4卷,载病证70余种,突出医理论述;《心法歌诀》,1卷,为其年过花甲之后所作,成书于明崇祯九年丙子(1636),概述了中风、中寒等57种病证之辨证论治,以病证歌诀为主体,方药歌诀随其后,简明扼要,便于记诵。同时代著名医家李念莪称其"博而约之,神而明之""为医道之舟楫,岐炎之模范"。

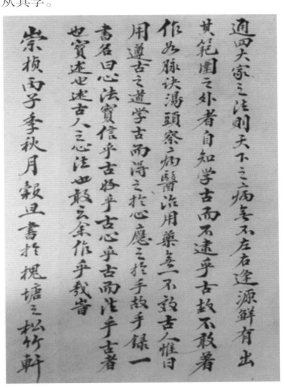

程敬通《医法心传》(手抄本)自序

清代新安医著《金匮要略直解》(清刻本)李序记述歙县槐塘儒医群体

附：歙县槐塘继程松崖、程敬通之后的杰出医家程正通

程正通，清代乾嘉年间（1770—1820）徽州府歙县槐塘人，幼业儒，及长从医，以医为业，精通脉理，尤擅眼科。著有《程正通医案》（又名《仙方遗迹》），注重调理脾胃气血、固本培元，善用人参、喜用药对，重视脉象、脉案崇简，讲究煎药、注重服法，外感热病多取法于叶天士，提出温邪袭肺说；《眼科秘方》（又名《槐塘松崖程正通眼科家传秘方》），基本方是以开郁汤、养血散火汤、凉血散火汤为代表的17首核心方剂。

由于歙县方言"正""敬"同音，1977年歙县卫生局在根据手抄本翻印其医案著作时，误将清中后期程正通当成明末清初之程敬通，1981年版《中医大辞典》"程衍道"（号程敬通）条目中也照此收录。又因号松崖，清末民初同书异名、不同版本的《眼科良方》注为明代程文玉（号松崖）所著。三位都是歙县槐塘医家，因名号相近而多以讹传讹。

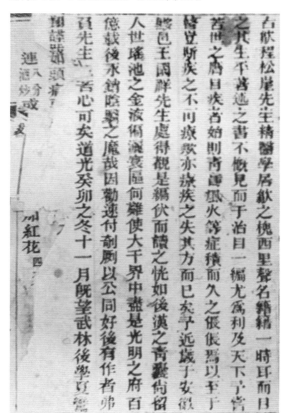
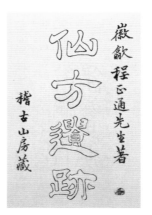
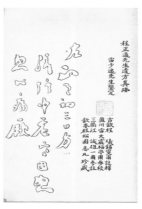

清代新安医学家程正通所著《仙方遗迹》《槐塘松崖程正通眼科家传秘方》（清刊本）

二、汪讱庵醉心编撰医药方书流传百世

汪昂（1615—1699），字讱庵，明万历、清康熙年间徽州府休宁县人，祖居海阳镇西门。少攻科举之途，业儒宗工，饱览经史子集，通晓诸子百家，为明末诸生、邑之秀才，才气过人，出口成章，学识渊博，出类拔萃。文献载其英质异授，"以古今文辞知名乡里"，被誉为"一方辞学宗师"，有《讱庵诗文集》若干卷行世，为乡人所推崇。以他的水平仕途进取，清代《休宁县志》云其"易如拾芥"。明末时局动荡，他30岁前曾寓居杭州，设"延禧堂""还读斋"从事编辑刻书活动，与当时博学之士黄周星、许仕俊、金正希等过从甚密，"切磋商榷，日以为常"。

1644年清兵入关，明清朝代更迭，因与同乡义士、举兵抗清被执的金正希交往密切，时年30岁的汪讱庵为躲避牵连，将自己的籍贯寄居于处州府括苍县（今属浙江省丽水市），其后长年活动于苏、杭两地继续从事编辑出版工作，延请在朝代更迭中穷困潦倒的博学之士，合作编辑出版了一批批优秀读物。后期重点在赣东许湾（今江西省抚州市金溪县浒湾镇）活动，晚年乡里尊称其为"浒湾老人"。

由于在写作方法上做了深入思考，读者定位"上达宰相，下及妇孺"，并且采用广告、装帧设计等吸引读者的方法，所出之书深受欢迎，获得了极大的成功。据不完全统计，几十年中汪讱庵出版并保存至今的书就有近70种，以医药、经商、生活类为主，题材十分广泛。

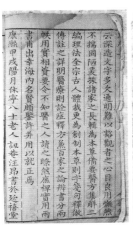
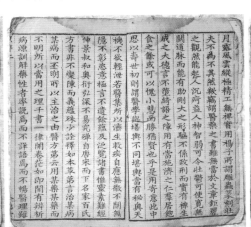
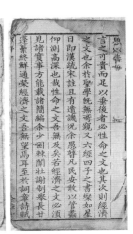

清初新安医药学家汪讱庵《本草备要》（清刻本）自序

"甲申之变",明朝灭亡,改朝换代,30岁以后的汪讱庵不再做科举入朝的打算。作为读书人放弃科举之途,"性命之文无及","经济之文无望",心性伦理之学受困,经国济民之途受阻,也就只能游艺于世了。而"诸艺之中,医尤为重"。其叔父汪建侯即休宁县名医,声闻乡里,汪讱庵曾亲受其教诲。在仕宦不售的特定条件下,汪讱庵的人生理想、志趣情操逐渐发生了变化,认为古圣人发明医术,"使物不疵疠,民不夭札,举世之所恃赖,日用之所必需,其功用直与礼、乐、刑、政相为表里","实有裨生成之大德",最终他选择了攻研医药。医药与政治无关,按他自己的话来说"不系政刑",找一个既可实现抱负又可寄托心灵的精神家园,无论朝廷昏暗还是政治清明,躲进医学领域自成一统。中年以后,他开始缩小研究范围,逐渐醉心于医药,精研医理,专攻本草,笃志方书。

在1663—1694年的30多年时间里,汪讱庵博览群书,博极医源,旁涉百家,著述不辍,致力于医药方书的编撰,晚年还重新树起"延禧堂"号家刻,在八十高龄的耄耋之年仍伏案奋笔,以非凡的综述才能和明晰的写作风格,撰成医药著作10多种60卷之多。代表性医药著述有《素问灵枢类纂约注》(1689)、《本草备要》(1683、1694)、《医方集解》(1682)、《汤头歌诀》(1694),被后世称为"汪氏四书",一版再版,流传300多年,影响广远,至今仍是中医药学重要的入门参考书。

《素问灵枢类纂约注》,9卷,首刊于康熙二十八年乙巳(1689),是分类简注《黄帝内经》的专著,全书以《素问》为主、《灵枢》为辅,撷取经文重新分类合编,列分脏象、经络、病机、脉要、诊候、运气、审治、生死、杂论9类,偏重运气,针灸不录。广采诸家注释,居前4位的注家分别为王冰(60处)、吴鹤皋(29处)、马莳(28处)、张志聪(14处),共引注151处,占7/10,自注占3/10。本书以简明实用著称,重点

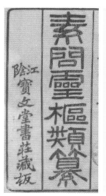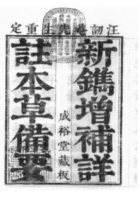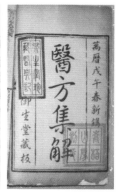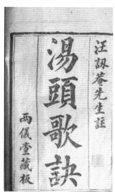

清初新安医药学家汪讱庵"汪氏四书"清刊本

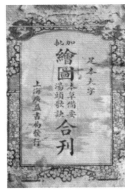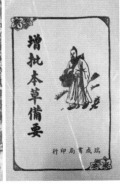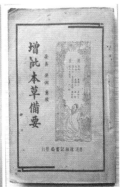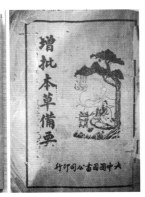

民国时期不同版本的《本草备要》举隅

突出,原文取舍以"适用而止"为原则,注释遵循经文原旨,务求语简义明,故谓之"约注"。问世之后,共计有木刻、石印、影印、铅印版本 45 种,为类编节注《黄帝内经》图书单行版数最多者,具有很高的学术价值。

《本草备要》初刊本刊于康熙二十二年癸亥(1683),2 卷;增订本刊于康熙三十三年甲戌(1694),4 卷。卷前篇首为药性总义,介绍四气五味、升降浮沉、药物归经、七情畏恶、药物炮制、真伪鉴别等中药基本知识。各论分为 8 部,增订本计有草部 192 味、木部 83 味、果部 31 味、谷菜部 40 味、金石水土部 58 味、禽兽部25味、鳞介鱼虫部 41 味、人部 9 味,共载常用药 479 味,加上附注药物共载药530味左右。每药以功效冠于其首,行文格式分正文(大字)和注文(双行小字),正文一般按药名、性味、归经、主治、配伍、适应证、禁忌证、产地、形态、优劣鉴别、加工炮制、释名、七情畏恶等依次介绍,间附古方,其中功用主治、性味归经及品质形态、加工炮制等为必备项。

注文引申解释正文,多联系实际,药证并解,"释药而兼释病",药性病情互相阐发,往往还引述医疗案例与人文轶事加以佐证,尤善于将前人之论结合己见加以阐发,以帮助读者理解正文。引文多引自《本草纲目》《本草经疏》及金元各家,作者自己的见解皆注明"昂按"。按语中阐述了"暑必兼湿"、金正希"人之记性皆在脑中"、汪建侯"冰片体温而用凉"等独到见解,并有发挥。

所谓"备要",即由博返约,既完备又精要、查阅取用方便之意。其特点一是载药规模适度,选药适当;二是文字简明扼要,从大量文献中提取出价值最大的部分;三是"煅炼成章",正文朗朗上口,便于诵读。该书一版再版,迄今有木刻本、石印本、铅印本 100 多个版本,是清代流传最广的普及性本草著作。1729 年东传至日本、琉球,清吴仪洛《本草从新》(1757)即以该书为蓝本考订删补而成,现代还曾在我国台湾地区的中医师资格考试中被列为检考、特考科目,影响广远。

《医方集解》初刊于康熙二十一年壬戌(1682),3卷,计分补养、涌吐、发表、攻里、表里、和解、理气、理血、祛风、祛寒、清暑、利湿、润燥、泻火、除痰、消导、收涩、杀虫、明目、痈疡、经产21门,收方865首,其中正方377首、附方488首(包括有方无名者30首),末附"急救良方"22首和《勿药玄诠》1卷。

选方以"三录三不录"为原则:一录正中和平、公认常用的效验方,药味偏僻、采治艰难概不选录;二录组成简洁精当、疗效专一之方,药过20味概不选录;三是以效验实用为凭据,古方今不常用者亦不选录。首载方有金锁固精丸、百合固金汤、六味香薷饮、龙胆泻肝汤等名方。仿宋代陈无择《三因极一病证方论》、明代吴鹤皋《医方考》释方之意,一改按病证分类的惯例,代之以功用为主的综合分类法。二十一门,一门一法,每门之下首设概说,次列各方。

概说概述本类方剂的基本属性、功用、主治病证及病机大略。377首主方每方以功用与出处冠其首,先分析主治病证及其临床表现、病因病机,再述药味组成、剂量、炮制、用法,次述药性归经、方义集解,最后详论附方加减等。每方"方义集解"博采众长,引录历代医家之言,详析方理,阐明方义,故书名"集解"。"集解"既有全用古人者,亦有自出心裁者,凡有自身体会则注明"昂按",以示己见。

凡例中还提出了"胃乃分金之炉"说,清暑剂中还阐发伤暑的证候病机,提出"暑湿相兼"病机和"清暑化湿"治则,六味地黄丸中阐述了"三补三泻"说,每方均统一标出方剂归经。

全书以功效为纲、以法统方、以正方带附方、理法兼备,形成了比较规范的方书编写体例,成为清代以来我国流传最广的方剂著作,"清、民(国)医家无不人手一册",现存木刻、石印、铅印及与《本草备要》等合刊本不少于百版之数,居现存同类方书之首。

《本草备要》和《医方集解》,一为本草,一为方书,类聚群分,医药合参,方药兼备,相互呼应。两书均创新编撰体例,注药释方"一以功效为重心",为后世所尊奉效法,开近现代中药学、方剂学编写体例之先河。中华人民共和国成立后编写的《中药学》《方剂学》教材,均以之为蓝本,一直沿用至今。

《汤头歌诀》首刊系附于《本草备要》增订本(1694)卷末出版,虽只有200余首方剂的七言韵语歌诀,然歌不限方、方不限句,"或一方而连汇多方","间及加减之法",其加减变化收方则有300余首。在徽州家乡有"熟读王叔和,不如汤头歌"之誉。所谓"汤头",顾名思义,指煎出药汤的源头实物,即中药汤剂的药物组成。

"汤头歌诀"宋明早已有之,但此书一出,众口成诵,风行海内,流传百世,前之汤歌皆黯然失色,逐渐被湮没,如今已成为汪讱庵一书的专有名词了。医药歌诀虽非新安医家所独创,更非新安一家所独有,但确属新安医家所发扬光大,对中医药学的教育普及功莫大矣,其中汪讱庵在普及性、可读性上做得最为成功。

程敬通、汪讱庵两位都是距今350年前明末清初人。这一时期其实有一大批新安学人因改朝换代而转攻医学,类似这两位的新安医家大有人在。他们的学术积累源于明末,但开花结果于清初,反映了新安医学在一个特殊时期的发展轨迹。

第二节

康 乾 盛 世

康熙、雍正、乾隆三朝(1662—1795)的134年间是清朝统治的鼎盛时期,也是徽商经济高速繁荣、徽文化高度发展的时期。新安医家不仅行医本地,而且伴随着徽商的足迹行医全国各地。其实早在宋明时期,新安医家原本就有行医天下的传统,徽商流动更促进和带动了新安医学的发展。

一、卢在田救疫有功被授全楚医学教授

卢云乘(1666—？),字鹤轩,号在田,清康熙、乾隆年间江南省徽州府黟县卢村人,少年业儒,因祖父宦游粤西,在广西任职期间得了伤寒,为庸医耽误,

痛恨莫解,遂究心医药,立志学医,专志《灵枢》《素问》,旁及历代大家旨趣。18岁开始悬壶,小试刀圭,闻达家乡。在实践中深感医道渊深、学识阅历不足,于是游历各省,遍访明贤、名师求教,学识大进。康熙四十二年癸未(1703)春,也就是距今300多年前的一个春天,偶然路过江城汉阳,时遇"时疫类伤寒"流行,积极救治而获效,赢得了当地人的信任,被挽留了下来,在汉阳和武昌一带行医30余年。明清时期,武汉是徽商重要的经营之地,也是新安医家行医的主要地域之一。

卢在田言论丰采,温文尔雅,俨然真儒,以活人为事,自云无异法,无非视色辨脉、乘机而为。雍正元年癸卯(1723),朝廷组织医科考试,遴选精通《类经》《伤寒论》《本草纲目》三书者授以本省医学教授,卢在田赴县、府、司三试擢第一,官授全楚医学教授(七品),奉命管理全楚普济堂医务。全楚大致包括今天湖南、湖北两省,普济堂是带有半官方性质的民间社会机构,以救急、救病为主。

卢在田诊疾体察入微,奇症怪病都能迎刃而解,有几则治病神奇的传说流传于世,如稻秆煎浓汁灌耳治疗一民女因虱飞入耳导致的头痛如裂之症,巴豆与红丝线拌制丸药泻下"红虫"的心理疗法治愈疑心重症。

卢在田是伤寒学家,赞同明代新安医学家方中行"错简重订"说,著有《伤寒医验》《医学体用》。《伤寒医验》(1738)6卷,承方氏之说,辨伤寒不取旧论六经,以手六经证治弥补王叔和之失,以身躯四肢表里实在之形骸分为三阳三阴六部辨证,有别于太少厥阴无形之六经,与方中行"六经分层分部"说殊途同归,论治上表里虚实各有所治,精于辨析正伤寒、类伤寒及其兼证。

二、程钟龄沉潜医道心悟医学

程国彭(1679—1735),原字山龄,后改钟龄,号恒阳子,清代康熙、雍正年间江南省徽州府歙县郡城人,祖居槐塘,与明代程文炳、程文玉兄弟和明末清初的程敬通是同一个家族的医家。出身虽贫寒,但天分很高,少时曾攻举子业,附"贡生",所谓"贡生"是秀才中成绩或资格优异而升入京师国子监读书者,而"附贡生"则是通过报捐方式取得贡生资格。其少时多病,常受病痛困扰,常居家养息,这可能也是影响其学业进步的一个原因。"每遇疾则缠绵难愈,因尔酷嗜医学"，不得已弃举子业转而从医，钻研多年，23岁悬壶乡里，属于自学成才。

其诊病疗疾，无论贫富贵贱，同样细心周到，审证必详，危重病人只要有一线生机均极力抢救，医名渐起，"四方求治者日益繁，四方从游者日益众"，"踵门者无虚日"，诊务极忙。所获诊疗费用，多用于购置药物制成丸散膏丹制剂，任人取用，投之辄效，多年以来都是钱到即散，颇有李白"天生我材必有用，千金散尽还复来"的意味。

程钟龄用药精当，方约而效、量少而专，喜用一病一方，认为"药不贵险峻，惟期中病而已"，并苦心揣摩创制了很多效验方。穷乡僻壤之地，每每一剂药两人分用，均获效验。其外用膏药用于祛风毒百病，凡贴上之后，病人都有病痛被消除的明显感受。总之，凡他眼光所到之处，病人都会感受到通透和光明。

其对待自己则要求十分严格，治学严谨，认为医道精微，"思贵专一，不容浅尝者问津；学贵沉潜，不容浮躁者涉猎"。高标准、严要求，本性使然，使得他总是处于"栗栗危惧"之中。凡医理略有疑滞，不能贯彻到底者，则昼夜追思，恍然有悟即执笔记下。行医几十年，勤求古训，博采众长，将平日里所见、所思、所想记录下来，日积月累，将涉及的外感、内伤杂病、妇科及医论等内容整理归类，编著成册，名曰《医学心悟》。

《医学心悟》，初刊于雍正十年壬子（1732），5 卷。卷一载医中百误歌、保生四要、内伤外感致病十九字、火字解、寒热虚实表里阴阳辨、医门八法、伤寒纲领、论疫等文 40 余则，提示四诊、八纲、八法的理论、法则及其临床运用；卷二论伤寒，细微辨析《伤寒论》六经理论和证治；卷三阐述 54 种内科疾病辨治；卷四除分述眼、耳、咽喉等 22 种五官病证外，还附载了外科证治；卷五为妇科，分述经带胎产及其 40 余种相关病证的辨证论治。养生、诊断、治法、伤寒、杂症、妇产、外科等，靡不备述。

论病之原以内伤、外感括之，论病之情以寒、热、虚、实、表、里、阴、阳八纲统之，论病之方以汗、吐、下、和、温、清、补、消"医门八法"属之。执繁就简，一语中的。一法之中八法备矣，八法之中百法备矣，使中医治法更加趋于完备与系统。八纲八

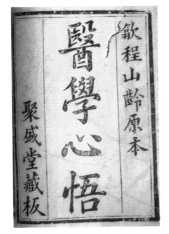

清代新安医学家程钟龄
所著《医学心悟》（清刊本）

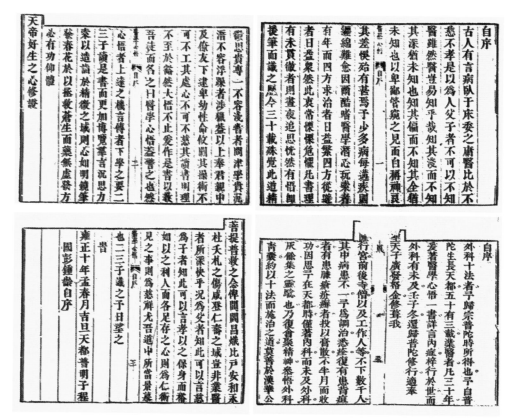

程钟龄《医学心悟》《外科十法》(清刊本)自序表述了自己治学从医的历程

法成为辨证论治的总纲,从此,中医辨治有了"定海神针"。

各科病证先述病原、症状,次述诊断和治法,并附作者自拟经验方。自拟方切于实用,诸如止嗽散、贝母瓜蒌散、启膈散、消瘰丸、蠲痹汤、月华丸、半夏白术天麻汤、萆薢分清饮等,一直为后世医家所推崇所钟爱,300 多年来屡试不爽,广为流传。2018 年,国家中医药管理局发布《古代经典名方目录(第一批)》中有新安方 7 首,其中程钟龄方就占 3 首,分别是蠲痹汤、二冬汤、半夏白术天麻汤,可见其重要性。

所谓"心悟",乃作者沉潜医学、沉心玩索所得。该书理论与实际相结合,执简驭繁,一语中的,提纲挈领,精当准确,面世后多次被刊印发行,现存主要版本就有 40 余种,成为中医入门者的必读之书。

书末附《外科十法》1 卷,介绍 45 种疮疡科病变的辨治,每证分别记述病原、病状、诊断和治法,归纳为内消法、艾灸法、神火照法、刀针砭石法、围药法、开口除脓法、收口法、总论服药法、详论五善七恶救援法、将息法10法进行阐释。

鲜为人知的是，《医学心悟》背后还有一段辛酸的故事。据民国戴谷荪《松谷笔记》载，程钟龄36岁左右正当年时，因与一土豪发生纠纷，乡民在为之鸣不平中闹出了人命案，土豪家的一个家丁不幸被打死，为了不连累乡亲，程钟龄主动前往官府"自首"领案，被判秋后问斩，时因徽州知府的母亲患咳嗽之症，屡治不效，程钟龄得知后为了自救，说通狱卒改名换姓，夜间到知府家中为其诊治，在现实生活中演了一出"朝为上宾，暮为重囚"的大戏，以自创方止嗽散治愈知府母亲之病，保全了一条性命，但讼案在身，不得已遁入空门，上歙县天都山出家修行"为道"，后皈依佛门，晚年到普陀寺修行，法号普明子。《医学心悟》一书正是他在狱中和天都山入道之时加以梳理的，而书后所附《外科十法》乃归宗普陀时所作。当年适逢普陀寺大修，参与修葺者有千余人次，不少人得了背疽、溃疡等外科疮疡病症，均由程氏负责诊治，于是有了《外科十法》。

人间无常，世事难料，面对突如其来的变故，新安医家不变的是济世活人的情怀，正所谓"人间正道是沧桑"。

其弟子汪喆、吴体仁亦颇有成就，《医学心悟》就是在吴体仁的协助下，于程氏行医第30年（1732）整理出版的，汪喆著有《产科心法》一书。

三、"清代第一医家"、温病学奠基人叶天士

叶桂（1666—1745），字天士，号香岩，别号南阳先生，清代康熙、乾隆年间江南省吴县（今苏州）人，祖籍江南省徽州府歙县，常自署"古歙叶天士"。出生于新安医学世家，祖父叶时、父亲叶朝采均为新安名医，虽行医于江南，但籍贯、身份，以及责任、权利、义务的履行都还在歙县。其高祖叶封山从歙县迁寓苏州谋生，居上津桥畔，故也常署名"古吴叶天士"，晚年又号上津老人。

叶天士少承家学，白天在学塾攻读诗书，暮归则由父亲授以岐黄之学，后专心科举。14岁父殁，放弃学业，在苏州渡僧桥附近从父之门人朱某习医，专攻痘疹科，继转大方脉。朱氏倾囊而授，而叶天士学医天分高、悟性好，聪慧过人，一点即通，常常"闻言即解，见出师上"，即能透彻掌握要领、见解超出老师，人称"医痴"。

其人好学不倦，文献记载其"固无日不读书也"，自《素问》《难经》及汉唐宋

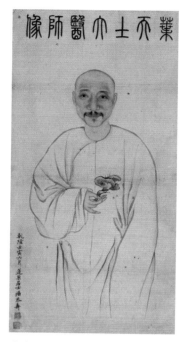

清代新安医学家叶天士

诸多名家所著，无不旁搜博览，而且博览群书、学究天人，医术学问相得益彰。他信守"三人行必有我师"的古训，闻擅医道者即执以弟子之礼，择善而从，"凡更十七师"，即10年内先后拜了17位老师，深得"周扬俊四名家之精"，18岁曾先后得到周扬俊、马元仪等姑苏四大名医的指点，"师门深广"。除精于家传儿科外，其取各家之长，融会贯通，为人切脉看病、处方用药，总是打破常规，独具一格，自成一家。30岁时已闻名大江南北，擅治时疫杂症和痧痘等外感热病。1733年苏州疫病流行，他拟定甘露消毒丹、神犀丹，活人无算。

叶氏与徽商往来甚密，其医学成就源自新安，曾到苏州的"新安程敬通"诊所学习中药炮炙和配方，后应徽州出版商黄履暹等的邀请，到扬州黄氏开设的青芝堂药铺应诊，常与徽州人氏相互考订药性，处方用药以轻、清、灵、巧见长，源于新安医学时方轻灵的用药风格。

叶天士自设"种福堂"和"眉寿堂"，悬壶济世50余载，治病多奇中，有"神医""天医星下凡""清代第一医家"之美誉，乾隆年间礼部尚书沈德潜评述："以是名著朝野，即下至贩夫竖子，远至邻省外服，无不知有叶天士先生，由其实至而名归也。"《清史稿》称："大江南北，言医者辄以桂为宗，百余年来私淑者众。"其子叶奕章、叶龙章承其术，均是著名医家。叶氏学术经验在身后200多年的持续发展中，形成了一个重要的医学流派——"叶派"，在近代医学史上占据重要的位置。

叶天士传奇的趣闻故事特别多。传说"天下第一医家"的匾额，就是乾隆皇帝亲笔题写御赐的，相传他曾给六下江南巡访的乾隆皇帝号过脉、诊过病。还传说他成名之后隐姓埋名前往宝山寺拜方丈为师，从当学徒开始，原因是这位方丈治好了他无法救治的病人。这些故事本身无从考证，但却反映了他转益多师的事实，又体现他勤学好问的态度和学无止境的治学精神。还有他治穷病的故事，给一位穷汉子开出"种橄榄树"的方子，第二年传染病流行，叶天士诊治时每以橄榄叶为药引，穷汉因橄榄叶奇货可居而获利。许多神奇的故事至今还在广为流传，成为徽州人茶余饭后的谈资、街头巷尾津津乐道的话题，虽不足信，但也说明其名声之大。

其中流传最广的就是叶天士"踏雪斋"、薛雪"扫叶庄"的故事。话说同在苏州，与叶天士同时代还有一位温病大家薛雪，两人医名不相上下，医术各有千秋。苏州瘟疫流行时，苏州府设立了医局，邀请当地名医每天去那里给病人看病，这是真实的。接着就是传说了，当地有一更夫，全身水肿，苦不堪言，前往医局就医，正值薛雪当班，把脉后说："你走吧，水肿太严重了，没法治了。"更夫沮丧地出门，恰巧遇到叶天士赶到医局，见其如此这般病情，主动把脉诊断后说："你这水肿病是因用的蚊香有毒，你吸了太多的毒气导致，我给你开两副药就好了。"果然更夫用药后，病很快就好了。薛雪认为是叶天士有意显摆，故意让他难堪，一气之下，回家后就把自己的书房改名为"扫叶庄"。叶天士听说后，也不甘示弱，针锋相对地把自己的书房改名为"踏雪斋"。

根据文献记载，这两位大家相互之间确有交往，但并没有交恶的记录，而且叶天士"内行修备，交友以忠信……以患难相告者，倾囊拯之，无所顾藉"。于是文人墨客们继续讲故事，传说叶天士的母亲生病，发汗、发热、口渴、脉洪大，舌苔已经转黄了，按照叶天士自己创立的新学说，气分热盛证已经比较明显了，而且已用过桑菊饮之类的轻凉之剂，迟迟不见效，但还是不敢用白虎汤。白虎汤是一个寒凉偏重之剂、经典名方，叶天士觉得太寒了，薛雪听说后就说，"这是因为是叶天士母亲的缘故，所以这么慎重，如果是其他人生病，他早就用上白虎汤了。"话传到叶天士耳里后，叶天士果断改用白虎汤，果然立竿见影，很快就见效了。于是他亲自前往薛雪家中，拱手作揖，诚心请教，两人尽弃前嫌，和好如初，成了至交密友。故事是传说，却真实地反映了叶天士卫气营血辨证的学术观点：谨慎细致地辨分卫分证与气分证，能轻解卫分解除病情则不轻易用清凉重剂，"卫之后方言气"，"在卫汗之可也，到气方可清气"。

故事是文人杜撰出来的，但"扫叶山房"却是真实存在的。原来，苏州有一家老字号刻书出书机构，刻书规模大，实力雄厚，创立于明朝万历年间，因觉得刻书校书不容易，古人有言"校书如扫落叶，随扫随落"，发现错误就要随时清除改正，就引用这一含义而命名为"扫叶山房"，相当于现在的出版社。

薛雪是个风流倜傥的文人，知识渊博，擅长画兰花，觉得做学问就应当像

"扫落叶"那样及时清理,受到启发后将自己的书房取名"扫叶庄",后来还留有一部《扫叶庄医案》。这就引起了后来文人墨客的猜疑以至于不满,有好事者为叶天士打抱不平,也为叶天士的书房起名为"踏雪斋",然后演绎出两人看病,从互不服气、你来我往地斗气到和好如初的故事。薛雪有"扫叶庄"是真实的,但不是针对叶天士的,而"踏雪斋"根本就不存在,子虚乌有,是后人凭空给叶天士"建造"的书房。两人都是清代"温病四大家"之一,文人墨客牵强附会,演绎出两人之间恩恩怨怨的"桥段",添油加醋,为杏林文坛茶余饭后平添了一些趣闻。

　　叶天士去世后,苏州的这家刻书出版机构还大量刊刻了叶天士的著作,如《本事方释义》《徐灵胎评临证指南医案》。如果改用"扫叶治学""踏雪问道"来表达,则更真实。

　　叶氏生前忙于诊务,无暇亲笔著述,其《临证指南医案》《温热论》《叶案存真》《徐批叶天士晚年方案真本》等医书 13 种均为门人、后生整理,也都是后世医家临床诊疗必读必备的医籍,被喻为"卞氏之玉、丰城之剑",影响深远。

　　《临证指南医案》,10 卷,叶氏门人华岫云收集其晚年医案 2 500 余则,分类编辑而成,于清乾隆三十一年丙戌(1766)由徽州出版商黄履暹等以青芝堂为名刊刻出版。卷一至卷八为内科杂证、时证案,卷九为妇科案,卷十为儿科案,分疾病 89 门,每门由其门人撰附论治 1 篇,门后附徐大椿评议。内科为主,兼及各科,辨证精细,立法妥帖,用药灵活,反映叶氏诊疗温热时证、各科杂病的经验,体现了温病论治、脾胃分论、倡养胃阴、奇经辨治、久病入络等理论,是叶天士临床经验和学术思想的代表作,大为后世所推崇。

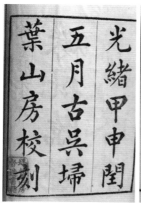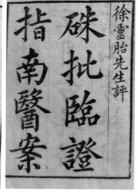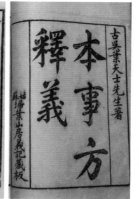

叶天士著述均有著名刻书机构"扫叶山房"的刊刻本

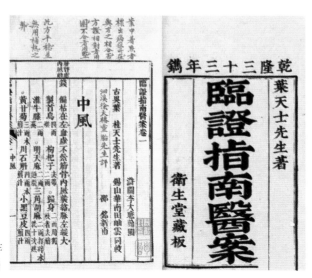

叶天士代表性临床著作
《临证指南医案》（清刻本）

之所以起名"临证指南"，按华岫云序言之说，是因其"辞简理明，悟超象外"。后世评价，"其审证则卓识绝伦，处方则简洁明净"，"其于轩岐之学，一如程朱之于孔孟，深得夫道统之真传者"，阅读此书当"须文理精通之士，具虚心活泼灵机，曾将《灵枢》《素问》及前贤诸书参究过一番者，方能领会此中意趣"。

《温热论》，1卷，由叶天士门人顾景文记录整理，是叶天士温病学术思想的集中体现，也是中医温病学奠基之作。分热论、三时伏气外感篇2篇，订37条条文，内容涉及温病学基本理论的各个方面，包括病因病机、感邪途径、辨证纲领、诊断方法、防治方法及预后等。重点分析温病的传变规律，提出"温邪上受，首先犯肺，逆传心包"等著名诊断；传变过程由浅入深分为卫分、气分、营分、血分4个病机层次，并指出有顺传与逆传两种传变模式，顺传由浅入深逐步传变，逆传从肺卫不经气分直接传入心营，迅速出现神志昏乱；并进一步提出4种不同阶段的治法，"在卫汗之可也，到气才可清气。入营犹可透热转气，如犀角、玄参、羚羊等物。入血就恐耗血动血，直须凉血散血，如生地、丹皮、阿胶、赤芍等物"。

至于如何分辨卫、气、营、血各证，叶氏主要运用察舌、验齿和观察辨别斑疹、白㾦等作为要点，结合其他诊法辨证论治。对湿热证治亦有精辟立论，认为内外湿相合在湿热类温病发病中起决定作用，将外因及证候细分为温热夹湿证和湿热证两种，指出湿热证主要病位在脾胃和三焦，有伤阴、伤阳两种机转变化，治疗上强调分解湿热，突出"以湿为本治"，祛湿治从三焦、分消上下，尤重淡渗利小便，佐以理气，兼参体质，顾护阳气。

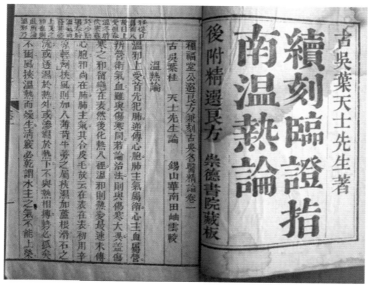

叶天士代表性理论著作《温热论》(清种福堂"华本")

　　为《温热论》一书作注有 10 余家,最早载于《临证指南医案》(1766)之中,称为"华本""种福堂本";唐大烈《吴医汇讲》将其收入其中,称为《温热证治》,又称《温热论治二十则》,约刊于清乾隆五十七年壬子(1792),称为"唐本";章楠在《医门棒喝》中,把原文分为34 节,取名《叶天士温病论》,是最早的系统注释本,约刊于清道光五年乙酉(1825);王孟英在《温热经纬》中将其更名为《叶香岩外感温热篇》加以阐发,并收有华岫云、章楠、吴鞠通等医家的有关论述和注解,约刊于清咸丰二年壬子(1852);又有周学海等整理本。全文仅 4 000 余字,虽篇幅简短,但熔理法方药于一炉,对后世外感热病的诊治起了重要指导作用。

　　《叶案存真类编》,由其玄孙叶万青取家藏方案及《天元医案》中所载叶案等辑刊。全书不分类别,卷一以杂病为主,卷二以温热病案为多,卷三为运用张仲景方验案,卷末附马元仪《印机草》1 卷及祁正明、王晋三医案数则,病、脉、证、方、药齐备。文字质朴无华,很少有斧凿痕迹,辨证确切,随证立方,自有良效。清末周学海加以整理评点,调整体例,予以分门别类,辑为上、下两卷,现存几种清刻本和石印本,收入在《周氏医学丛书》中。今有《叶氏医案存真疏注》,系精选 100 案校释出版。

　　《未刻本叶氏医案》,系其门徒周仲升每日抄录叶天士临诊脉案之作,治方以夏秋暑、疟、利、咳嗽方最多,其余则调理虚损杂病间见,案语简率,但处方选

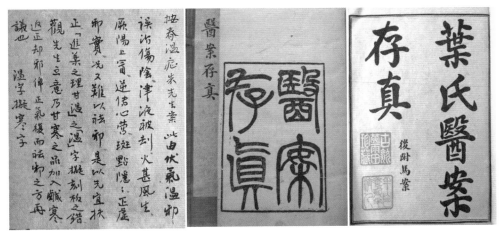

叶天士弟子、新安医家黄雨田点评叶氏医案（清刊本）

药极致精细，药味无多且选药至严，运用古法变化尤妙，唯不载姓氏及复诊、三四诊等，漫无分别，使后学无从稽考。本书由顾其年借周之抄本再抄，于乾隆三十六年辛卯（1771）三月初六始刻，20世纪上半叶由上海张耀卿医师收藏，程门雪借得校读加以确认，并于1944年为此书写下《校读记》，1963年出版。未曾经过修饰整理，浑朴可珍。

　　程门雪对其处方结构大加赞美："方重出者不少，其相类者尤多，大概普通病证均有一定标准，主药药味不甚换，其换者一二味耳（方多偶，用奇者十之一二耳，六味最多，多者八味、十味、十二味不甚多见。六味中四味不甚换。换者二味，如咳嗽门，沙参、花粉、川贝、桑叶四味尤多也）。虽云套法，却堪玩味。聚而玩之，制方选药，同症转移之理，十得八九。且其选药味至精湛，一味换之深意存焉，六味之中涵泳不尽。每含古昔名方数种为一炉冶，加减变幻之美，从来所无。清真灵活，如思翁书记，渔洋绝句，令人意远。余读其按方结构之类，则则有味，最为相契。平生心折，实缘于此，非徒然也。"

　　《徐批叶天士晚年方案真本》，分上、下两卷，共收病案497例，是叶天士晚年方案，亦由门人辑其治验整理而成，徐灵胎批注。编写体例与《临证指南医案》大致相同，病案所涉内、外、妇、儿各科，或旁加引证，探究病之本源，或融哲理于医理之中，浑然天成，亦有寥寥片语而就，却也言简意赅。加之清代大儒徐灵胎批语，褒多于贬，与徐评《临证指南医案》所载大不相同，切中肯綮，豁然于目，实为临证之又一指南矣。后此书为吴县张振家所得，与门人共加校订，初刊

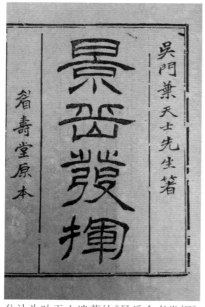

公认为叶天士遗著的《景岳全书发挥》
（简称《景岳发挥》，清刊本）

于清光绪十五年己丑（1889），之后由曹炳章圈校，复刻于其所编的《中国医学大成》中。

一代宗师叶天士的传世著作颇丰，其他诸如《幼科要略》1卷、《种福堂医案》1卷、《种福堂公选良方》3卷、《普济本事方释义》10卷、《三家医案合刻·叶天士医案》1卷、《医效秘传》、《景岳全书发挥》4卷、《眉寿堂方案选存》2卷等。然托名之作亦复不少。

叶天士临床发明众多，其学术成就突出体现在两大方面。一是在外感温病包括瘟疫辨治上卓有建树，创造性地提出了卫气营血辨治新法，丰富发展了察舌验齿、辨斑疹白㾦等诊断方法，奠定了温病学术体系，后世尊称其为一代温病大师、清代温病四大家之一、中医温病学奠基人。二是在内伤杂病虚劳机制及其治法上多有发挥，倡导脾胃分治，创立养胃阴学说，提出"胃为阳明之土，非阴柔不肯协和"，弥补了李东垣《脾胃论》详于脾而略于胃的不足，完善了脾胃学说；重视阴亏阳亢风动理论，立"阳化内风"病机新说，发展了中风证治理法，构建了独特的奇经八脉临床辨治体系，提出久病入络说、开络病治法先河，阐述了妇人胎前产后、经水适

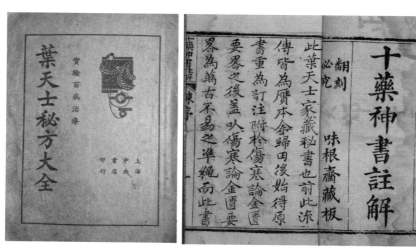

托名叶天士的医学之作《十药神书注解》（清刻本）、《叶天士秘方大全》（民国印本）

来适断之际所患温病的诊治经验，史书称其"贯彻古今医术"。

叶天士医学成就巨大，但他本人十分谨慎，80岁寿终正寝，临终前谆谆告诫子孙："吾死，子孙慎勿轻言医"，"医可为而不可为。必天资敏悟，读万卷书，而后可借术以济世。不然，鲜有不杀人者，是以药饵为刀刃也"。天下第一医家说出这样的话，乍一看匪夷所思，但仔细一想，人命关天，为医者责任重如泰山，体现了叶天士极其慎重的医者仁心。

四、吴谦领衔编撰太医院教科书

吴谦（约1690—1760），字六吉，两三百年前的清代雍正、乾隆年间徽州府歙县人，居歙西丰南。骨伤科出身，曾在当地多次翻山越岭步行五六十里山路，拜十多位民间医生为师，学习正骨手法，成为疗伤整骨的一代圣手。术业有专攻，凭此高超的骨伤技术，本已可以立命于世、过上体面有尊严的生活了，但吴谦并不满足，仍然继续努力，博览医籍，潜心攻读伤寒学著作，扩展自己的学识。后游学于北京，继续深造，以诸生肄业于太医院。行医于北京，因为治好了一位高级武官的肩关节脱位，被推荐入太医院。

吴谦作为御医供奉内廷，常随时服侍皇帝左右，乾隆帝患了感冒，他恭敬谨慎地调理，奏效甚速，屡受赏赐。学术水平很高，博学多才，精通各科，临床经验丰富，以骨伤科见长，对《伤寒论》《金匮要略》深有研究。因其学验俱丰、学识素养深厚、医学理论知识全面，深得乾隆皇帝赏识和器重，称其"品学兼优，非同凡医"。

乾隆四年己未（1739），吴谦奉敕命领衔编撰大型医学教科书，与另一位御医刘裕铎一并被任命为总修官。虽太医院开馆纂书进展缓慢，但吴谦已先行编订出《订正伤寒论注》《订正金匮要略》作为样本，3年后的1742年底，全书即大功告成，"实则吴谦一人之原稿所扩充修正"，乾隆帝亲自赐书名《医宗金鉴》，吴谦也晋升为太医院右院判（正六品），食五品俸禄，享受五品待遇。为褒奖编纂人员，清廷除了加官晋爵以外，还每人奖励了《医宗金鉴》1部、小型针灸铜人1个。

《医宗金鉴》分科编写，歌诀体裁，图文并茂，综合经典。计90卷，约160万字，含子书15部：分别是《订正伤寒论注》17卷、《订正金匮要略注》8卷、《删补名医方论》8卷、《四诊心法要诀》1卷、《运气要诀》1卷、《伤寒心法要诀》3卷、《杂病心法要诀》5卷、《妇科心法要诀》5卷、《幼科杂病心法要诀》6卷、《痘疹

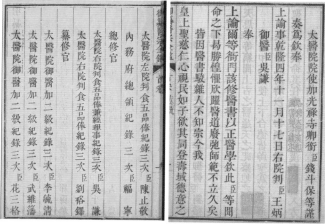
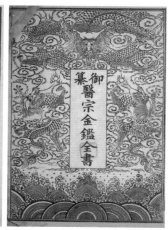

清代新安御医吴谦领衔编撰的《医宗金鉴》(清刊本)

心法要诀》4 卷、《幼科种痘心法要旨》1 卷、《外科心法要诀》16 卷、《眼科心法要诀》2 卷、《刺灸心法要诀》8 卷、《正骨心法要旨》4 卷，内容包括中医经典理论、诊法、临证各科施治、方药、针灸等。

在编写体例上，以病统证、以证统方、以方统药，每病证分病因、病机、症状、诊断、治疗、方药等项。每病每方先列歌诀，后加注释，图、说、方、论俱备，条理分明，其中"伤寒"与各科"心法要诀"为全书精华所在。其亲自编订注释的"伤寒""金匮"放在篇首，并赞同方中行"错简重订"说，《伤寒心法要诀》即根据个人体悟和临床应用将《订正仲景全书》进行了重新编排而成。

各科多有发明，如内科提出"痹虚"概念和痹病虚实分类，鼓胀施治提出了攻补兼施治则；骨科重视正骨手法和损伤内证，重点介绍了正骨适应证、手法、禁忌证，以及牵引固定、外敷内服药物的处方和临床应用，确立摸、接、端、提、按、摩、推、拿 8 法，创造、改革多种固定器具，正骨手法、解剖、器械图解详明；外科辨痈疽之肿、痛、脓、痒、晕，述痈肿之阴证、阳证、半阴半阳证、五善、七恶、顺证、逆证均十分详细，提出了"痈疽原是火毒生，经络阻隔气血凝"的论断，治疗上重视灸法，并创用五味消毒饮、内疏黄连汤、双解通圣散、连理汤、桃红四物汤等方；种痘心法分种痘要旨、选苗、蓄苗、调摄、禁忌、可种、不可种、信苗、补种等 18 篇，指出水苗法为最优，在当时被誉为"种痘之津梁"。

全书集清内府藏书、天下家藏秘籍和世传经验良方而成，采上自春秋战国、下至明清时期历代医书之精义，经选排、校订、删补、完善编成，执中不偏，平正通达，有叙说、图谱、歌诀、验方、评议，内容全面精要，切合临床实用，是一部大型综合性医学教科书。

《医宗金鉴》于乾隆七年壬戌（1742）以武英殿聚珍本与尊经阁刻本印行，乾隆十四年己巳（1749）被钦定为太医院教科书。"医宗"即医学宗旨，"金"指珍贵，"鉴"即镜子，指必须遵守的规范、标准。本书自成书以来，一再翻刻重印，流传极广，影响很大，仅《中国中医古籍总目》就记载有53种版本，是自乾嘉以来200多年习医者的必读之书，现代被列入"全国十大医学全书"，曾被列入我国台湾地区的中医师资格考试检考、特考科目，也是当今中医界"四小经典"（《药性歌括四百味》《汤头歌诀》《濒湖脉学》《医宗金鉴》）之一。

附：受封"奉天诰命"的汪氏父子

乾隆时期徽州府歙县富塌村汪世渡、汪大顺父子，系祖传医学，传到汪世渡时医学尤精，远近闻名。汪大顺幼承庭训，自然医术更有提高，每每诊病应手取效，后行医于北京，以擅治急重病症见长，治好了不少达官贵人的疾病。乾隆四十二年丁酉（1777），皇太后得了一场大病，太医诊治无效，日渐危重，皇宫上下惶恐不安，乾隆帝闻听后急召汪大顺入宫。果然名不虚传，经汪大顺用药治后，皇太后逐渐好转。乾隆帝大喜，欲赐其医官之职，汪大顺跪谢推辞，表明自

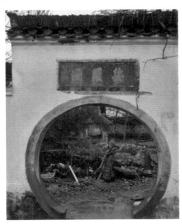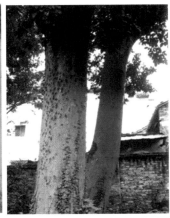

汪氏父子受赐的娑罗园、红豆树和"奉天诰命"圣旨

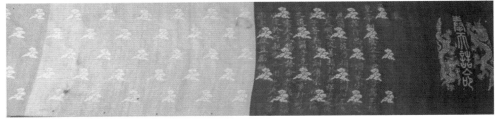

己的医术都是父亲所传授,父亲要比他强百倍,他收受不起,乾隆帝遂改赐他名贵的红豆树苗两株。红豆树学名娑罗树,与菩提树一样同为佛教的两大圣树,义喻汪氏医家心慈,有菩萨心肠,医德高尚,喻义美好。

汪大顺如获至宝,赶紧告别京都,返回新安故里。未及家门,远远望见村口车马喧嚣,走近一看,恰在自家门口,朝廷命官在知府、知县的陪同下,正在高声宣读"奉天诰命"圣旨。原来乾隆帝下圣旨册封其父为"中宪大夫",四品官衔,比徐春甫、吴谦还高四级,当然这是荣誉称号。

汪氏将两株小树苗带回家中栽好,专门建了小园,细心管护,以荣宗耀祖、荫及子孙。后又请了三朝(乾隆、嘉庆、道光)元老、一品大员、首席军机大臣歙县雄村人曹振镛手书"娑罗园"三字,刻石嵌于门额。今园中花坛、古井尚存,两株娑罗树早已长成了参天大树,枝繁叶茂,生长旺盛,蔚为壮观。其后代又世袭恩荣,一家数代因医为官,恩荣备至,乡邻羡慕不已,啧啧赞叹。

五、吴师朗填补外感虚损辨治空白

吴澄,字鉴泉,号师朗,生于清康熙二十八年己巳(1689)以前,卒于乾隆七年壬戌(1742)以后,安徽省徽州府歙县岭南卉水人,外感虚损病诊疗大家。出身于书香之家,从小就接受了良好的教育,幼年聪慧过人,理解能力极强,作文新颖离奇,远远超出世俗之想,在同门同族的十几位同学中鹤立鸡群,老师给他起了一个"突兀"的外号,说他是一马平川之中突然高高耸起的一座山峰。一位在朝中为官的族叔认为,吴师朗如果专心于功名之途,一定是家族学子中的佼佼者,鹏程远大,前途不可限量。但意外的是,同族同门的兄弟们先后考取了功名、走向了仕途,而吴师朗却屡试不第,连个秀才都没有考中。

徽州吴氏家族以通《易经》而闻名于世,徽州山区形似八卦的地貌、地势比较常见,徽州民居村落就是依山傍水而建的。生长在吴氏易学家族的环境里,耳濡目染,吴师朗自幼就通晓《易经》,博览群书,因攻举子失利,无缘功名,郁郁不得志,更加嗜读《易经》,由研究《易经》转而习医,不再追求功名,自视清高,苦心攻读中医典籍。关门闭户专心钻研十余年,汲取各家之长,以《易经》通医、专精岐黄,属无师自通。

吴师朗行医于徽州本地及苏州、扬州、湖州、杭州等江浙地区,临证"随机

不居上集卷之首

歙嶺南吳澄師朗著輯　休陽程芝雲芝華同校刊

澣月齋正本

例言

一是書悉本靈素難經及歷代名賢採其精要辨治內
外虛損分為上下二集首經旨次脉法次病機次治
法次方藥次治案

一是集陰陽寒熱多從易理體出集各家之說以成一
家之言各法咸備是亦懸象著明之意及其變動不

不居上集卷之十

歙嶺南吳澄師朗著輯　休陽程芝雲芝華同校刊

澣月齋正本

吳師朗治虛損法

吳澄曰內傷之類外感者東垣既已發明於前矣而
外感之類內傷者何自古迄今竟無有詳辨者焉此
亦虛損門中一大缺畧事也細究經義有曰風為百
病之長又曰百病之始生也生於風寒暑濕則是虛
損一症不獨內傷而外感亦有之矣惟雞謙甫主以

不居下集卷之首

歙嶺南吳澄師朗著輯　休陽程芝雲芝華同校刊

澣月齋正本

外損

外損總旨

吳澄曰元氣不足者謂之虛不能任勞者謂之怯由是
而五臟內傷謂之損傳尸盧瘵謂之瘵虛與怯非一
因損與瘵亦各別故病有真有假而用藥有補有散
世之專用滋陰降火者非故欲殺人也其所見者偏

不居下集卷之二十終

歙西虬邨黃文庚星田寫鐫

人參熟地弗效都以為年高氣血兩虛當合固本丸
與湯丸並進可以速效服之數劑反加氣急吳診其
脉大力薄問有病情因得之曰先生休歸意切當道
欲霽豈無抑鬱而致者乎兇公有年氣之所彎醫者
不審同病異名同脉異經之說槪行補藥所以為日
加也病者嘆曰斯言深中余病遂用四七湯數服稍
寬氣血和平浹旬而愈

清代新安医学家吴师朗所著《不居集》（清刻本）

活用,因证施治",擅治外感虚劳痼疾,凡沉疴经手无不立愈,"消息盈虚",活人无算,医名噪甚,妇孺皆知。为人又心地善良,能解别人之急难,救病人之所急、想病人之所想,乡邻啧啧称赞,有口皆碑,说他有仙风道骨之风,是一位救世的活菩萨,慈悲为怀,这是百姓对医术高明、品德高尚者的最高褒奖。

吴师朗著有《不居集》50卷,约56万字,分上、下两集,是一部以防治内外虚损为主旨的专著,成书于乾隆四年己未(1739),刊行于道光十六年丙申(1836)。

上集30卷论治内损,以真阳真阴立论,卷首先叙述虚劳病的统治大法,继则引述诸家治虚损法,自秦越人起,张仲景行阴固阳、葛可久立十方治阴虚脉数、刘河间"感寒则损阳,感热则损阴,尽上下传变"说、李东垣温补脾胃、朱丹溪滋阴降火、薛立斋补阴中之阳以引火归原、张景岳补真阴真阳及水丘道人开关把胃治虚损,全面详备。补以自创"外损致虚"说,指出外感疾病滥用滋阴降火、闭门留寇之害,反复外感、疾病缠绵日久,均可致虚损,发明"解托""补托""理脾阴"三大治法,分别创立了解托六方、补托七方和理脾阴九方共计22首系列方,理法方药俱备,而与诸家九法一并成为"虚损十法";并认为虚损脾胃易伤易虚,主张健脾胃为治疗虚损第一步,而理脾阴又为重中之重,用药以芳香甘平之品润燥合一、培补中宫,填补了外感虚损辨治的空白,进一步充实了固本培元学术体系。

书中以"嗽、热、痰、血"为虚损四大证,论述尤详,其中血证论治强调"治血必先治气",立气虚、气陷、气逆、气滞、实火、虚火、外寒、内寒8证,提出补气温气法、补气升气法、降气治血法、利气行血法、苦寒泻火法、引火归原法、滋阴降火法、温表散寒法8种治血法则。

吴师朗之子吴宏定所著《景岳新方八阵汤头歌括》(手抄本)

下集20卷论治外感虚损,皆从六淫外邪补入,以风劳辨治为首,每一病证门首为经旨,次脉法、病机、治法、方药、治案,大多有论有注,有新增也有补遗,有新方也有治法,辨治方法详明。

书名"不居",取《易经》"变动不居"之意,一语双关,有两层含义:一是因病无定体,疾病变化、变动不居,虚劳病因颇多,治法用药不能固定于寒、热、补、散任何一法,要善于灵活变通运用,不能死板、教条;二是不居一家之言,全书汇集了前代医家的特色优点,纠其偏而全之,矫其枉而正之,不拘泥于一家一法,比较全面正确。

其子吴宏定继其业,著有《景岳新方八阵汤头歌括》。

吴师朗与叶天士、吴谦是同时代人,名声虽然不可相比,但学术造诣同样不凡。历史往往有惊人的相似,明代嘉靖万历年间有太医王琠、徐春甫入主太医院风光无限,也有余午亭、孙一奎沉潜医术行医于江南本土;清代康熙、乾隆时期有叶天士迁居苏州、御医吴谦行医北京名扬天下,也有程钟龄、吴师朗潜心钻研医学默默地服务于家乡百姓,同样做出了不朽的医学贡献。

六、许橡村泻热存元保赤子

许豫和(1724—1805),字宣治,号橡村,清雍正、嘉庆年间安徽省徽州府歙县邑城人。15岁时因病弃举子业而从医,曾师从歙县名医程嘉予习医7年,又受业于黄席有、方博九等新安医家,其姻亲汪赤崖也为新安医家。许氏精研《灵枢》《素问》,博览诸家医书,"自汉以下无不研究,以穷其精微","平时闻之师说,证之古书,参之治症"。其临证"因症施治,不拘一辙,揆之古人之成法,不为苟同,不为立异,要以中乎病机而止","诚求之心,即古称三折肱者殆有过之"。故许氏医术高明,"杏林橘叶,到处流芳","临证数十年,就医者覆满户外","终日应酬不暇"。

许氏精研儿科,痘疹尤专,兼通妇科、

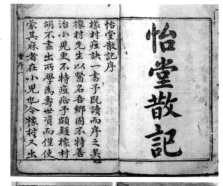

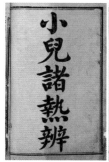
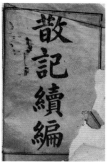

清代许橡村所著《许氏幼科七种》之《怡堂散记》《小儿诸热辨》和《散记续编》

清代新安儿科大家许橡村所著《许氏幼科七种》之《热辨》书影(清刊本)

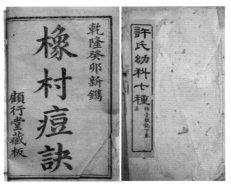

许橡村所著《许氏幼科七种》之《橡村痘诀》

内科,临床经验丰富,治小儿疾患轻车熟路,用药熟稔于胸,正如《新安医籍丛刊》所述"其遍考诸家,精于审证,详推方药,诊病投剂,应手辄效,名震郡邑",人称"橡村先生"。繁忙诊务之余,研习诸家,节录名言,忆其治验,思其原委,积60余年经验,著成《许氏幼科七种》,为后世留下了宝贵的儿科医药理论和诊治经验。

《许氏幼科七种》又名《幼科七种大全》,为儿科临床丛书,成书并刊行于清乾隆五十年乙巳(1785)。全书共11卷,包括《重订幼科痘疹金镜录》3卷、《橡村痘诀》2卷、《痘诀余义》1卷、《怡堂散记》2卷(医案医话)、《散记续编》1卷、《小儿诸热辨》1卷(医论)、《橡村治验》(又名《小儿治验》)1卷。其中,《重订幼科痘疹金镜录》为明代翁仲仁所作,许橡村为其注释,其余6种为许氏原著,徽籍当朝重臣曹文埴为之作序。

书中有"麻痘丹疹,莫不由热而生""痘症多心脾热,麻多肺热""惊风非惊,镇惊则误""善补肾者,当于脾胃求之""顾护脾胃,拯治药误""药有次第,当见机而作""用药当从岁气、勿伐天和"等精辟论述,所治病热者十居其八,擅长论治小儿外感、内伤发热、惊风发搐诸证,反对偏重参苓姜桂"温吹黍谷,火逼甘泉",认为治壮热"泻邪以存元即是补",善于根据日月时辰、四季气候变化加减用药,有人参"一参、二参麦、三参附、四参连"配伍运用之总结,黄土入药之妙用,创制有五疳保童丸、暑风饮子等保赤方,善用"新定黄连香薷饮"治疗儿科暑月吐泻之证,特色鲜明。

七、郑梅涧针药并用首次成功治愈白喉

郑宏纲(1727—1787),字纪元,号梅涧,又号雪萼山人,清代雍正、乾隆年间歙县郑村人。有隐士之风,其名号即言"一枝老梅树横在山涧流水处",取香自山野之意。出身于儒、商、官、医四位一体的徽邑显族,为国子监太学生,承家传衣钵,好岐黄家言,精专

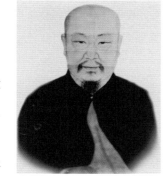

清代新安喉科大家郑梅涧

喉科，兼通内科和儿科，擅长用汤药和针灸疗法治疗危急重症，疗效迅捷，是成功治愈白喉的第一人，"求治者踵门""救危起死，活人甚众"，而"未尝受人丝菽之报"，其处方起首篆印名曰"一腔浑是活人心"。著有《重楼玉钥》《箧余医语》《痘疹正传》《灵药秘方》等。系新安郑氏喉科第二代传人。父亲郑于丰、叔父郑于蕃得江西南丰名医黄明生传授喉科秘传，因父居"南园"、叔父居"西园"，世人以"南园喉科""西园喉科"称之，从此"一源双流"，传承至今已200余年，历经10~12代，自成一派。

《重楼玉钥》2卷，系以家传清代黄明生喉科授徒秘本《喉口三十六证》为基础，参以郑氏三代临床经验撰成。初稿于乾隆二十八年癸未(1763)前，其子郑枢扶、郑既均批注、增订和续编，修订于乾隆六十年乙卯(1795)，刊行于道光十八年戊戌(1838)。

上卷17篇，曾于嘉庆四年己未(1799)以《咽喉总论》梓行，阐述咽喉的解剖部位、生理、病机、诊断和预后，列"喉风三十六症"病名、发病部位、症状演变、辨治用药，首列咽喉说等8篇，为咽喉病总论，言病因证治及不治之症等；次收载内服药24方，咽喉局部吹药28方，熏、含化、外敷药6方；卷末附梅涧论症2则等。其中，首次记载了白喉在我国的流行，首次确立了养阴清肺法并有效治疗这种烈性传染病。

下卷39篇，专论喉症针灸疗法，包括针刺手法、要领和补泻秘诀、禁忌，详述治喉病

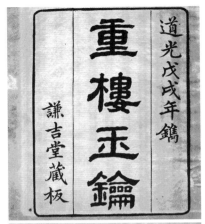

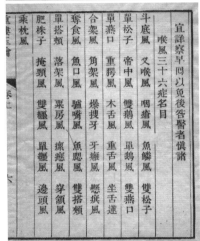

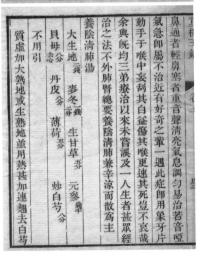

郑梅涧所著《重楼玉钥》(清刻本)

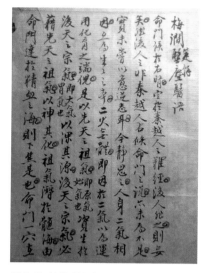

郑梅涧所著《箑余医语》手稿

常用十四经穴、73 个腧穴的部位，取穴、进针、出针等操作方法及功用和主治等，是我国第一部喉科针药治疗专著。

所谓"重楼"，源自道家《黄庭经》"咽喉为十二重楼"一语，比喻咽喉之危急重症犹如十二层楼（十二节气管）层层被锁闭，即便一般咽喉疾病红肿热痛也影响呼吸，其书乃开启咽喉闭症的玉钥匙，影响深远。

除其子续补《重楼玉钥》外，很多喉科医著都推崇其学说，譬如清后期徽州籍戏曲学家许佐庭用业余时间钻研郑氏喉科的医著，外出行程中也手不释卷，并专门为郑氏喉科著作做编订工作，形成了一部《喉科秘钥》的专著。

《箑余医语》约 6 000 字，在命门、脉诊、审证、施治、中药药性、法与方的关系、临证"病不执方"及"托散"法治外感等方面，有许多学术创新点和诊疗特色。"箑"即扇子，书名指充分利用夏天乘凉、四季闲暇之时，郑氏父子、兄弟之间相互讨论医学，相互启发，有所领悟而留下来的心得体会，可见郑家钻研医术、勤奋好学的专业品质和敬业精神。

其原创性学术贡献主要有以下几点。①治疫病白喉创"养阴清肺"说。郑氏阐发了"喉间发白"病理，指出白喉本发于肺肾亏虚不足，遇燥气流行或多服辛烈之物而触发，明确提出"热邪伏少阴肾经，盗其肺金之母气"的病因病机新观

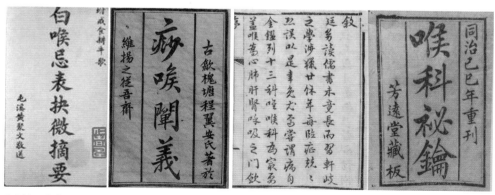

《重楼玉钥》影响深远，后世《喉科秘钥》《痧喉阐义》《白喉忌表抉微》等数十种喉科专著均遵其法

点，认为疫病潜伏、初期就属虚证，强调"喉白忌表"，切忌麻黄等解表药，确立以养阴清肺为疫病基本治则，方以生地为君药的紫正地黄汤减味救治，是成功治愈白喉的第一人。②治喉风创"辛凉养阴"说。在咽喉急性热病内治方面，首创"拦定风热""气血并治"治则，忌发表、执养阴，确定辛凉养阴法治疗咽喉口齿温热病。③治疗咽喉口齿疾病创"三针"学说。"开风路针"针刺开通风邪壅滞经脉之路，治喉风极重症一针而定乾坤；"破皮针法"针刀刺破患部皮肤以消喉证红肿；"气针法"循十四经经气组穴行针，以开导经络、通利气血。④针药并用、内外同治、多法相辅治喉风。创"刀针灸熏、洗敷吹噙、内服外治"相辅并用的咽喉热病治法，根据不同病种特点分别首选吹药噙含、刀针、放血、内服方药等，咽喉急症首重外治、治后调理，外感热病属风阻咽喉、出现汤水不进时，治疗顺序依次是吹药→针→放血→内服，载有紫正散、地黄散等创新方剂数十首。郑氏喉科留有"合内外而治之"的印章，明确表达了这一观点。

郑梅涧新说为其子创制养阴清肺汤奠定了理论基础，其子郑枢扶、郑既均继其衣钵，治疗白喉优化方药形成养阴清肺汤，达到"未尝误及一人，生者甚众"的水平，挽救了无数人的生命，被后世奉为圭臬，直到中华人民共和国成立后实行白喉疫苗预防措施为止。1890 年，德国人 Behring 发现白喉抗毒素并应用白喉抗毒素血清治愈白喉，于 1901 年获首届诺贝尔生理学或医学奖，而养阴清肺汤的发明要比其早 1 个世纪，亦堪称诺贝尔奖级的成果，在我国预防医学史上写下了光彩的一笔。

八、御前太医汪燕亭留下名方待开发

汪必昌，字燕亭，号聊复，距今 200 年前清乾隆、道光年间（1736—1850）安徽省徽州府歙县城中人，生卒年有争议，有考证为 1754—1816 年，也有考证为 1765—1817 年。出身于书香门第，家世业儒，祖父、父亲、叔父均专研古诗文，各有著述，在当地颇有名望。但其出生后父亲年老、母亲多病，家境转入贫寒，家道渐渐没落，无法接续书香。出于谋生养家的考虑，加之受徽城汪氏家族"习岐黄广而且著"的影响，从小对医学就有兴趣的汪燕亭"卸儒而业医"，走上了学医之路。小试牛刀即医治好母亲之病，更坚定了习医的信念。自青年起即潜心钻研医术，广读天下名医诸书，被古代医家之智慧所折服。赞叹之余，也发现各书犹未能尽善,魏晋之后各类医籍文献繁杂,甚或有抄袭、伪托之嫌,痛惜医道不正,遂萌发纂辑成书之念。

因感宅在山区家中见闻有限、见识不广,立志外出游学,"游吴越,历齐鲁,至燕赵",游历了江浙、山东、河北等地,边游学边治病救人,也开阔了视野。漫游行医多年之后进入京师,逐渐"以术自显",展露出高超的医术,屡次治愈王公贵族疾病,毫无偏差,未至数年即名满京师。因医术卓然,基本功扎实,临证经验丰厚,擅治疑难危症,作风稳健,经层层选拔,嘉庆六年辛酉(1801)选入太医院。他为人处世谨遵礼数,处方施药志在求精,供奉内廷任职9年,时仰天颜,步步稳升,至清嘉庆皇帝转封"御前太医",二品官员待遇,成为御医圣手。嘉庆十四年己巳(1809),嘉庆皇帝五旬万寿庆典,汪燕亭及其先父都受到封赏。

汪燕亭一生博览群书,崇礼复古,探奥求真,躬耕实践,认为医学之途必须"先通经史""次穷易数","再读《难经》《素问》,方识病机",然后仍须"熟仲景之法""辨本草""熟诊视""熟治疗",如此方为学医正途。嘉庆十五年庚午(1810)辞职返乡,南归前整理平生所学编撰《聊复集》5卷,交由京都琉璃厂韫宝斋刊刻而广为流传。嘉庆二十一年丙子(1816)出版又一部力作《伤寒三说辨》,系对元代王履《医经溯洄集》"张仲景伤寒立法考""伤寒温病热病说"和"伤寒三阴病或寒或热辨"三说内容的评论。另将《伤寒杂病论》有关妇科内容汇辑成《伤寒妇科》。2017年新发现其未刊本手稿《聊复集·怪证汇纂》4种,收载治疗怪症秘方、偏方600余首,轰动一时,中国嘉德拍卖公司评估达2.12亿元,日本株式会社欲出更高价格收购,被阻止。

《聊复集》有已刊本与未刊稿本两种形式存在。已刊本初刊于嘉庆十五年

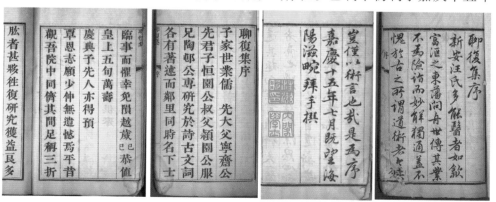

清代新安御医汪燕亭所著《聊复集》(清刊本)

庚午（1810），分《医阶辨脉》《医阶辨证》《医阶辨药》《眼科心法》《玉钥集》5卷，阐述诊脉要点、辨析内外诸证，详审用药宜忌，尤专于眼科和口齿病症，切合实用。诊脉、辨证、辨药等各有范围，眼科、口齿咽喉等分科叙述，各书内容互不间杂而又浑然一体，确实属"无浮文，无余白，一字一句，惟求实学，上保太和，下济世民，非好名泛泛而作也"。1995年被《新安医籍丛刊》收录。

其中，《医阶辨证》早在民国时期便被裘庆元收入《三三医书》中，又于1990年被选入《历代中医珍本集成》，堪称经典。《医阶辨药》收载药物620余种，分补、泄、宣、通、润、燥、滑、涩、轻、重、汤、丸12剂，每剂以功效类似者合论比较，如补剂中将山药、茯苓合论，指出同

2017年新发现的未刊本手稿
《聊复集·怪证汇纂》4种

是脾胃品，但山药其功在固、茯苓其功在渗等。最后一部《玉钥集》，其实就是新安郑氏喉科郑梅涧《重楼玉钥》的上集（《咽喉总论》），附"喉口三十六风"插图37幅，线条明快逼真，实用性较强，对后世有一定影响，如清光绪十一年乙酉（1885）杨友仁著《秘传喉科要诀》，即在本书基础上加以发挥。

未刊稿本4种新发现于2017年，属孤本秘籍，分别是为《怪证汇纂》七叶、批注《陶氏杀车三十七槌法》、《针灸论》与《怪证方法》。其中，《怪证方法》篇幅最大，占3/4有余，收录治疗疑难杂症秘方、偏方540种，其中不乏治疗"癌症""肿瘤""尿血吐血"等方；《针灸论》针刺取穴和灸法论述中肯、可信、可用，尤其对灸法用艾原理、适用证论述颇详，对恶疮、痈疽、惊痫、乳疮、少乳等用法于今也有指导意义。

汪燕亭自号聊复，书名即源于此，其义"姑且如此而已"，所谓"聊复尔耳"，表明不刻意追求、退一步海阔天空的人生态度，其实还是希望学有所用。

新安医家良相、良医情结十分深厚，仕而兼医提高了医学的社会地位，对广大的新安后生都起到了引导作用。新安御医太医知识渊博、理论深厚，一出手就是大动作，撰写大部头的著作，组织大的活动，成就更非凡，贡献更大。

九、程杏轩集腋成裘"不著一字,尽得风流"

程文囿(约1761—1833),字观泉(灌泉),号杏轩,清代乾隆、道光年间安徽省徽州府歙县东溪人。出身于中医世家,少业儒术,工于诗文,有《观泉诗钞》2卷行世。20岁开始专心研究医术,时时学习方药著作,约24岁时至歙县岩镇行医,第一个患者即产后感邪、高热不退的危重病人,其据证施治而不囿于"产后宜温"之说,大胆重用白虎汤、玉烛散清下之剂,终使病愈。新硎初试,即告成功,因此声名鹊起,医名渐噪。到了嘉庆、道光年间,学验俱丰,医名更著,加之为人和蔼、赤诚,医德高尚,求诊者接踵而至。

程杏轩诊疗以内科、儿科、妇科见长,医术精湛,救人无数,屡屡能治好危重病证,名声威望甚高,时民间有"有杏轩则活,无杏轩则殆矣"的说法。其行医主要在岩镇及其周边,亦常被旌德、庐江等地患者请去疗疾。以内科、儿科、妇科见长,对急危重证的抢救,经验丰富。其弟文苑、文荃均精医,其子光墀、光台及弟子倪榜、许朴、许俊、汪鼎彝、汪有容、叶光煦、郑立传等人相继随其学医。

程杏轩诊余之暇,博览百家医著,反复披阅《黄帝内经》《难经》、张仲景及金元四大家等历朝先哲之书,每遇精辟之语辄随札记,边读书边做笔记并摘录,日积月累,积34年之心力,分类汇编成一部65万字的巨著《医述》,采辑历代医籍320余种,经史子集40余种,辑先圣经义650余条,前哲名论5 000余款,选辑医案280余则,附方191首。

该书采先贤医书之菁华,系统整理前代医学理论,综贯众说,参合心得,一向为医家所看重。近现代著名中医学家耿鉴庭,江苏扬州人,出身于书香门第,家中藏书丰富,日寇侵华时期从扬州老家逃难,仅带走了3部最珍贵的医书《本草纲目》《证治汇补》《医述》随行,可见《医述》在其心目中的位置。

《医述》成书于道光六年丙戌(1826),始刻于道光十年(1830),刊行于道光十三年癸巳(1833)。16卷,分为《医学溯源》2卷、《伤寒提钩》《伤寒析疑》各1卷、《杂证汇参》8卷、《女科原旨》《幼科汇要》《痘科精华》《方药备考》各1卷,共分130门、570类。作者诊余随手摘录历代医书精要,"或议论纯粹,或治法精良,或譬喻明切,或辨驳条畅",以札记形式"或节录数行,或采摘数语,或撷拾数字"，文字或有节略，分类汇编。

书名《医述》，取孔子"述而不作"之义，上采《素问》《灵枢》经义，下逮汉、唐、宋、明诸家哲言，取精用宏，"无一字无来历，无一字无出处"，"不著一字，尽得风流"，所谓"六经注我，我注六经"，开系统地节录诸家医论之先河，为我国中医大型类书之一，现代被列入"全国十大医学全书"，是一部切于实用而又颇具文献价值的参考书。

《程杏轩医案》3卷，初集约刊于清嘉庆十年乙丑（1805），全集刊于道光九年己丑（1829）。全书不分门类，辑录作者历年所治疑难病证验案192则，其中初集77案，续录50案，辑录65案。包括内、外、妇、儿诸科，尤以内科医案最多，尤其是医案中所载对各种危重急证的抢救，包括脱证、大出血、伤暑昏厥、小儿惊厥、麻痹、子痛、子痫等，达35例，为中医治疗急证提供了范例。对于真假寒热、实证类虚、阴极似阳等复杂病证的辨析，颇能掌握要领。在治法上亦能汲取诸家之长而有所发挥，立方遣药能随证灵活化裁。处方用药之法均卓有见地，并有成法可循。如所患何病，病属何因、应用何方、方何所本，无不逐案切实述明。诚如程氏自序中所云："夫医之为术也，蔑古则失之纵，泥古又失之拘。余自业医以来，以古为师，亦或间出新意，以济古法所未及。"

从病案信息规范化角度来看，该书大部分医案都记录了男女、姓氏、年龄等，与早期中医医案相比，记录相对翔实。其中病证、病理记述尤详，审证细致，案语精严，言简意赅，

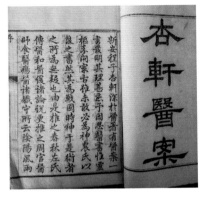

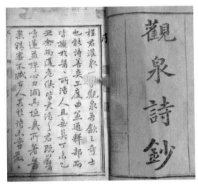

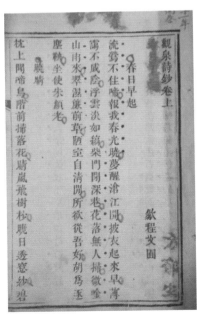

清代新安医学家程杏轩所著《杏轩医案》《观泉诗钞》（清刊本）

不仅记录成功案例,间亦记录未效、失误之案,有得有失,实事求是。其按语夹叙夹议,或揭示病机,或指明治法,或议论风生,或寥寥数语,简要而不烦琐,贵能指点迷津、启发心思。且文笔生动,刻画传神,病家之危势,患者亲友之焦急,医家临危不乱、成竹在胸之风范跃然纸上。

程杏轩广收博采,尤其推崇张景岳,其案用张景岳法者殊多。其学术特色可以概括为"治病求本、调脾养胃""辨证不明、取法试探""治病详察标本缓急""情志之病未可全凭药力""体质之殊、病治不同"5个方面,书中提出"为医首重明理""读尽王叔和,不如临证多""不服药,得中医""情志之病未可全凭药力""医者要善于体悟""尽信书不如无书""治病不可见病治病""愈病之三要""病真药假""医贵识病"等观点,对后世中医学术的演变有较大影响。

十、余春山异于古法提出"燥湿为纲"

余国珮,字振行,号春山,生卒年不详,清代嘉庆、咸丰年间(1796—1861)安徽省徽州府婺源县沱川篁村人,人称"婺源余先生"。出身于三世医家,医术得益于家传。其祖父余紫峰、叔祖余保年、父亲余钦承均以医济世。其父余钦承先天禀赋不足,自幼体弱多病,因叔祖余保年曾得隐士真传,参透《周易参同契》之理,深谙道家"性理"之学,祖父余紫峰遂命父亲余钦承拜其为师,得其真传。

《周易参同契》为东汉魏伯阳著,其学说汇融周易、黄老、丹火之功于一体,

《婺源余先生医案》(手抄本)
吴序介绍了余春山的事迹

以《易经》之阴阳变化阐述炼丹、内养之道，论述人与天地宇宙同体同功而异用的法则。余钦承质敏心诚，甚得余保年的喜欢，将技艺都传授给他。后余保年晚年得病，令余钦承为其诊脉，余钦承因诊见"真藏"之象，预示病危，不觉惊出一身冷汗，余保年却笑道："吾已自知，姑试尔指下何如耳。既知真藏可矣，吾道得传，吾复何忧？"遂安然仙逝。余钦承遵守师叔遗志，以医济世，无不辄效，兼守性命内养功夫，精神日增，寿逾古稀，无病而终。

余春山青年时擅长诗文，为国子生，受家庭的熏陶，尤其受叔祖余保年的影响，后专攻易理。其父余钦承更是常常参考古书补充医理，讲述了一些前人未闻未见的新认识。幼承庭训，耳濡目染，父亲亲传亲授，耳提面命，余春山体悟到了《周易参同契》之妙，得岐黄三昧，由易入医。中年干脆弃儒从医，寓居江苏泰县姜埝行医，主要悬壶于泰兴、泰州、姜堰、扬州、南京一带。其人性格沉静，待人接物温良恭俭让，贫者不计酬，自制余氏普及丸、辟痧丹、仓公散等施舍百姓，名噪一时。道光二十四年甲辰（1844）长子余升被推举为武孝廉，咸丰九年己未（1859）次子余鉴领解中举（考中乡试举人），同治七年戊辰（1868）中进士，不久即授编修之职，人们都认为这是余春山行善之回报。

余春山学术得益于家传，因述家传医理而著《痘疹辨证》2 卷（1850）、《医理》1 卷（1851）、《婺源余先生医案》（1861）1 卷存世，文献又载有《金石医原》4 卷、《吴余合参》4 卷、《医案类编》4 卷、《燥湿论》1 卷、《本草言体》，均未见。

《医理》分"六气独重燥湿论"等 21 小节，最显著的特点是以燥湿为纲统领望闻问切、治疗大法、专科疾病、药物性味，侧重于论燥邪致病。书名"医理"，系将易理、道家之理融入医学中。

《婺源余先生医案》共计 67 证，收录医案 70 余则，编写体例与一般医案不同，分证排列，每证录案一二则以作为典型范式，有案、有论、有方，多从辨析"燥湿"论治，多燥证之条，论燥尤为详尽，对燥证因机、燥证辨治、湿证论治、燥湿同病均有系统论述。主以清润燥湿之剂，发明方药润燥论，提出治燥以滑、治燥以膏、重用甘润、常用血肉有情之品等具体方案；无论是外感内伤还是临床各科，用药多用体软滑润、多汁多油之品，药擅用沙参、麦冬、瓜蒌皮、薏苡仁之品，全书用药不过百余味，沙参出现频率高达 86%，用药频次最高的前五味药分别是北沙参、梨肉、麦冬、薤白、知母；并以滋阴润燥、淡渗利湿为制方原则，创制了解燥汤、清金解燥汤、安本解燥汤、育阴保肺汤、甘雨汤、沛然复生汤等

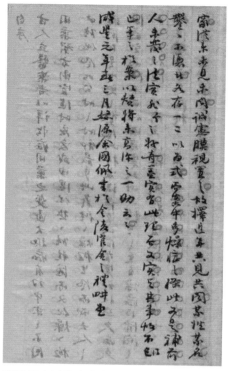

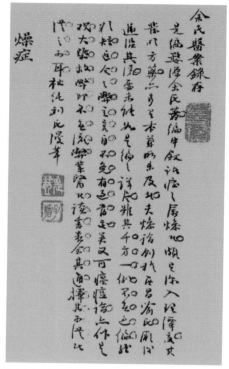

清代新安医学家余春山所著《婺源余先生医案》(清抄本)

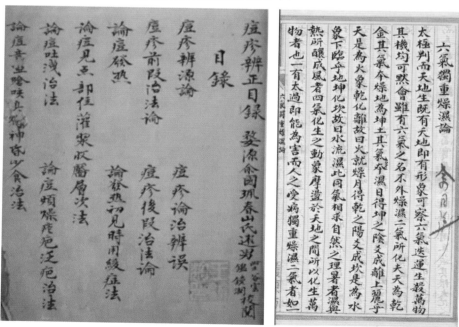

余春山所著《痘疹辨证》(手抄本)　　　　余春山所著《医理》(清抄本)

治燥系列名方，与《医理》相辅为证，理论临床相贯通。该书为后世治疗燥证树立了典范，至今仍具有很高的临床指导价值。

余春山著书立说，不拘古法，青出于蓝而胜于蓝，将家传医学发扬光大。其行医于苏南，苏南一带湿邪为病盛广，其时"燥火之病"流行，未末申初（1847年底至1848年初）"燥金极旺"，激发了余春山对燥湿二气病因病机和辨证地位的理性思考。他以家传内伤从性命源头立论，外感从运气变更之理，以禾苗易受旱涝影响、草木有汁则长青为喻，与众不同地提出"外感独以燥湿为纲"说。该学说以燥湿为纲统领病因病机、辨证诊治和选方用药，脉以刚柔辨其燥湿，药辨体质之燥湿，治重养阴润燥，针对时运燥火强调"伏邪宁多用救阴"，并从外感推及内伤、内外妇儿各科，认为万病之源无非燥湿为本，治内伤持"欲作长明灯，须识添油法"之论，改"治风先治血，血行风自灭"为"治风先养血，血充风自灭"，强调临证应随时掌握大运变更、六气之纲领和致病因素，包括药味随运变更而调整用药配方，以应付疾病无穷之变化。

"燥湿为纲"说抓住了水是生命之源这一要害所在，总以燥湿统领病因、辨证、立法、选方、遣药，独树一帜，立论传方无不有异于古法，发前人所未发，"医家病家从来未见未闻"，形成了系统的燥湿治疗特色体系。

以上介绍的12位清代代表性新安医家，10位集中在康熙、乾隆年间，明末清初的2位取得成就也在康熙年间。除了上述12位外，诸如程从周、张遂辰、程扶生、程云来、程云鹏、程应旄、程履新、郑重光、叶风、罗东逸、汪嘉谟、汪文誉、汪文琦、方肇权、吴人驹、项天瑞、程正通、吴亦鼎、江考卿、余含棻、程芝田，在新安医学各领域也都有一定的代表性，也都集中在康乾时期。而19世纪至20世纪初，同一水准的代表性新安医家寥寥无几，医学发展难以匹敌。

原因是多方面的：一是明代新安医学生机勃勃，惯性使然；二是徽州系"东南邹鲁，朱程阙里"，重教兴学，儒风独茂，是学人群体密集区，而康乾年间清廷为缓和民族矛盾，对汉族知识分子采取了怀柔政策，江南大部分儒士转入学术研究和技艺研习，尤其是医学不涉政治，医书"秦火不焚"，生老病死人人平等，不随朝代变更而发生变化，历朝历代都很重视；三是康乾年间清廷大兴文字狱、拑制思想言论自由，倡导程朱理学，引导人们钻研儒家经典、考经证史，新安学子由儒入医，学而仁则医，以程朱理学格物致知的治学精神钻研医学，成为一种必然的选择；四是康乾时期社会稳定、经济发展，为医学繁荣提供了有利条件。

所谓"康乾盛世"，新安医学在清代的兴盛轨迹、清代代表性新安医家的事迹成就和分布情况，也从一个侧面反映了这一点。从明末清初开始，我国整体科学技术渐渐落伍，在思想禁锢、万马齐喑的年代，中医药学的发展却一枝独秀，尤其是新安医学开启了医学发展的"小阳春时代"，这是一个值得研究的课题。

第三节
咸同兵燹：新安医学进入式微期

盛世之下隐藏着巨大危机，19世纪清朝政治的腐败与社会矛盾愈演愈烈，各种衰败之象逐步显露出来，清廷社会统治和管理能力日渐衰微。1851—1864年发生的太平天国运动，进一步动摇了清朝政权的统治。

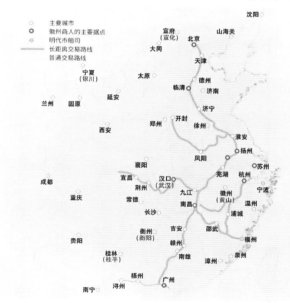

徽商主要活动范围

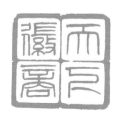

"天下徽商"印

19世纪下半叶开始,徽州遭遇了一次前所未有的劫难:清咸丰同治年间的1851—1864年,太平天国与清军展开了相持14年之久的拉锯战,长江中下游(徽商经营活动的最主要区域)成为这场拉锯战的主战场,无奈的徽商纷纷抽回资金、变卖资产返回本土避乱;"世外桃源"的徽州本是中原人逃避战乱的场所,然而这次却成了两军交锋的重要战场,咸丰四年(1854)太平军首次攻入徽州,开启了徽州一府六县惨痛的近代史。咸同兵燹,火光血水,反复掳掠,搜刮一空,徽州在这次战火中遭受空前劫难,官匪同道,生灵涂炭,社会秩序崩塌,百姓流离失所,政治、经济、文化遭受重创。徽籍学人胡在渭(1892—1944)在《徽难哀音》中描述"徽之人民几无日无时不在风声鹤唳憔悴忧伤之中"。

一、新安医学元气大伤

新安医学在这场劫难中元气大伤,医事活动也受到了前所未有的冲击。1872年,道员、歙县槐塘人程恒生(?—1897)在为许橡村《许氏幼科七种·金镜录注释》一书作的序中称:"吾徽工于医者代不乏人,自兵燹后,世传之家零落殆尽。"

以歙县槐塘村为例,此地为新安程氏聚居地,新安程氏与二程(程颢、程颐)同宗同族,宋、元、明、清四朝文风昌盛,丞相、状元人才辈出,医学、艺术盛极一时,十分显赫,出自槐塘村或从槐塘走出来的新安医家就有程文炳、程文玉、程敬通、程钟龄、程杏轩、程正通及吴山铺程氏伤科等,但在太平天国与清军多次的拉锯战中受到破坏,昔日的繁华市井十室九空,民国时期有"槐塘卖

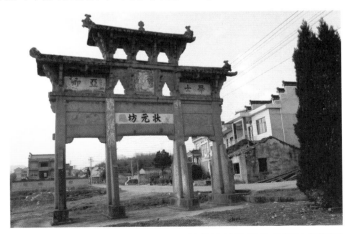

歙县槐塘丞相状元石坊(明建)

朝笏，不知来和历"的说法，曾经的繁华而今荡然无存，都在政局的动荡中被"雨打风吹去"。

咸同兵燹，无论是徽州本地，还是徽商云集的扬州府，都遭到了战火的波及，徽商因战乱的破坏而迅速衰落。无徽不成镇，无徽不成学，徽商是包括新安医学在内的徽州文化的经济基础，明清新安医家也正是伴随着徽商足迹行医各地的。原本新安医家行医即行善，为人治病不计报酬，为贫者治病不仅不收费，而且时不时还要捐助医药，因为有徽商经济作底、有徽商家族补助支持。一旦失去了经济基础的支撑，就不得不单纯依靠行医取利谋生了。

二、乱世之中新安医家的坚守

1851—1912 年的清末，新安医学进入衰退期。即使遇到这样的大灾难，新安医学虽然也遭受重创，但还是经受住了巨大的考验，乱世之中仍有新安良医济世活人的生动场面。此处选事迹突出者介绍如下。

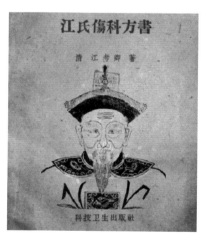

清末新安"伤科圣手"江考卿及其著作《江氏伤科方书》

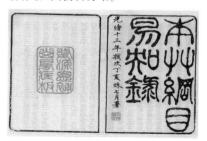

清末新安医药学家戴心田所著《本草纲目易知录》（清刊本）

江考卿（1771—1854），字国兴，号瑞屏，清末安徽省徽州府婺源县人。善治骨折、跌打损伤，且能以他骨填接已碎之骨伤，开展了手术治疗类似泌尿结石及睾丸摘除等手术。著有《江氏伤科方书》（又名《江氏伤科学》），创制多种行之有效的内外用药，提出"三十六大穴致命"说。

戴葆元（1817—？），字心田，又字或号守愚，清末安徽省徽州府婺源县桂岩（岩前村）人。先祖在江西景德镇开同心堂药店，本人习儒出身，曾被选为贡生，因屡试不中，20 余岁遂继承祖业，在景德镇经营"戴同兴"药肆，并在此行医 40 余年。每日坐诊，病人达上百人次，呻吟之声彻于里巷，都能

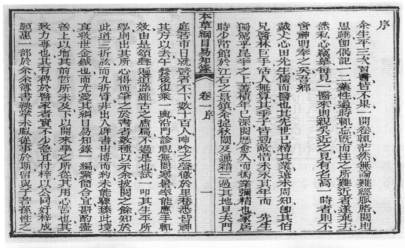

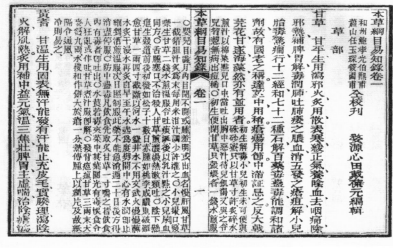

戴心田所著《本草纲目易知录》（清刻本）

应手辄效，因此颂声载道、好评如潮。咸丰、同治年间（1851—1874），左宗棠驻兵当地，恰逢江南大疫，军中士卒染疫，戴心田参与救治有功，效果颇佳，受赠"春满杏林"匾额。

晚年多行善事，教育子侄，编修医书。著有《本草纲目易知录》8卷（1885），系据《本草纲目》《本草备要》删补而成；《家传课读》4卷，包括《金匮汤头歌括》1卷、《温病条辨汤头歌括》1卷、《临证指南方歌括》2卷。

叶昶（1820—1890），字馨谷，号涪兰，清末道光至光绪年间安徽省徽州府歙县东乡梓坑人，幼时体弱，遵父命师从歙北冯塘名医程有功，学医10年，学成后行医于休宁县城北街,擅治时疫、温热病与疑难杂症,声名卓著,远道前来就诊者极多。清咸丰年间皖、浙、赣一带瘟疫大流行,其在歙县、黟县等地自设药局,自制丸散膏丹,奔走各地送诊施药,活人甚众,民间有"看过叶馨谷,死了不要哭"之说,名声籍甚。

晚年将验案交其子叶韵笙整理成《红树山庄医案》12 卷(1861)。传术于后代,代代不乏名医,长子叶熙锟著《东山别墅医案》,四子叶卓民著《种蕉山房医

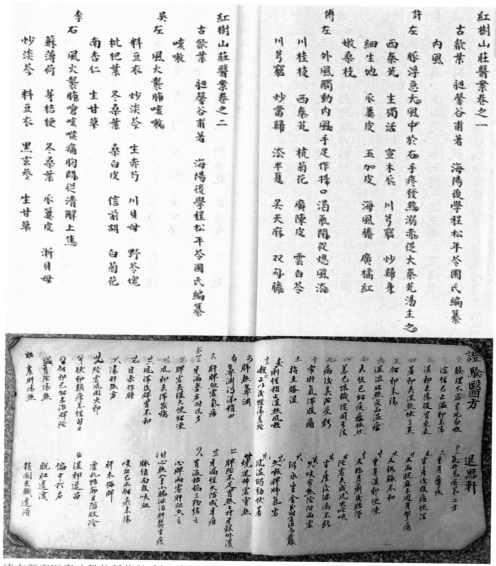

清末新安医家叶馨谷所著《红树山庄医案》《证验医方》(清抄本)

案》,曾孙叶孟轵著《两梅庵医案》等。

胡澍(1825—1872),字荄甫,一字甘伯,号石生,清末道光、同治年间安徽省徽州府绩溪县人。非专业从医,精刻印,工篆书,通音训,咸丰九年己未(1859)中举,时兵祸波及,家资荡产,流离奔走,后捐升户部郎中。因中年多病,后弃仕从医。清代乾嘉年间考据之风盛行,其中以戴震为代表的徽州朴学贡献尤大,全面地运用文字、音韵、训诂的"小学"方法,对中国古典文献进行了一次大整理、大集成。经学鸿儒们考经证史,自然会渗透延伸到医学经典《黄帝内经》等,为中医学的传承做出了重大贡献。

胡澍熟谙文字、音韵,精于训诂,素养深厚,京曹多暇,遂日事著书,这样的生活状态反而成就了他一番事业,编撰了第一部全面运用文字、音韵、训诂方法考据《黄帝内经》的专著《素问校义》(1872),综合运用形、音、义的汉学考据法,对某些字词、文句难解者予以训释,娴熟运用音韵学进行校诂而不局限于字形求义,是系统地将"小学"方法引进医学的第一人。

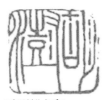

"胡澍"之印

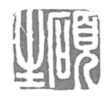

"硕生"之印

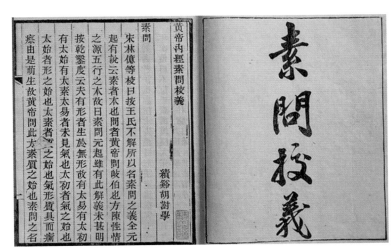

清末徽派朴学家胡石生所著《素问校义》(清刻本)

李能谦(？—1877),字光瑞,又字启赞,清末道光至光绪年间安徽省徽州府黟县三都碧山人。出身于三代医学世家,先世俱以医术闻名当地。李氏内科始于清中期,始祖为李文意,传子李寿昌,再传子能谦、能敬。李能谦弱冠成名,擅治温病和疮疡。时值太平天国军兴起,张文毅、曾国藩相继带兵入徽,分别患风疾头痛、风痰头痛,请其救治而愈,同治元年壬戌(1862)获六品官衔,名噪一

李氏家谱所载清末新安医家李能谦传

时。又时值暮春,疫病流行,经其治愈者数以千计。

其子永泽、永泗、永铎、永昆、永铉承其术,其孙李培芳(1879—1945)幼得"医之精义尽在书"家训,入乡庠后习医,文医相通,精妇、内、小儿诸科,为民国时期名医,曾任"黟县国医公会"主席。其曾孙女李筱芳,长于妇科,善治不孕之症,年过八十后,慕名求医者仍接踵于门。有《三世医案》(又名《启赞医案》)行世,系其孙李培芳整理,"江南大儒"、歙县人汪宗沂为之撰序。

俞世球(1834—1918),字得玶,清末道光、宣统年间安徽省徽州府婺源县人。自幼聪明颖悟,明理擅文,太平天国时放弃科举而学医,精通岐黄术,用法必求证于古,尤其以儿科见长,活人甚众,著有《麻痘新编》《小儿痹疾》《白喉治验新编》《摘要经验医案》《医学及门》《续医宗摘要》。后按当时惯例捐得一县丞职务,先后在江苏苏州震泽、嘉定、华亭、长洲等地任职,官至知县,为官清正。

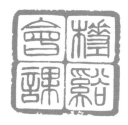

"槎溪会课"印

业儒通医的俞世球,在任期间做了一项义举:光绪十六年庚寅(1890)前后,在嘉定南翔(今属上海)创办了中医培训班——"槎溪会课",招收学员,师生相与论医、相互讨论,要求先学柯琴的《伤寒来苏集》、李念莪的《内经知要》等,再学金元四大家,"合而观之,则见其全",最后学《内经》《金匮要略》,由浅入深,循序渐进,方臻完

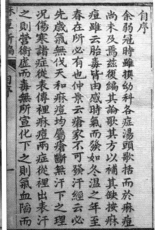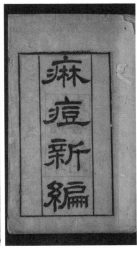

清末新安医家俞世球所著《麻痘新编》(清刊本)

善,不至于误入歧途。从学者众,实开现代中医教育之先河。

从明代的"乌聊汇讲""宅仁医会"到清代的"槎溪会课",一在本土、一在京师、一在江南腹地,跨越明清,遥相呼应,新安医学的感召力,已成为引领时代潮流的风向标。

余枃(1836—1894),一作余懋,字啸松,清末道光、光绪年间休宁县洽舍村人,长期寓居浙江省嘉兴梅里(今王店镇)。洽舍村位于白岳山麓。其出身于行医世家,先祖曾任乾隆朝御史,自祖父起始习医经商,父亲擅长妇科,把玩金石书画。余啸松自幼得父亲真传,医术更在其父之上,旁及诗词篆刻,多才多艺。撰有《白岳庵杂缀医书七种》,其中《刺种牛痘要法》《方解别录》《万选良方》为余啸松所撰,《洄溪秘方》辑自江苏吴江徐大椿《洄溪医案》,《推拿述略》系从世传夏氏《铁镜》中掇取推拿法简要易行者而成,注重温补凉泻的不同手法和功用。

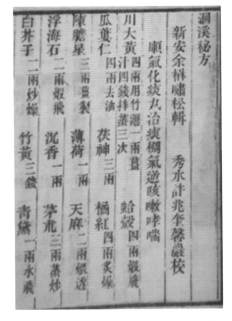

清末新安医家余啸松辑录《洄溪秘方》(清刊本)

汪宏（1836—？），字广庵，清咸丰、光绪年间歙东渔塘人。自幼失怙，14岁时由亲戚曹普携至浙江衢州，经商谋生，聪颖好学，适逢一程姓医家施送膏丹，见其手不释卷，志在医学，问答之间非为寻常孩童可及，故出家藏之典籍、搜秘授之篇章，任其揣摩，为其讲解。后问道陈思槐，问医于周洁川，究心岐黄20余载，医理、本草、诊法、脉理无所不通。著《望诊遵经》《神农本草经注解》《入门要诀》《本草附经歌括》《伤寒论集解》《金匮要略集解》等医书，前4种合其参订之《脉诀》《本经歌括》2种，由歙东汪村竹里汇刻为《汪氏医学六书》。学术上认为：知病必须知诊，诊病必须遵经，发明"相气十法"，重在望"气色"以判断病情。所著《望诊遵经》（1875）是中国医学史上第一部全面系统的望诊专著。

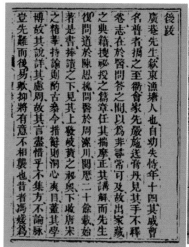
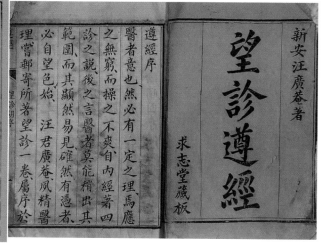

清末新安医家汪广庵所著《望诊遵经》（清刊本）

　　清末新安医学进入式微期，虽仍小有成就，但与前朝相比不可同日而语。毕竟元气大伤，疗伤以恢复元气还有待时日。

　　清代新安医学继承了明代传统，继续保持着快速发展的态势，世家医学传承有起有落、落而再起，《黄帝内经》《伤寒论》的传承创新进入新阶段，痘疹防治不断探索新思路、改进新方法，固本培元治法有新推进、学派队伍有新加入，各学科继续发展、大型医学全书不断涌现。

　　清代新安医学类书丛书层出不穷，进一步贡献出更多的鸿篇巨制。20世纪中医学术界推出的"全国十大医学全书（含类书7部、类书兼丛书1部、丛书3

部）"，出自新安医家之手的就有 4 部：明代《名医类案》12 卷（与清代《续名医类案》合计为 1 部）、《古今医统大全》100 卷、清代《医宗金鉴》90 卷、《医述》16 卷。还有 1 部明代《古今医统正脉全书》44 种 205 卷（1601），则是明代徽州出版家吴勉学之"师古斋"刊刻出版的。其他 5 部分别是类书 3 部：明朱橚《普济方》（15 世纪）、张景岳《类经》（1624）、清陈梦雷《古今图书集成医部全录》（1701—1728）；丛书两部：民国裘吉生《珍本医书集成》（1936）、曹炳章《中国医学大成》（1936）。

除此之外，清代新安医学呈现以下新的特征。一是以程敬通为典型代表的新安儒医，"述而不作，信而好古"，学古用古，得心应手，治学用心、活人为心，形成共同遵守的群体意识。二是以叶天士创立卫气营血辨证新法为代表，温病学独立体系诞生，诊疗水平产生了质的飞跃，同时郑氏喉科养阴清肺法首次治愈烈性传染病白喉，余春山提出"燥湿为纲"特异之见，许橡村"泻火存元"有效治疗小儿壮热，丰富和发展了外感温病辨证论治的方法。三是从养胃阴到养阴清肺再到养阴润燥，由防治瘟疫伤阴推及内伤杂病护阴乃至临床各科治疗均重养阴，新安养阴清润治法形成体系和学派。四是诊断学分类总结有显著成果，除继承重视脉诊的传统外，八纲辨证、望诊十法等相继提出，舌诊真正得到推广运用。

　　20世纪是中医沧桑巨变的时代，近百年来中医遭遇了一波又一波存废之争，民国时期(1912—1949)新安医家或纷涌至上海等地行医办校、立会编刊，积极请愿抗争，或行医当地潜心济世，办学办报，相互呼应，一时风云际会，风潮涌动，为中医的生存和发展做出了重要贡献。中华人民共和国成立(1949)以来，一大批新安医家薪火相传，涌现出了一批学验俱丰的中医大家，在全国以地域命名的中医学术流派中，首批全国500名老中医药专家独占鳌头，卫生部学部委员、中医药高等院校校长、国医大师、国家级非物质文化遗产项目及其代表性传承人首屈一指，省级以上中医药事业主政领导、岐黄学者、中国工程院院士、联合国"人类非物质文化遗产项目"代表性传承人也不缺席，更多的新安医学世家传人遍及城乡各地，在临床第一线为民众提供医疗保健服务。

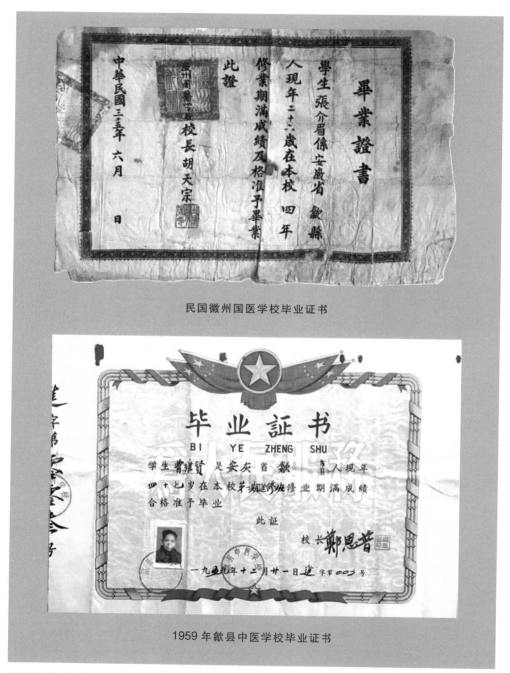

民国徽州国医学校毕业证书

1959年歙县中医学校毕业证书

民国新安医家为保存国粹,积极响应中医界的请愿抗争,如黄育庭于1937年筹办歙县国医学校;抗日战争胜利后,胡天宗继而创办徽州国医学校并正式招生。中华人民共和国成立后,1958年歙县组织成立中医学校,县长亲任校长,体现了党和政府对中医事业的高度重视,培养了一批新安医学后继人才。

晚清、民国时期西学东渐,20 世纪初兴起的新文化运动,崇尚西方文明,推行西方文化,西医学迅速发展并占据主导地位,中医学遭遇了"三千年未遇之变局",出现了严重的信任危机,影响所及,以至于近百年来中医"取缔、废止、改造、取消、退出"的声音从未停息,新安医学难免受到冲击,但表现出了顽强的生命力,一大批新安医家在抗争中薪火相传,呈现出全面复苏的局面,为保存中医基因做出了突出贡献。

第一节

徽州人在中西医碰撞中两极分裂

咸同兵燹大灾后,经过半个多世纪的休养生息,进入民国时期新安医学本已开始全面复苏,但外部世界已经发生了很大的变化,新旧交替,传统文化与西式文明交锋,虽然徽州本土四面环山,环境相对稳定,但又有一条新安江和九条徽商古道打通了与外部世界的联系,徽州人向来有外出谋生的传统,所谓"前世不修,生在徽州,十三十四,往外一丢",所谓"无徽不成镇""无徽不成学",封而不闭的自然环境和人文环境,造就了徽文化坚守传统和与时俱进并行不悖的特征,既有本土书院教育对传统文化的坚守不移,又有走出山外接受新生事物的吐故纳新,向来不乏敢为天下先、引领风气者,往往呈现出两个极端,古到极点又新到极点,两方面都达到极致,时而也会出现两极分裂、两相交锋的局面,这在中西医的大争论中有充分的体现。

一、两位徽州名流在首次中医存废论争中的交锋

民国时期随着西医的广泛传入,中医遭遇了前所未有的冲击,从 1912 年北洋政府"漏列中医案",到 1929 年国民党政府"废止中医案",否定中医的浪潮此起彼伏。而近代中国第一次废除中医之议,正是徽州人汪大燮发起的。

汪大燮(1859—1929),原名尧俞,字伯唐,一作伯棠,晚清至民国时期的外

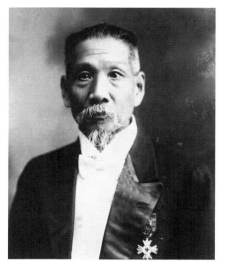

民国初期著名外交家、徽州籍人士汪大燮

交官,祖籍徽州黟县宏村,出生于杭州。清光绪的秀才、举人,曾任内阁中书、户部郎中、留日学生总监督、外务部左参议等职,先后出使英国、日本,任驻外公使;民国时期曾任北洋政府教育总长、平政院院长兼参政院副院长、外交委员会委员长、代理国务总理兼财政总长、中国红十字会第三任会长等。1919年,"巴黎和会"决定由日本继承战前德国在中国山东的特权,汪大燮力排众议主张收回主权,北洋政府屈于压力密令签约,汪大燮获悉后陈述利害,并立即告知北京大学校长蔡元培,由此引发了反帝反封建的"五四爱国运动",被喻为发起"五四运动"的隐身人。

就是这样一位富有爱国情怀的著名政治家,受当时知识界对中医持怀疑态度的影响,对中医素无好感,在袁世凯当政期间担任教育总长,意气用事,公开提出废除中医中药。晚清民国从俞樾到严复、梁启超、章太炎、梁漱溟、陈寅恪等一大批学界泰斗,都持否定中医的态度。汪大燮思想新潮,一味推行西洋医学政策,无视中国传统医学的存在。1912年底,北洋政府颁布《中华民国教育新法令》,高等教育分为文、理、法、商、工、农、医7科,医学、药学两学科各开设数十门课程,中医中药不在其中。1913年,中医业界联名上书教育部,汪大燮在接见京师医学会代表时,毫不掩饰地说:"吾国医毫无科学概要根据……余决意今后废去中医,不用中药。所请立案一节,难以照准。"

此论一出,全国哗然。时北京"中华教育社"联合江苏、湖北、山西等中医团体,提出中医加入医学系的要求,但被以"非最新学说""非具有完全科学知识"为由加以拒绝。随后公布的大学学制、各类学校规程中,只提倡医学专门学校(西医),完全把中医药排斥在医学教育系统之外,迫使中医自生自灭。

在这种情况下,上海"神州医药总会"会长余伯陶等通函各省,联合全国19个省、市的中医界和同仁堂、西鹤年堂等药业人士,组织"医药救亡请愿团",推举恽薇荪、陈春园、刘筱云、王阁如、易炳如、韩旭东、叶晋叔为代表晋京请愿。迫于压力,时任北洋政府总理熊希龄表达"西医太少要重点培养""非有废弃中医之意",至于加入教育体系则虚与委蛇、诡词搪塞,这就是近代所谓的"教育系统漏列中医案"。

颇具戏剧性的是,发起组织中医近代史上首次抗争请愿活动的余伯陶,也是一位徽州人。他在为上海代表举行欢送会时慷慨陈词:"这次赴京请愿,是我国医药界几千年从未有过的事情,是挽救我国医药的一次重大的创举。它对今后医药前途关系很大,希望代表们以坚定的毅力、百折不挠的精神去达到保存中医药的目的。"两位徽州人各自立场都非常坚定,可谓是针尖对麦芒。

余伯陶(1872—1944),字德埙,号素庵,清末民国安徽省徽州歙县人。其父到上海谋生,余伯陶即出生于江苏嘉定(今属上海)。少年时潜心研究经史百家,清光绪十三年丁亥(1887)曾赴苏州拜祖籍徽州的晚清御医曹沧洲学医,深受业师器重。光绪十七年辛卯(1891)学成后回嘉定开业,20岁又从吴门陈子然游学深造。光绪十九年癸巳(1893)迁至宝山县吴淞镇开业,光绪廿四年戊戌(1898)迁往市区九江路挂牌(今上海市九江路768号)行医。

余伯陶宅心仁厚,潜心医道,精通内、外、妇科,尤擅伤寒时疫,对热病、调理诸方面颇有造诣,名盛一时,为当时沪上三大著名中医师之一。他目睹西医东浙、中医渐趋衰落之现状,以振兴中医为己任,于光绪二十八年壬寅(1902)联络李平书、陈莲舫、蔡小香、黄春圃等发起组织上海医会,光绪三十年甲辰(1904)与陈莲舫等共创上海医学会,1906年6月成立上海医务总会,还参加周雪樵、蔡小香等主办的中国医学会,出任评议。辛亥革命爆发后,曾组织"医界助饷团"资助革命。

余伯陶在保卫国粹的请愿抗争中认识到,保卫中医还必须壮大中医队伍、提高自身素质。民国元年(1912)初,因北洋政府教育部有偏重西医之议,余伯陶遂邀请包识生、颜伯卿、葛吉卿等一起在上

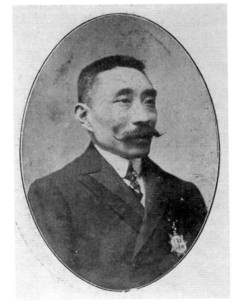

1913年"医药救亡请愿团"组织者、近现代新安医家余伯陶

海组建神州医药总会,并被推举为首任会长,在四川、福建、江西、广西、云南等省设有 10 多个分会,拥有会员数千人;1913 年主编发行《神州医药学报》,其间孙中山曾慕名延其诊视,并给予褒奖。1918 年,余伯陶在上海创办神州医药专门学校,并任校长。1923 年应慈善机构嘉定树德会聘请出任该会医生,施诊给药,造福百姓。其间及随后又有上海中医专门学校、浙江中医专门学校、广东中医药专门学校等一批早期中医教育机构相继成立。

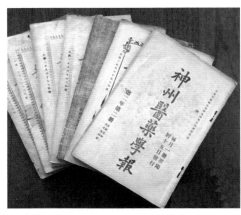
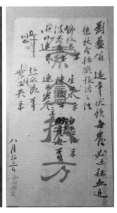

余伯陶主编发行的《神州医药学报》　　　　余伯陶处方笺

　　1929 年 2 月,南京国民政府卫生部提出"废止中医案",再次震动全国,各地中医药团体、报社和商会纷纷致电强烈反对,各界有识之士纷纷抨击和呼吁支持中医界抗争。"上海中医协会"率先发起,邀请"神州医药总会"等 40 多个团体,组织"上海医药团体联合会"统一行动,发表团结抗争的联合宣言。

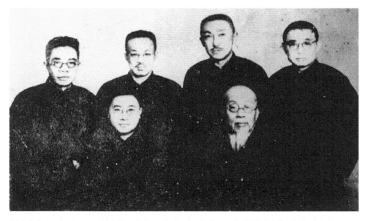

民国十八年(1929)抗争"国民政府废止中医案"晋京请愿代表团

1929年3月17日召开全国医药代表大会，当天沿途各大商店都贴出了醒目的标语："拥护中医药就是保持我国的国粹""取缔中医药就是致病民的死命""反对卫生部取缔中医药的议决案"等，会场悬挂着"提倡中医以防文化侵略，提倡中药以防经济侵略"巨幅对联，大会确定这一天为"国医节"，并决定再次组织请愿团。

余伯陶学识渊博，胸无城府，保存国粹，其功甚伟，为医药界所信赖，其领导的"神州医药总会"1928年已被上海市卫生局核准为正式医药学术团体，不便抛头露面，仍因其积极组织反抗"废止中医案"，认捐巨款提供活动经费，是请愿抗争的支柱力量，尤为南京政府所忌恨，1930年被当局勒令改组，1931年8月被迫改组为"神州国医学会"，另由他人主持会务。

余伯陶著有《鼠疫抉微》《疫证集说》《伤寒古义》《素盦医话》《救急便览》等书，喜吟诵唐宋诗词，曾著有《怀远堂集》。共传授徐孟君、郑健初、黄仲甫、支正权、吴祖尧5位弟子。

二、徽商子弟先中后西推广西医不遗余力

西医是在17世纪随着传教士来华活动而传入中国的，但很长时期推广没有显著成效，真正在西医推广方面最早有所建树的是徽州人汪自新。

汪惕予（1869—1941），原名志学，字自新，小字觚哉，祖籍安徽省徽州绩溪县余川村人，出生于上海。汪自新出身于富裕的徽商之家，是著名徽商汪裕泰茶庄创办人汪立政的次子。3岁即破蒙读书，后随多位名塾师就学，打下了良好的国学基础。1876年，22岁时师从绩溪籍进士曹作舟习帖括之学，后改随江苏奉贤名中医夏景垣学习4年，1897年在沪悬壶行医。1899年负笈东瀛，入日本筱崎医校学习西医，1903年以优异成绩毕业，回到上海在英租界开设诊所，其高明医术已闻名遐迩。时两江总督端方风疾发作，痛苦不堪，诸医束手无策，经其治疗1个月即告痊愈。

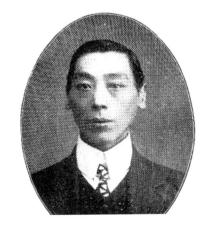

有"中国西医之父"的徽商子弟汪自新

1904 年他在伍廷芳、端方等的支持下,创办自新医科学校及其附属医院,这是真正由中国人创办并卓有成就的西医学校和医院,远近求学者近千人,一时声名鹊起。为了更快地把西医学知识传播到全国各地,1908—1914 年出版《医学世界》月刊。1909年创办中国女子看护学校。1911 年创办医学世界社,发行医书(含教科书)17 种,其中 16 种冠以《汪氏医学汇编》。武昌起义爆发后捐助支持革命,与同志共组中国赤十字社,于枪林弹雨之中救护伤病员。1913 年创办中华女子产科学校,又开办协爱医科专门学校,同年被选为全国医界联合会会长,享有"中国西医之父"的殊荣。

汪自新办医院、开医校、出医刊、编医书,开风气之先,推广西医不遗余力,虽未对中医有微言之词,却以实际行动表明了自己的态度。晚年在杭州西湖建"汪庄"(今西子宾馆),搜集古董,珍藏文物,吟诗作画,制琴抚琴。

1937 年 7 月日本侵华战争全面爆发,杭州沦陷,汪自新回沪后闭门谢客,终日郁郁寡欢。岁月嬗变,人物星散,往事如烟,只有西子湖畔的汪庄还在为世人诉说那一段传奇……

三、尴尬的胡适先生为"新文化"隐讳切身之痛

民国时期,中医存废之议作为"科玄论战"社会思潮的一部分,在思想界乃至政界都引起激烈的争论。作为中华传统文化的象征和符号,中医药学被当时

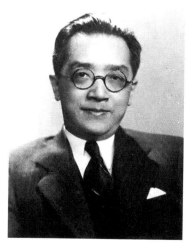

最有影响的一批思想家当作旧传统、旧文化的靶子一并否定,其中就包括陈独秀、胡适、鲁迅等新文化运动的先驱们,而胡适先生就是徽州人。

胡适(1891—1962),曾用名嗣穈,字希彊,学名洪骍,字适之,安徽省徽州绩溪县人。作为新文化运动的开拓者,胡适倡导民主与科学,反对旧道德、旧医学,认为"中医之学不是赛先生,不足信也"。然而,就在他于 1920 年任北大教授期间,突然出现多饮、多食、多尿症状,身体日渐消瘦,病情严重,北京协和医院拟诊为糖尿病晚期(后又疑为肾炎),认为无药可治,经同事马幼渔教授

新文化运动先驱、徽州籍学者胡适

引荐,请来名中医陆仲安诊治,服中药数月后,果然痊愈。这位被公认为是 20 世纪初期反对中医的重量级人物,自身生病西医治不了,却被自己嫌弃的中医治好了,成了当时人们茶歇闲聊的一个笑谈。胡适先生也无比尴尬,但仍然坚持说:"中医能治病但不认识病,很糊涂,所以不科学。"

中医陆仲安治好了西医判定的"不治之症",在当时医界引起不小的反响,西医对中医药的疗效颇感惊异,时任中华医学会会长俞凤宾博士撰文《记黄耆治愈糖尿病方药》,在《中医季刊》五卷三号九十二页和丁福保主编的《中西医药杂志》刊出:"胡适之先生,患肾脏病,尿中含蛋白质,腿部肿痛,在京中延西医诊治无效,某西医告以同样之症,曾服中药而愈,乃延中医陆君处方,数月痊愈。处方如下:生绵芪四两,潞党参三两,炒于术六钱,杭白芍三钱,山萸肉六钱,川牛膝三钱,法半夏三钱,酒炒芩三钱,云茯苓三钱,福泽泻三钱,宣木瓜三钱,生姜二片,炙甘草二钱。此系民国九年(引者注:1920 年)十一月十八日初诊,治至十年二月二十一日止之药方。"方中黄芪、党参用量超大,两者联用有大补元气、利水消肿等功效,并要求节制饮食,多吃鱼肚,清炖淡食。

然而,不知是健忘还是刻意回避,后来胡适本人对此一直讳莫如深,在 1954 年 4 月 12 日《复余序洋》、1961 年农历八月初三《复沈某》的两封信中,以及答秘书胡颂平问(《胡适之先生年谱长编初稿》第十册 1961 年 4 月 5 日记事)中,多次否定自己曾患糖尿病(或慢性肾炎)并得到陆仲安治愈一事。

但在《胡适遗稿及秘藏书信》第十五册第八十九页明确记载,其在民国十年(1921)5 月 24 日的日记中说:"出城……又送四件衣料去谢陆仲安医生(此君即治愈我的病的医生)。"事过不久,胡适又复发一次,乃请陆氏治好,之后再未复发。据《胡适的日记》(手稿本)记载:"病来了! 十五(引者注:1922 年 11 月 15 日)夜觉左脚酸痛,理书时竟不能久站;细看痛处在左脚踝骨里面,面上有点肿。睡时又觉两腿筋肉内酸痛。脚肿大像我前年起病时状况,故颇有点怕。11 月 16 日:因脚肿,告假一天。11 月 17 日:昨夜醒时口干,小便加多,也很像前年病中情况。出城访陆仲安,请他给我开一个方子。11 月 18 日:病渐好,上课,办公。11 月 22 日:上课。出城诊病,换一方,检药后,回家吃饭,已两点钟了。"可见,限于当时诊疗条件与水平,胡适患疾西医不能确诊,但西医治不好改由中医陆仲安治愈则是事实。

早在 1921 年 3 月 30 日,胡适在《题陆仲安秋室研经图》中就记述了这件事的始末,并抒发了自己的感想。当年陆仲安曾屡次为著名文学家、翻译家林琴南及其家属诊治,为表达谢意,林亲自画了一幅《秋室研经图》,画面为儒医研读经典,并题写了颂扬陆氏医术的雅文。后胡适前来谢访,陆氏特请其题记,胡博士欣然命笔:"林琴南先生的文学见解,我是不能完全赞同的。我对于陆仲安先生的佩服与感谢,却完全与林先生一样。我自去年秋间得病,我的朋友学西医的,或说是心脏病,或说是肾脏炎,他们用的药,虽也有点功效,总不能完全治好。后来幸得马幼渔先生介绍我给陆仲安先生为我诊看。陆先生有时也曾用过黄芪十两、党参六两,许多人看了,摇头吐舌,但我的病现在竟好了。去年幼渔的令弟隅卿患水鼓,肿至肚腹以上,西医已束手无法,后来头面都肿,两眼几不能睁开,他家里人才去请陆先生。陆先生以参芪为主,逐渐增到参芪各十两,别的各味分量也不轻,不多日,肿渐消灭,便溺里的蛋白质也没有了。不上百天,隅卿的病也好了,人也胖了。隅卿和我的病,颇引起西医的注意,现在已有人想把黄芪化验出来,看他的成分究竟是些什么?何以有这样大的功效?如果化验的结果,能使世界的医学者渐渐了解中国医药的真价值,这岂不是陆先生的大贡献吗?我看了林先生这幅《秋室研经图》,心里想象将来的无数《试验室研经图》,绘着许多医学者在化学试验室里,穿着漆布的围裙,拿着玻璃的管子,在那里做化学分析,锅子里煮的中国药,桌子上翻开着《本草》《千金方》《外台秘要》一类的古医学,我盼望陆先生和我都能看见这一日。"此后,胡适生病,如1930年夏秋在上海几次生病,都是由一位熟识的西医先诊断,然后请陆仲安用中药医治。

梁实秋在《胡适先生二三事》一文中,不仅提到陆氏为胡适治病一事,还提到孙中山病危亦曾请陆氏诊

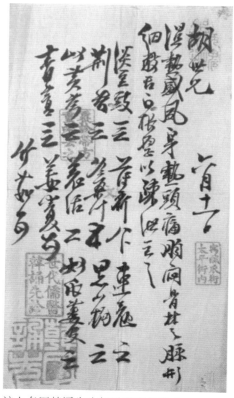

沪上名医韩诵先为胡适所开的处方

治："民国十四年（引者注：1925 年）二月孙中山先生病危，从医院迁出，住进行馆，改试中医，由适之先生偕名医陆仲安诊视。这一段经过是大家知道的。陆仲安初籍籍无名，徽州人，一度落魄，住在绩溪会馆所以才认识胡先生，偶然为胡先生看病，竟奏奇效，故胡先生为他揄扬，名医之名不胫而走。事实上，陆先生亦有其不凡之处，盛名固非幸致。十五六（引者注：1926—1927 年）之际，我家里有人患病即常延陆来诊。陆先生诊病，无模棱两可语，而且处方下药分量之重令人惊异。药必须到同仁堂去抓，否则不悦。每服药必定是大大的一包，小一点的药锅便放不进去。贵重的药更要大量使用。他的理论是：看准了病便要投以重剂猛攻。后来在上海有一次胡先生请吃花酒，我发现陆先生亦为席上客，那时候他已是大腹便便、仆仆京沪道上专为要人治病的名医了。"

　　孙中山先生于 1925 年 1 月 26 日，因黄疸及肝肿大而入北京协和医院手术，术后诊为肝癌，接受放疗后病情加重。2 月 18 日出院，转中医治疗，先后经中医陆仲安、唐尧钦、周树芬 3 人诊治。陆氏首次处方为石斛 3 钱、人参 3 钱、山萸肉 3 钱、寸冬 4 钱、生地 4 钱、沙苑子 3 钱、沙参 3 钱、甘草 2 钱，服药 2 剂后情况好转。中医仅参与治疗 1 周，至 2 月 26 日即停服中药，继续由西医利尿、止泻等对症处理，至 1925 年 3 月 12 日病逝。肝癌晚期，病入膏肓，神仙亦难医治。不过，服用中药后病情确实见好转，这一事实连当时的外籍西医也承认。当年陆仲安给孙先生开的药方，今仍保存于广东省中山市翠亨村孙中山故居。

　　陆仲安（1882—1949），清末民国北京名中医，其籍贯有江苏淮安和安徽绩溪两说，祖籍徽州的可能性极大。精医术，先后执业于北京、上海，1912 年上海市神州国医学会成立任常务委员，他又曾任中西疗养院常务董事。诊断准，用药猛，治效超人，擅长大剂量用药治疗鼓胀等疑难杂症，尤以善用大剂量黄芪、党参为特色，故有"陆黄芪"之称，与新安固本培元派特色治疗是一脉相承的。民国初期名重一时，是与萧发龙、施今墨相提并论的北京最好的"中医三块牌子"，又与另一位新安医家王仲奇齐名。声誉闻名于上流，曾为张静江、胡适、马隅卿（马幼渔弟弟）、林琴南及其家人、梁实秋家人等名流要人诊治疾病，尤以民国九年（1920）治愈胡适水肿病证而轰动一时。

　　民国时期，中西医争论激化，中医在变革中图生存、求发展。在国家巨变的历史时刻，新安医家不畏艰难，一心图存，毅然选择担当起中医传承的使命，肩负起人民健康的责任，表现出了顽强的生命力。

第二节
近现代新安医家的作为

咸同兵燹,新安医学虽受到重创,但精气神尚在,风范犹存,进入民国渐渐开始复苏,在中医存废的"遭遇战"中愈挫愈勇,发挥出了中流砥柱的作用。在徽州本地,因未过多地受到西方外来思想的冲击,在传统文化的影响下,新安医学的传承依然生生不息。

元代以前的中医史看北方,元代以后的中医史看江南,近代中医看上海。近现代的上海,海纳百川,是中医近代史的一个缩影,自然少不了新安医家的身影。面对一波又一波否定中医的浪潮,以汪莲石、程门雪、王仲奇、汪寄岩、柯湘帆、金敩辰等为代表的一批新安医家,纷纷涌入大上海这个十里洋行,济世活人、行医办校、立会编刊、请愿抗争,而行医徽州本土及全国各地的新安医家也高调呼应,交相辉映,潜心济世,蜚声海外,成为这一时期新安医学的显著特征。

一、伤寒学家汪莲石沪上低调行医名满杏林

汪莲石(1848—1935),字岩昌,号弃叟,清末道光至民国年间安徽省徽州婺源县晓起村人,出身于书香门第,家中藏书甚丰,早年业儒,本无心学医。弱冠

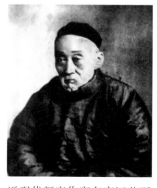

近现代新安伤寒名家汪莲石

之年随父经商于江浙地区,不料在夏、秋季身患热病,发热久久不退,请了3位名医,或以为暑热,或以为伏暑,或以为秋温,叠治不愈,折腾3年,不药自愈;同治十三年甲戌(1874)秋又赶上父亲患病,"脘腹痛、呕吐",7日后就不治而亡。痛惜之余,深恨不知医之苦,遂萌学医之志。先是自学《汤头歌诀》《临证指南医案》等著作,后问道于堂叔等本家前辈,多方请益,四处求教,博览医书,勤求《素问》《灵枢》《伤

寒论》《金匮要略》等古训,尤其对《伤寒论》用功最勤,发奋攻读,细研各家注本,觉得各有所长、各有所偏,后得江西舒驰远所著《伤寒集注》,医术大有精进。1894年在其40岁时举家迁往上海,平时热情地为亲朋好友看病,从医数十年,治愈者数千人,口碑极佳。

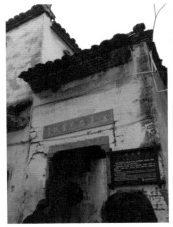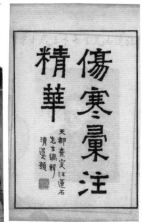

汪莲石故居和著作《伤寒论汇注精华》(民国刊本)

汪氏学识渊博,自学成才,一生从未挂牌行医,病人依然很多,从未想过橘井流芳,却因医术高明而名满天下。因为德学俱佳,声誉隆盛,在当时江南医界的地位很高,许多医道名流都以能与汪莲石交往为荣。丁甘仁、恽铁樵、程门雪都曾问业于门下,再传弟子有黄文东、丁济万、张伯臾等,俱是中医界泰山北斗。

汪莲石是仲景学派的伤寒学家,治病注重阳气,擅用温药,用药刚猛剽悍;而时上海医界多为江南温病派,推崇叶天士方法,治

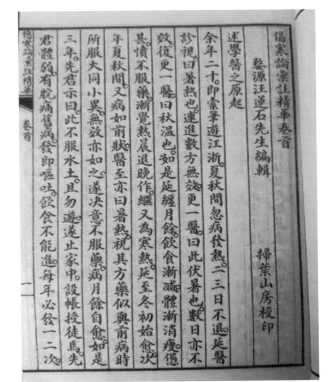

汪莲石在《伤寒论汇注精华》中自述学医缘由

疗多求清润,用药以清、轻、灵、动为风格,很少使用温补。伤寒学派与温病学派向来水火不容,当时有很深的鸿沟。自从汪莲石来到上海后,江南医家反思偏于清、透、轻、灵这种风格的弊端,逐渐接受汪氏的观点,吸收了温补崇阳思想,

兼收并蓄,辨证诊断上寒温融合,治疗上清润和温化有机结合,可以说汪莲石对海派中医的影响是革命性的,也说明海派中医海纳百川的特色。

汪氏著有《伤寒论汇注精华》6册,出版于民国九年(1920)。将《伤寒论》原文逐条注释,取家中所藏十种注释之作认真玩味,以《尚论篇》为次序,采撷张志聪、喻嘉言、陈修园、舒驰远诸家精华,尤服膺于舒驰远、崇尚舒氏《新增伤寒集注》,间附按语于后,阐述自己的见解。

一生仅写一本书,流传于世,有胜于虚言万万矣。

二、胡天宗徽州本土办刊办校呼应中医传承

胡天宗(1873—1953),字则学,号德馨,别号廋鹤,清末至民国徽州歙县南乡金竹岭人。5岁即随父读书于馆中,打下了良好的经文基础,诗词造诣较深。其父好医术,为人治病不取酬,乡里称颂。胡天宗幼常头晕,父乃劝其攻医,授予《黄帝内经》《难经》《伤寒论》和本草学诸书,历8年略有心得。22岁任教关中渭川,兼治诊务。28岁幕游东鲁,捐纳县丞,并得到袁树勋中丞的赏识,保升为知县,历充稽查收发各差,兼军营医务。晚年在家乡北岸南村"德润堂"挂牌行医,噪声东南。

其医缘甚广,交游所及,与前辈如盐山张锡纯、奉天吴世安、姑苏叶孝维、绍兴何廉臣和邵兰荪,同侪如武进恽铁樵、嘉定张山雷、镇江刘吉人、绍兴史介生,同邑黄炎武、黄育庭等医家,皆交往甚密。民国十四年(1925)初,与张锡纯、陆晋皇、杨燧熙、姜焕亭、周晓农、张山雷、恽铁樵、康维恂、刘蔚楚、高思潜、李

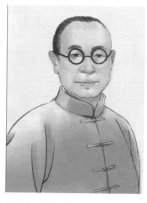
近现代新安医家胡天宗

春兰诸君,一起被聘为如皋医学社特约撰稿人,为《如皋医药杂志》72位主编之一。当他目睹农村多有人患狂犬病而惨死,自己又无能为力时,就在《绍兴医药学报》上撰文"悬赏"征集民间秘方,轰动一时。

1929年胡天宗与黄育庭一起,联合歙县医药界积极响应上海中医界抗争宣言,抗议南京国民政府"废止中医案"。1930年胡天宗与黄育庭、江友梅、洪寿民、毕霞轩、黄竹泉、汪善瑞等同仁共同努力,成立了全国医药总会歙县支会,历任副主席、执行委员兼秘

书处主任，1931 年改组为歙县中医公会，任执行委员，并与黄育庭共同主编《歙县医药杂志》，持续数年，1930—1933 年至少出刊6 期，连载了《余氏医验录》《乌聊山馆论医汇粹》《洪月芬夫子医案》《叶小峰夫子医案》《吴门近代名医验案》等一批卓具影响的先贤脉案，并积极推动新安医家与绍兴、宁波、苏州、奉天等地医家的学术交流，提升了杂志的知名度与影响力，受到医界同仁的一致好评。

民国二十六年（1937），黄育庭经南京政府中央国医馆批准，在县城东门外的许家祠堂创办歙县国医学校并任校长，胡天宗任副校长。开学未久黄育庭卒，学校停办。抗日战争胜利后，胡天宗继而创办徽州国医学校并任校长，虽然招生届数和人数尚不详，但至少民国三十五年（1946）仍在办学中。

在民国时期这个大医国手摩肩接踵的时代，要走出新安，为同行所信服，不仅需要扎实的功底，还要有机缘。胡天宗就因治愈一则"奄奄待毙，肛脐出气"的病案，被各地中医杂志争相转载，声名鹊起。刘吉人曾赞曰："先生辨证之胆识、经学之富，皆超人一等也。"

其为人谦虚好学，融汇古今，常向诸公虚心求教，无门户之见。学术上受张锡纯影响甚大，主张中西医汇通，即使在中西医论争势若冰炭之时，仍热衷于中西医学术之交流与推广，在《三三医报》《绍

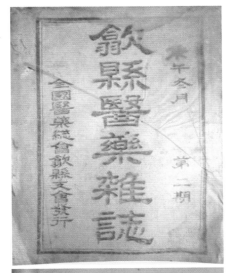

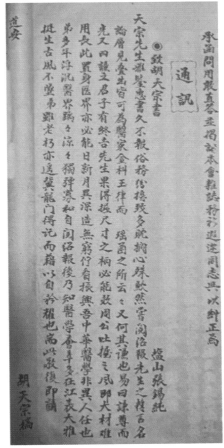

黄育庭、胡天宗共同主编的《歙县医药杂志》

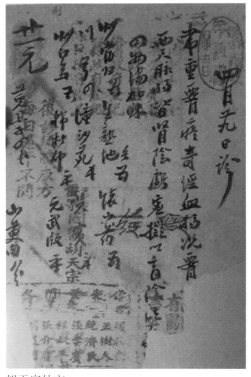

胡天宗处方

胡天宗批注医案

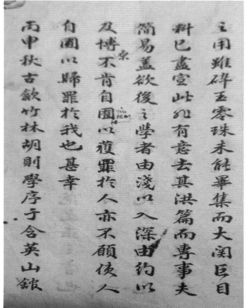

胡天宗《药性要略》自序

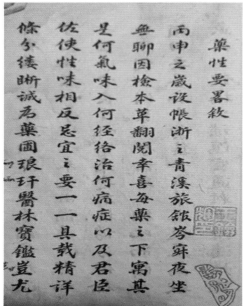

兴医药学报》《沈阳医学杂志》等刊,发表了《论早婚之危害》《节欲延年多子论》《征求研究疯狗咬人治法》《论精气神修养之道》等热点文章。撰有《天中廋鹤研精集》(不分卷)、《诊余笔录》2 卷、《药性要略》1 卷、《药物小说》1 卷、《医案汇存》1 卷等。其《药性要略》"仿东海徐氏之十剂,用昭梁之骈言,间参李唐之韵语、钩玄挈要、纲举目张,不仅利于初学者记诵,又补纲目之未逮",最为医林瞩目。平生常以奖掖后进、推挽才俊、嘉惠杏林为乐。一生带徒 5 人,门生较多,以吴紫荆(吴桂芬)最显。吴业医于杭州。

又有其族弟胡天民,字觉先,号樾馨,又号半山居士,歙县竹林人(常侍胡裔),亦为新安著名医家,曾悬壶于苏、沪一带,名噪一时,与同乡余伯陶亦为金兰之交。耽嗜典籍、学验俱丰,又善汲西学之长,于"伏暑""小儿慢惊""乳岩""噎膈"等均有发挥,著有《半山居士医案》《浣花草堂医案》《新编六因条辨摘要》等。胡氏医技精湛,为人耿直,当"先闻教育部有废中医之意,继闻丁福保、余伯陶诸兄倡办医学总会并诸君子联合请愿",遂奋笔直书、感赋二律。

其一曰:

欧风亚雨沸中原,精卫难填恨海冤;
壮志扶摇九万里,眼光注射四千年;
神农不死留英气,医界何辜付劫烟;
莽莽神州一回首,瓣香同祝力撑天。

其二曰:

遥从海外望神州,岐伯伤心仲景愁;
我代中医呼万岁,谁堪铜像铸千秋;
鸡声唤醒刘琨梦,狮醒休贻祖国羞;
秦岂无人莫轻视,请看击揖誓中流。

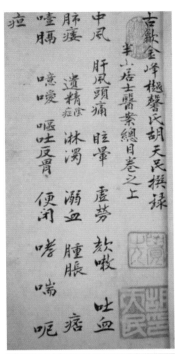

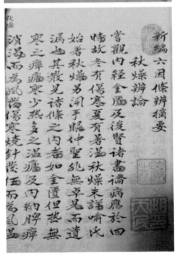

近现代新安医家胡天民《半山居士医案》《新编六因条辨摘要》手稿

三、方乾九开枝散叶传承贡献卓著

　　方乾九(1876—1961),字肇元,清光绪至中华人民共和国成立初期安徽省徽州歙县岩寺镇虹光乡忠堂村(今属黄山市徽州区)人。出身于徽商世家,14岁随舅父赴江苏兴化学徒习商,20岁拜苏北兴化名医苏成斋为师学医。3年师满,24岁返乡开设诊所,悬壶行医。

　　方氏治学严谨,白天忙于诊务,夜暇则捧卷苦读,潜心研究诸名家医籍,夏月常双足置水缸中,诵读至深夜,以防止蚊虫叮咬和困倦。虚心好学,遇到疑难求教于乡贤长辈,数年后医术大进,名噪皖、苏、浙、赣,慕名求医者络绎不绝。临证慎思不苟,疑难重症从不轻易开处方,必查阅沉思得妥后方制方处药。民国二十三年(1934)任如皋中医公会监委主席。抗日战争中为负伤难民免费治疗,并赠送医药。擅治内科杂病,尤精于调治肺痨咯血,人称"忠堂肺科""忠堂先生"。

　　1950年出任歙县医师联合会监委,1952年参加歙县岩寺区联合诊所,耄耋之年仍坚持门诊,对晚期血吸虫病引起的肝硬化、肝腹水的治疗也积累了丰富的经验。晚年尤重舌诊,潜心脉理,察脉诊病,全神贯注。方圆数百里的百姓

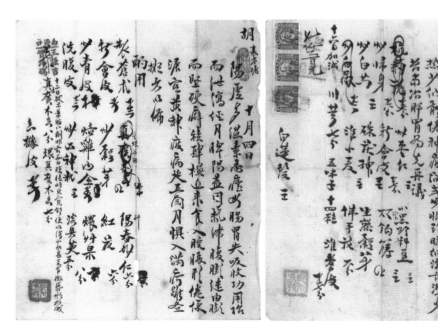

近现代新安医家、"忠堂先生"方乾九处方笺

一遇疑难重病,便用竹床、竹椅作为担架,将病人抬至忠堂。其家中客厅白果堂往往挤满了病人,成了名副其实的候诊厅。久而久之,当地遂形成一句口头俗语——"抬忠堂",足见人们对"忠堂先生"仁术济世的笃信。

　　方乾九长期在忠堂行医,一生乐善好施,济世救人,对于穷苦病人从不收受诊费,时而还垫资赠药,并常以衣食助之,名旺声扬。无力支付医药费的乡邻病人,常自捕些活鱼,偷偷放入方家鱼池中,以报答援手救助之功,"鱼报主恩"的佳话至今仍在当地流传。

　　方乾九一生诊务繁忙,着重于临证经验的积累,心系病案的整理传习,生前著有《临证医案》(又名《忠堂方乾九医案》)未刊稿本(附注"治候藏本"),20世纪70年代末歙县卫生局编辑印制《方乾九医案》内刊本。现存抄本1册11集,共录方脉93帧,从姓名、地点、就诊日期等信息的记载来看,为民国时期所留案例。以肺痨辨治为特色,以清络保肺为治疗大法。

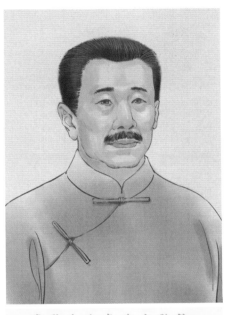

　　其子方建光、方在之,女儿方锦筠,侄方咏涛均从其学。长子方建光(1900—1968),14岁随父习医,师满考入浙江省立医专(杭州),23岁返乡里行医,精治肺疾、鼓胀,与其父一同被称为"忠堂先生"。中华人民共和国成立后,1952年任岩寺区联合诊所副所长,1956年受聘为安徽省防治血吸虫病研究委员会委员,任歙县血吸虫病研究组副组长,同年调任安徽省立医院中医科主任,后兼任安徽中医学院教师等职,多次被评为先进工作者。1968年调至淮南市保健院,同年病逝。著有《诊

方乾九长子方建光及其处方笺

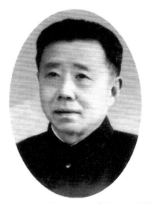

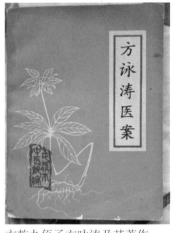

方乾九侄子方咏涛及其著作
（图中"诇"为误用）

疗随笔》1册。晚年专心研究治疗慢性肾炎、晚期血吸虫病,多有新的见解。

其侄方咏涛(1903—1979),幼读私塾,1918—1923年随父至江苏海门中孚典业学徒,因困于哮喘屡发,20岁返乡从二叔父方乾九学医。天资聪颖,得叔父亲炙真传,加之苦心孤诣,精于研修,终成名医。1932年在屯溪柏树街设寓行医,擅长内、妇、儿科,名播开化、淳安、婺源等地。抗战期间救治了无数难民,诊费全免,并时时资助其生活。中华人民共和国成立后,1951年组建屯溪市联合诊所并兼任第四诊所所长,1958年联合6家诊所组建屯溪市综合诊所并出任所长,1959年成立屯溪市中医院任门诊部负责人。1962年应聘徽州行署医院名誉中医师。"文革"期间医院停诊,重新开诊时将来家中求诊的数百人次挂号费、诊费全部交给医院。先后任休宁县、屯溪市人大代表、政协常委,徽州地区中医学会副理事长等职。有《方咏涛医案》(1976)存世,部分妇科医案曾被全国高等中医院校第四版教材收录。

方乾九一生授徒37人,殷巨宾、巴坤杰、胡文田、丰文涛、丰文升、许维心等名医皆出其门下;其中,方建光再传张祥霖、许维心,方咏涛再传其女方谨英、其子方元勋,丰文涛又传丰仁贤、黄忠明等。方乾九是近现代在传承上贡献最大的新安医家。

四、王仲奇不事张扬而扬名上海

王仲奇(1881—1945),名金杰,号懒翁,清光绪至民国年间安徽省徽州歙县富堨人,新安王氏医学第四代传人。其曾祖王学健于1820年习岐黄之业,传到其祖父和父亲时已名著江、浙、皖、赣,传今已历7代共200余年。王仲奇15岁随父学医,德承家学,因父中年早逝,使他更加发奋。22岁悬壶乡里,不数年声名鹊起，上海、杭州、武汉等周边各大城市常有慕名求诊、请诊者，时富竭仅2 000余人口的村镇，竟同时开办了8家中药铺，以应对其配方业务。民国十二年（1923）秋举家迁寓上海，1929年担任徽宁旅沪同乡会创办的徽宁中医院院长。虽然不挂牌、不登报，但不久便以擅治内伤杂病而驰誉沪上。

其临证首重望诊，不忽视问诊，悉心倾听病人主诉，耐心解释病因病机，有病人赠诗云"入门先减三分病，接坐平添一段春"。就连英、美、法、日等国驻沪领事使节也慕名求诊，还应邀赴中国香港、澳门等地出诊。因病人过多，树大招风，他不止一次遭到当地流氓的敲诈勒索甚至绑架，不得已王家雇用了保镖，就诊桌外装了钢铁栏杆，每看1号收银2元。常有研究中国医学的日本人，混迹于病人之中，凡王仲奇开的脉案处方，认为有研究价值的，均向病人索取抄录，抄讫便给处方持有人5块银圆，这样病人看一次病反倒赚了3块银圆。

王仲奇崇尚气节，1937年抗日战争全面爆发，上海沦陷，当日伪势力进驻上海租界，他立即宣告停诊，称病不出，并拒绝有"温州之虎"之称的伪军长的邀请，支持和捐赠抗日救亡的爱国运动。毕生诊务繁忙，因不堪劳苦，故晚年自号懒翁。可惜因长期超负荷工作，积劳成疾，未能高寿，1945年64岁时即逝。

王仲奇行医40余年，诊治病人近百万人次，通内、外、妇科，擅治温病和内伤杂病，精于虚痨肺病的调治，备受同道推崇，饮誉海内外。1930年被载入上海文明书局出版的百位《海上名人传》画册，与丁甘仁、陆仲安等并列为"海上名医"，成为民国

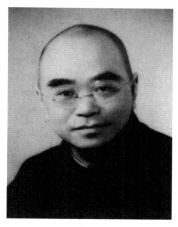

近现代新安医家王仲奇

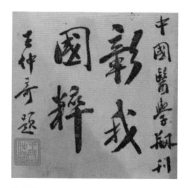

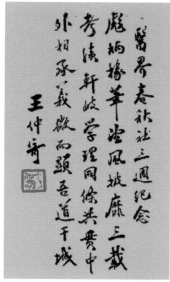

王仲奇为当时中医报刊题词

时期全国为数不多的几位著名医家。曾应邀为《丁甘仁医案》作序,给陈存仁主编的《中国药学大辞典》作跋。他虽比孟河医派丁甘仁小16岁,但常与他一同会诊、交流经验,上海医界同仁常以"丁王并称";又与另一位新安医家陆仲安并论,有诗云"吾党数陆王,盛名久洋溢"。当年北京四大名医之一的施今墨南下上海,闻其名后乔装改扮前往试探,就诊后佩服不已,称其善用经方,妙手回春。

徽州籍新文化运动先驱、一向对中医颇多微词的胡适先生,在奉赠王仲奇的一帧鼓励之词中,明确认为其医术有合于唐代孙思邈"胆欲大而心欲小"之旨和现代"大胆地假设,小心地求证"的科学方法。

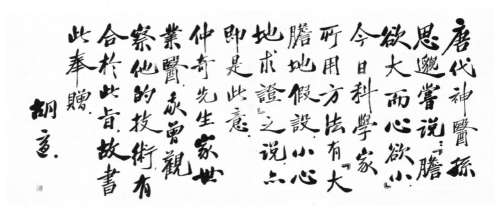

新文化运动先驱胡适先生题词称赞王仲奇医术符合科学宗旨

王仲奇早年尚著有《猴山仙馆医案》,猴山指修道成仙之处,道家自称神仙,书名有浓厚的道家意味;后期则无暇著作,其后裔于1992年为其整理出版了《王仲奇医案》,从一个侧面体现了其法活机圆、配伍精契的诊疗特色。

王氏承家学而能博涉诸家,变通化裁,不为前人所囿,亦无门户之见,主张中西医互相学习。学术上认为治病之道,在于"明阴洞阳,酌盈济虚",用药以酌其盈、济其虚、补其偏、救其弊。运用药物补偏救弊,调动人自身的因素对机体阴阳虚实加以调剂,这在其治疗湿温、虚劳、胀满、郁证等中有明显的体现。还提出脑为神舍学说,认为心脑相因、肝肾同源,强调治脑与治脾相结合。处理内伤杂病注重辨体与辨证相结合,重视调补肝肾,又强调顾护脾胃和肾气,但不一味进补,常调气血、畅气机,以通为补。用药轻灵,平中见妙,既用经方又用时方,或经方、时方并用,或参以单方,处方用药平稳精练、轻灵达变,随机应用、切合临床,极少用猛烈、贵重之品。

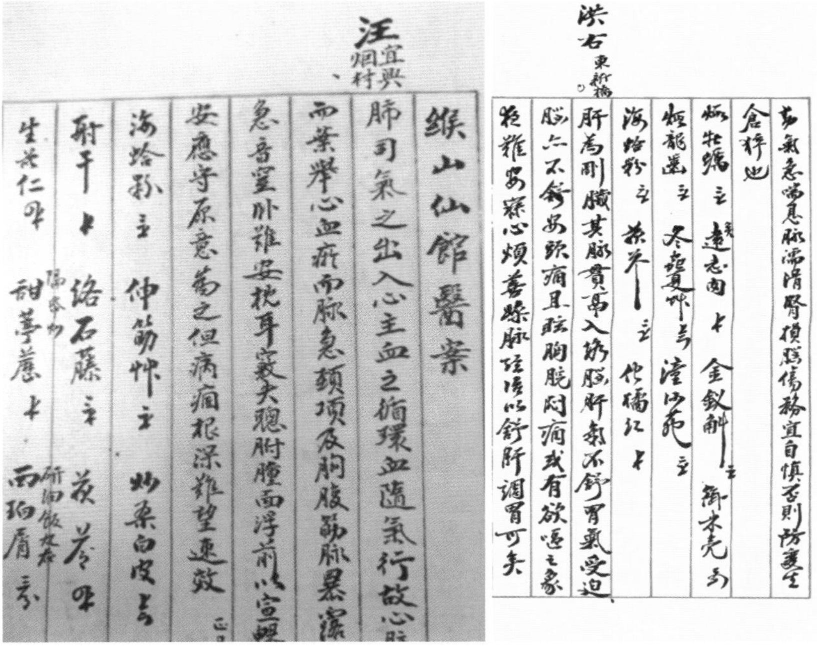

王仲奇早年所著《缑山仙馆医案》手稿

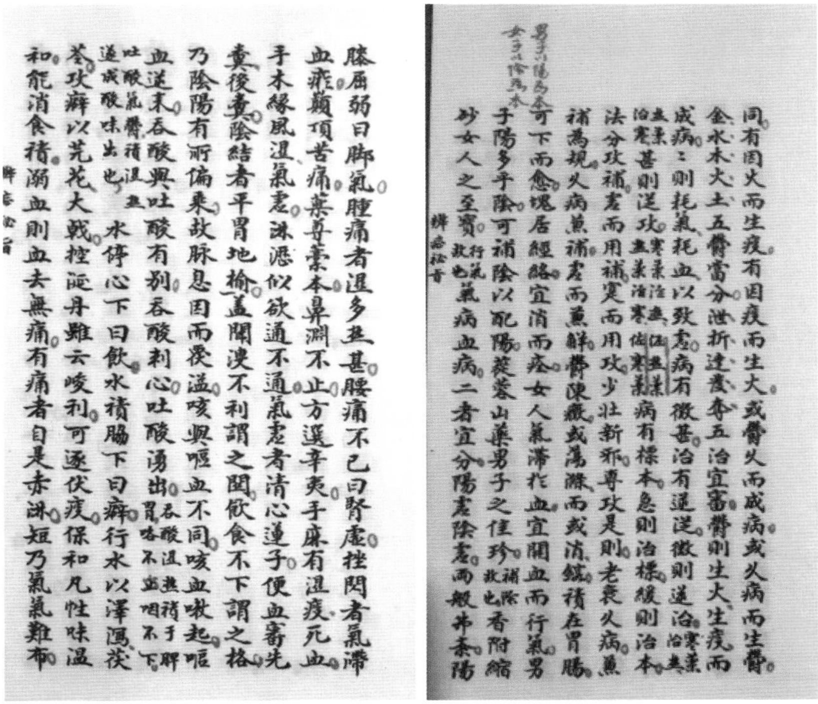

王仲奇所作《王仲奇医案》手稿

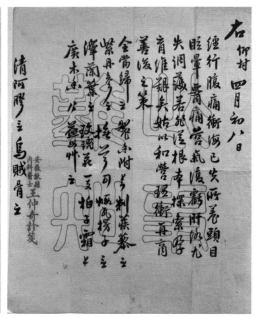

王仲奇处方笺

其处方立案字斟句酌，一丝不苟，书法挺秀，深得著名书画家黄宾虹的赏识，称赞其处方笺"笔墨精良，本身就是书法艺术品"，很多病人珍藏其处方笺。现如今，王仲奇当年的处方手迹、医疗资料等已作为珍贵的艺术品及文物，被新安故里的百姓、中医院及中国（上海）中医药博物馆等收藏。新中国成立后，其学术经验多次在沪、浙、皖及全国学术会议上被介绍交流，1962 年被上海中医界列为近代中医重要流派的代表人物之一。业传其胞弟殿人，子樾亭，女蕙娱、燕娱，侄任之，门人杨伯渔、叶阜明等，弟子众多。

五、王一仁沪杭办会办刊办院校轰轰烈烈

王一仁（1897—1949），原名晋第，清末民国安徽省徽州歙县蔡坞人。随父迁居杭州，1917 年考入上海中医专门学校，1922 年毕业后留校任教，师从孟河医派丁甘仁，曾改名依仁，以示得其薪传之意。曾任职于上海广益中医院，参加永义善堂施诊，也曾在自己的寓所挂牌应诊，擅内科、喉科。王氏沉静好学，能诗善文，天赋极高，堪称才子，而且有组织才能和强烈的爱国热情，学生时期就曾数度联络师生发起成立社团，屡败屡建，不屈不挠。

1921 年在丁甘仁首肯、丁仲英的支持下，王一仁广泛吸纳社会医家，发起成立了后来成为上海地区最有影响和地位的中医界团体"中医学会"，又与同窗戴达甫、秦伯未等一起创办《中医杂志》并任编辑长；1922 年秋编辑《江苏全省中医联合会月刊》；1924 年前后主编《三民医药报》；1927 年秋与同窗秦伯未、严苍山、章次公、许半农等创办上海中国医学院并任总务主任，又曾组织

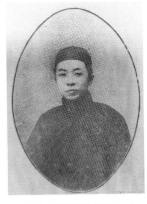

近现代新安医学家王一仁

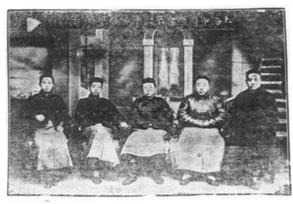

王一仁（中）与同仁秦伯未（左二）等合影

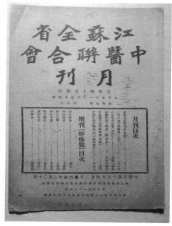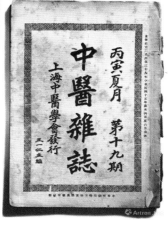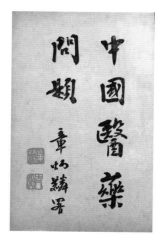

王一仁所著《中国医药问题》和其创办的《中医杂志》《江苏全省中医联合会月刊》

沧社和心社；1928年协助创办上海中医专科学校并任教员。无论是作为教员、医员还是编辑，他一直保持旺盛的精力。

1929年王一仁因病返杭休养，后举家移回杭州；1932年在杭州创办仁盫学社，1936年与同仁一起主编出版《仁盫医学丛书》，并曾担任上海国医公会秘书长。抗战期间行医于浙江衢州，治愈者众。其学识广博、著述丰富，《仁盫医学丛书》即收有其《中医系统学》《内经读本》《难经读本》《伤寒读本》《金匮读本》《方剂分类》《饮片新参》《神农本草经新注》医著8种。曾就霍乱辨治发表多篇论文与章太炎商榷，著有《中国医药问题》(1927)，章太炎作序并题签，胡适又为封面书名题字。

六、程门雪由寒入温首任上海中医学院院长

程振辉(1902—1972)，字门雪，号九如、壶公，清光绪至中华人民共和国成立后婺源县下溪头人，自幼聪慧颖悟，受徽文化的影响，打下了深厚的传统学术根基，始终自称徽州人氏、皖南程氏。年长只身前往上海，师从于寓居沪上的新安伤寒名家汪莲石门下，初入医门即深得恩师的青睐和器重，得其心传，对伤寒证治有深刻体会。时汪莲石已年届古稀，不能悉心授业，不久即推荐给孟河温病名家丁甘仁，由此入丁氏1917年创办的上海中医专门学校就读，成为首届学生，1921年以优异成绩毕业并留校执教，编写讲义、讲授《金匮要略》、内

科杂病等课程。1926 年被聘为教员，丁甘仁逝后程门雪出任教务长，兼任上海广益中医院医务主任，教书、门诊两不误，在教学和临床上施展自己的才华，1935 年起脱离教务专注于临床，自开设诊所看病。

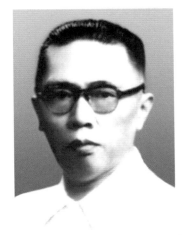

近现代新安医家程门雪

程门雪原名程振辉，改名显然取自于"程门立雪"的典故，并且程颢、程颐祖籍新安，是程朱理学的开创者，改名程门雪显然既有引以为自豪的成分，又有向前辈致敬学习的含义。程氏自幼勤学不倦，谦虚谨慎，拜了很多名师，一生虚心好学，到老亦学而不厌，即使成名后仍孜孜以求，虚心向学有特长的同道请教，终成一代名医，果如其名。

有一则故事：程门雪曾治一长期慢性腹泻病人，用常规调整脾肾之法，久而无功，患者转而求治于另一位沪上新安名医王仲奇。王仲奇一番察色按脉，诊断完毕后，索要程门雪处方审阅，凝思片刻，在处方笺上批了"此方可服，再加蛇含石 4 钱"。未料这张久服无效的方子，仅仅加了一味药，只服几剂，多年痼疾居然痊愈。程门雪得知后惊异不已，深慕王仲奇医术高明，称其为"一药之师"，决心停

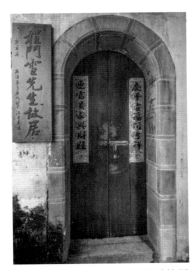

程门雪故居

业拜他为师，多次托情，可惜都被婉言谢绝。对此，程门雪引以为憾，总觉得没有得到王氏心传是一大损失。时上海医界丁甘仁与王仲奇并驾齐名，两人过往甚密。程门雪比王仲奇小 21 岁，又是同乡，故从学生时起就深受王仲奇的影响。

新中国成立后，1954 年程门雪出任上海市第十一人民医院中医科主任，1956 年上海中医学院成立任首任院长。他要求学生多读经典医著，随师临诊抄方、书写脉案，理论联系实际，学以致用。先后任上海中医学会主任委员、华东血防九人小组成员、上海市卫生局顾问、中共中央血吸虫病科学研究委员会副主任委员、卫生部科学委员会委员，当选第二、第三届全国人大代表。当时血吸

虫病患病人数有 1 000 多万,受感染威胁人口超过 1 亿,"华佗无奈小虫何",毛主席为此亲自部署,程门雪积极响应党中央的号召,多次上山下乡,深入血吸虫防治第一线,亲自为血吸虫病患者诊病,多次受到毛主席和中央领导的亲切接见。1958 年,江西省余江县消灭了血吸虫病,毛主席兴奋得夜不能寐,"红雨随心翻作浪,青山着意化为桥",程门雪功劳不小。

1961—1962 年,程门雪亲自主持"近代中医学术报告会"10 余次,主编《近代中医流派经验选集》在全国广泛传播,对中医学术争鸣起到很大的推动作用。程门雪热爱党、热爱人民,晚年逢"文化大革命",遭受长期迫害,罹染多种

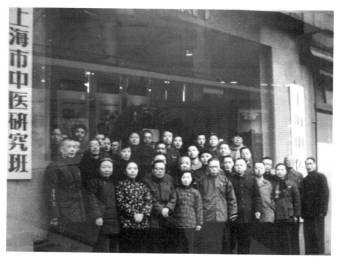

1956 年 6 月,上海市首届西医离职学习中医研究班开班,9 月 1 日上海中医学院正式开学,程门雪被国务院任命为首任院长。图为开学之际研究班师生合影(前排中右为程门雪)

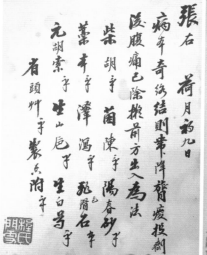
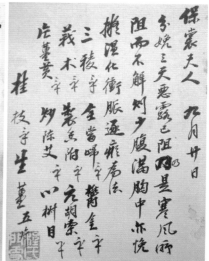

程门雪处方笺

疾患,心力交瘁,仍坚持给农民诊病,因而深受广大劳动人民的爱戴。

程门雪临证取精用宏,博采古今,其用药经验有3个阶段的变化:第一阶段为1930年28岁之前,受汪莲石影响,根据病人大多来自劳苦民众的特点,大剂量经方配伍加减,用药迅猛剽悍、大刀阔斧;第二阶段为20世纪三四十年代30~40岁时,多有富贵人家和知识分子慕名求诊,"膏粱之体"易虚易实,故治疗上遵从丁甘仁的平淡法,用药简洁、轻巧、灵动,善于轻以去实;第三阶段为晚年,经常下到工厂、农村、部队,体会劳动人民长期

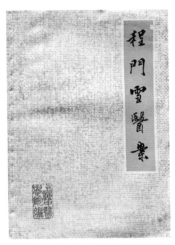

《程门雪医案》

积劳致虚、反复感染、湿热瘀滞夹杂,病情错综复杂,改用复方多法变通治疗热病和疑难杂症,熔经方、时方于一炉。其用药"三变",体现了他从实际出发、对病人极端负责的工作态度。

程门雪毕生致力于中医临床和教学工作,学术造诣深厚,倡导寒温统一与融合,传承张仲景学术的同时,尤对叶天士生平和学说深有研究,多有补充发明。一生著述颇丰,留有《程门雪医案》《藏心方》《伤寒六种》《伤寒论歌诀》《女科歌诀》《金匮篇解》《温热三种》《杂病汇讲》《叶天士医案评按》《未刻本叶氏医案校注》《叶案存真评注》《西溪书屋夜话录》等。

程门雪弟子、门生无数,现代名家何时希、夏理彬、吕荫棠、钟一棠、余小鸿、吴熙伯、费开扬、周超凡、蔡淦、胡建华等均出其门下。著名中医临床家、医史文献学家何时希,崇拜程门雪,拜其为师,终生以"雪斋"为号,以示尊敬,有《雪斋读医小记》,其一生收藏名家所制"雪斋"刻印无数,俨然成为一道风景。

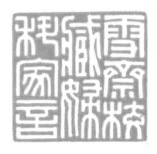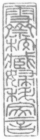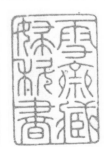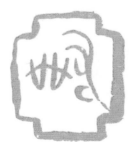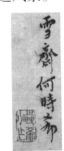

程门雪弟子何时希的"雪斋"系列印章

七、许寿仁南昌办校桃李满天下

　　许寿仁(1904—1970)，字昌，又名兆基，清末至中华人民共和国成立后安徽省徽州歙县西溪南乡石桥村人。1919年迁居南昌，青年时受业于在江西鄱阳行医的歙县籍新安医家江仲孙，寒暑三载，尽得其传。1928年参加南昌市政府中医师考试，获甲级第一名。1930年悬壶于南昌安徽会馆，尽展其才华，医名日著，数度春秋即名满全城。

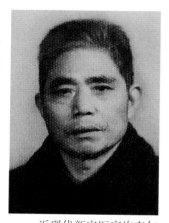

近现代新安医家许寿仁

　　许氏弟子众多，朝而诵读，昼而见证，夜则释疑解惑，先后带出徐克明、黄国祥、蔡安平、章真如、杨遇春、胡枝凤、刘德远、许道仁、许秀平等高徒。

　　他深感带徒方式远不能满足百姓求医问药的需要，于是决定办学兴教，取名"新中医讲习所"，并拟定了规章守则和课程。不料日寇东侵日深，侵华战争全面爆发，此愿未遂。抗日胜利后，1947年自筹资金创办江西中医学校，自任校长，亲自授课，亲自制定校训"勤读精研、仁慈济众"，亲拟校歌"中医学校，创立赣疆，融通中外，保健万方……"，并延请吴公陶、江公铁、卢荫曾、张海峰、熊梦等医药界名流共襄盛举；上海陆渊雷、江西姚荷生亦交之以心，肝胆相照，鼎力扶助。办校三年，首届160余学生于1950年12月毕业，行医遍布赣、粤、鄂等地。

　　在《首届毕业纪念册·序》中，他语重心长地叮嘱："诸子之业勿谓已有所成，彼此之间，互求砥砺，是皆为同学录之所必刊也。三年相依，偶然相别，诸子

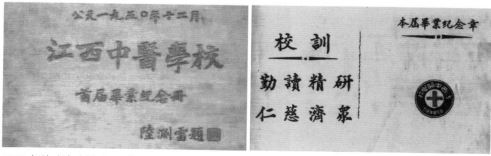

1947年许寿仁创办江西中医学校

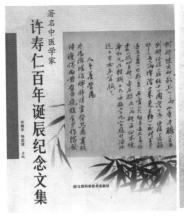
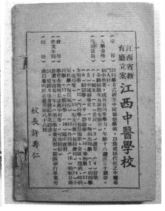
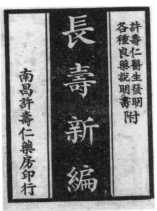

2004年《许寿仁百年诞辰纪念文集》出版　　　　　1947年许寿仁主编的《长寿新编》

志于道勿志于谷，不以术渔利也。请业宿彦，问道江湖，不故步自封也。临证处方，审慎周详，不粗率误人也。知则为知，不知不强谓知，不刚愎偾事也。余之心盖如是而已，特为临别赠言。"他要求学生做到医技精湛、医德高尚，其良苦用心跃然纸上。

中华人民共和国成立后，许寿仁曾任南昌市中西医联合诊所长、南昌市中医补习班主讲、南昌市中医药学会主任委员。今江西中医药大学设有"许寿仁中医奖学金""许寿仁中医药优秀论文奖"。

许寿仁治学上要求以《内经》《难经》《伤寒论》《金匮要略》等经典奠定根基，博采张仲景和金元四大家之学，颇欣赏李东垣、朱丹溪、程钟龄、叶天士、王清任诸位医家。重养生治未病，精通内、妇、儿科，审病缜密，遣方严谨，环环紧扣，步步为营，治病多奇效。

他根据《金匮要略》理法方药化裁创立了退肿汤（麻黄、桂枝、白术、黄芪、薏苡仁、通草、茯苓皮、赤小豆、冬瓜皮、木香、陈皮、独活），治疗各种疾病引起的水肿疗效显著；还发明有退热汤、四叶汤、调补丸、滋肾丸、女宝丸、四物疏肝散、疏肝消核丸、久咳调理丸、梅毒丸、长寿丹、补肾丹、补血丹、肺病草、灭淋草、脚气粉、育儿粉、胃痛精、补肾固精酒、妇科至宝酒、化毒散等众多名方。

许氏尤擅长妇科疾病的诊治，在"气、血、痰、郁"探讨上别具慧眼，强调冲任二脉隶属于肝，妇科诸恙往往离不了肝，拟定疏肝解郁、疏肝理脾、疏肝软坚、疏肝化瘀、疏肝泻火、清肝和胃、温肝通络、疏肝养血、肝肾两补、泻肝利湿的"调肝十法"，临床验之确有良效。

许寿仁撰有《长寿新编》(1947)、《时病论歌括》(1951)、《许寿仁验方》(1958)。卒后门人及子侄又整理有《许寿仁经验集》一书。门人徐克明、章真如、夏秉经等皆为中医骨干。

八、程六如创办《新安医药半月刊》

程六如(1904—1985),字冷庵,号乐贤,清末至中华人民共和国成立后安徽省徽州歙县石门人。22 岁赴浙江吴兴学医于沈懿甫所办的浙江中医传习校,26 岁毕业返乡,于休宁榆村设"程六如国医诊所"。民国二十一年(1932),安徽各县暴发瘟疫,休宁榆村亦未幸免,社会各界误认为是天花,施治无效,程氏认为系烂喉痧,乃吸收瘟疫之毒侵入肺胃之间,上发于咽喉所致,以清血化痧、三黄败毒治法,颇能取效,救人无数。1936 年 10 月迁屯溪沿江马路,先以疡科闻名乡里,后兼擅内、幼诸科。

因德术双馨、学识丰富,1935 年被上海《光华医药杂志》特约为撰述员。他还通过积极斡旋和不懈努力,1936 年 12 月在民国《徽州日报》第 4 版开辟了《新安医药半月刊》,每 15 日出 1 期,由他和毕成一共同担任主编,设地方医药状况、先贤遗著、新安名医传记、医药研究、临证笔记、民间验方、医药问答 7 个固定专栏,主要刊发当时徽州医界名流撰写的医疗预防专业性文章,文白相兼、体例不拘,以科普为主,深入浅出地介绍医药卫生防疫知识,为民众健康服务,间有新安前代医家医疗经验的介绍。其中连续 5 期刊出"新安名医传记",整理

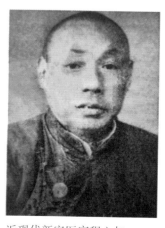

历代新安名医 29 位。作为《徽州日报》副刊,面向海内外发行,至1937 年 9 月因抗战全面爆发而停刊,共出刊 19 期。该刊权威性高,社会影响大,是民国中后期徽州地区进行医学学术交流的主渠道,并通过旅居外地的徽商和徽州学者辐射到海内外,至今仍受到徽学和新安医学研究者的普遍重视。

留有《程六如医案》(又称《冷庵医案》《甘露堂医案》)手稿,分内科 6 卷、外科 2 卷,随诊随记,按时间顺序排列,共计 900 余案,涉及外、内、妇、儿各科,为1936 年前后的病案记录。每案月份、日期、姓氏、村庄、

近现代新安医家程六如

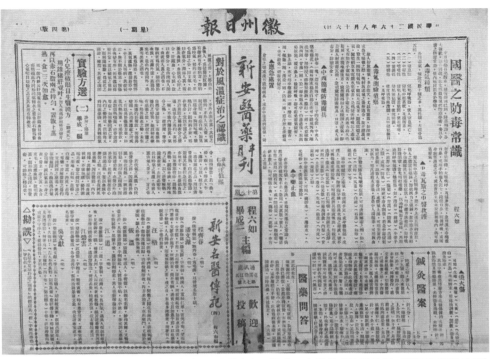

民国二十六年（1937）程六如、毕成一主编的《徽州日报·新安医药半月刊》

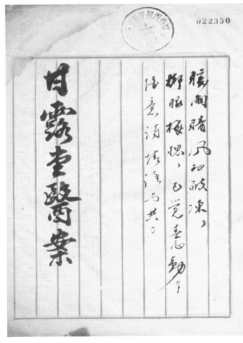

程六如所著《甘露堂医案》手稿　　　　　　　　　　　　程六如处方笺

病因病机、临床症状、治法方药等详备,医案资料比较完整。第7册第2页记录有程六如与程道南、毕成一两位同道商讨会员证审定、相关中医刊物编辑事宜。

程六如医理精深,辨证审慎,治法灵活,方脉精细,功底扎实。内科病擅脏腑辨证,博采李东垣、朱丹溪、叶天士众家之长,注重疏肝和胃、健脾宣肺之用;尊崇仲景学说,常仿建中汤、白虎汤、旋覆代赭汤之义。妇科病多以肝为用,认为多系木失涵养,积聚成郁,气逆气痛,每从肝胃论治。认为小儿病多以外感六淫和内伤饮食居多,阴伤阳亢,常以寒热双解为治。外科病内外兼顾,外用腐蚀之药或刀针,内服清利解毒之汤药,擅用托里化毒之法。

程六如有着深厚的国学基础和中医素养,心怀家国,勇于担当,力主办报、办刊传播新安医药知识,在中医废存之争、中医教育、卫生保健等方面颇多卓见,为新安医学的持续发展做出了一定贡献。他指出:"我国医药素无管理机构,也无团体组织,如一盘散沙,各自为是,虽间有一区域的医生,也不过徒讨论研究,甚且互相诽谤,其自相摧残,不一而足,致使数千年来有用之医药,未能昌明于现代,而固有之地位也被他人侵夺,言之极为痛心。吾人既悟已往之非,应开展于未来,急需认识目前国医之趋势,迎头直追,未尝不可发扬光大。"呼吁同仁精诚合作,号召创办中医药学校,设立国医医院,筹备制药厂,改良药物制作,融合吸纳西医药学的先进方法,使数千年来保全民族健康之国医国药得以发扬光大。拳拳赤子之热心和远见卓识之深刻跃然纸上,至今仍有研究学习之价值。

民国持续38年,时间短暂,这一时期的历史人物其一生往往跨越清末至中华人民共和国,发挥了重要的承上启下的作用。

第三节
新时代薪火相传

中华人民共和国成立后气象一新,虽然中医方针政策和指导思想也曾有过波折,但在历代党和国家领导人的高度重视下,中医总体进入了一个曲折前进的发展时期,新安医学沐浴着中医事业发展的春风,涌现出了一大批学验俱丰的新安医家薪火相传，无论是发祥地的新安本土，还是学术重地的安徽中医药大学，亦无论是域内还是域外。

新安医学的传承发展得到了党和国家的关心重视，多位现代新安医家受到党和国家三代领导人的亲切接见。1958 年，朱德副主席来皖视察，接见王任之；1959 年，程门雪因防治血吸虫病贡献突出受到毛泽东主席的接见；1978 年，祁门蛇伤研究所所长出席全国科学大会，受到华国锋、叶剑英、邓小平、李先念等党和国家领导的接见；2016 年，李济仁之女李艳参加首届"全国文明家庭"表彰大会，受到习近平主席的接见。

改革开放后，1990 年评选全国首批 500 名老中医药专家学术经验继承工作导师，新安医家占 10 位，这在全国 300 个左右的地市级区划建制中首屈一指、独占鳌头。到目前为止现代新安医家有 2 位工程院院士、3 位国医大师、2 支首批全国中医药学术流派、3 项国家级非物质文化遗产项目及 3 位国家级非遗代表性传承人、1 位联合国教科文组织非物质文化遗产项目中医针灸代表性传承人。还有众多的新安医学世家传人遍及城乡各地，活跃在临床第一线，为民众提供医疗保健服务，为新安医学的持续发展做出了贡献。

一、徽州本土中医传承绵延不绝

新安医家行医全国各地，在本土尤其受到敬重，其地位特殊，这种传统一直传承至今。

1.政策引导

中华人民共和国成立后，在党的领导和国家政策的主导下，各地发展合作组织，新安医家积极响应，组织参加诊所、门诊部、医务室、医院等医疗机构，延续新安血脉。兴学重教，坚守阵地，1953 年屯溪市人民政府主办中医进修班，时任市长程荫亲自主持进修班学习；1958 年歙县组织成立中医学校，时任县长郑恩普任校长，新安医家黄从周、汪南辉、殷扶伤、罗履仁等任教员，办校 2 年多，培养了一批新安医学后继人才。

2.自觉传承

本土传承上，老一辈新安医家发挥了中流砥柱的作用，除方乾九、方建光、方咏涛和程六如外，以下诸位的成就也比较突出。

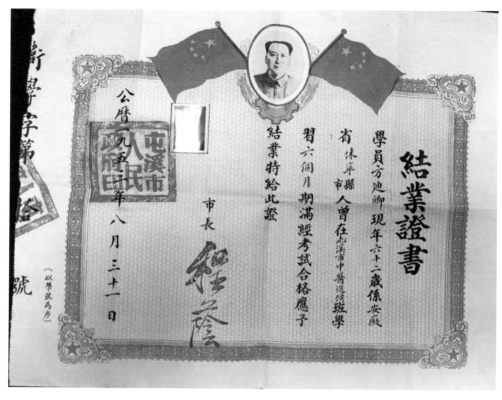

1953 年屯溪市人民政府主办中医进修班的结业证书

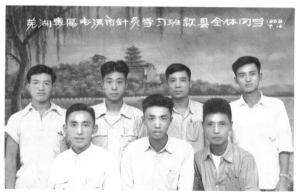

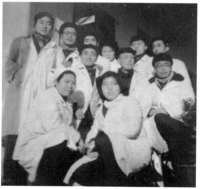

1958 年 6 月，屯溪市举办针灸学习班，图为歙县学员合影，可考的学员有：前排吴山铺程氏伤科程光祖（居中）、后排西园郑氏喉科郑铎（左一）、方建光的学生许维心（左二）、汪润身之子汪济南（右一）

20 世纪 50 年代徽州地区医院中医科、针灸科合影，可考的新安医家有程雁宾、王琴甫、胡如海、程亦成、高道煌、胡楣华

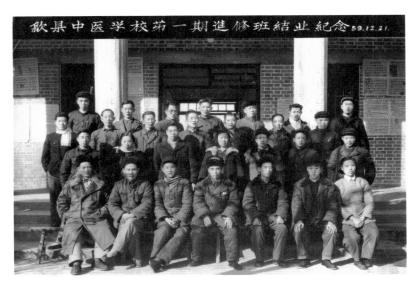

歙县中医学校第一期进修班于 1959 年初开学、年底结业，图为结业时合影。前排有郑恩普（左三）、汪南辉（右三）。可考的学员有：前排吴文英（右一）、方建光的学生许维心（右二）、二排江立彬（左一）、唐梦芝（左二）、郑绍荣（左三）、张一帖内科张舜华（居中）、黄氏妇科黄让三（右三）、三排西园郑氏喉科郑铎（左一）、方琢之（左二）、毕光辉（右二）、四排吴山铺程氏伤科程光祖（左一）、鲍盛谋（左二）、洪灶金（左三）、朱仁军（居中）、汪能斌（右二）

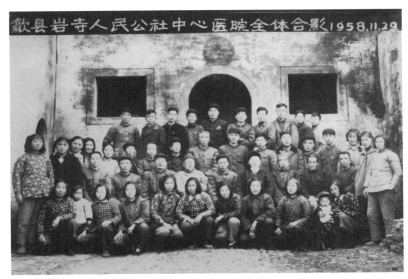

1958 年 11 月歙县岩寺人民公社中心医院职工合影，县卫生局局长吴政敏（二排居中）参加，可考的新安医家有：二排澄塘外科罗履仁（左二）、蜀口曹氏外科曹典成（左三）、西园郑氏喉科郑渭占（左四）、岩寺伤科鲍渭川（右二）、南园郑氏喉科郑墨西（右三）、忠堂肺科方乾九（右四）、三排方乾九之子方在之（左二）、岩寺内科金霁时（左四）、蜀口曹氏外科曹荫彭（右一）、四排西园郑氏喉科郑铎（右四）

郑渭占（1886—1966），歙县郑氏"西园喉科"第9代传人，其父内科、喉科皆通，虽诊务繁忙，但仍留下大量医案医话，与黄宾虹、许承尧、黄家驹及汪宗沂、汪采白父子等社会名流交往密切。郑渭占随父习医3年，再拜王仲奇深造，王氏每遇喉科怪症遂约其出诊，抗战时期国民党第三战区司令长官顾祝同患喉疾颇严重，遍访医治未愈，遂接其诊治，手术、粉药、汤剂并举，手到病除，当晚即能进食。

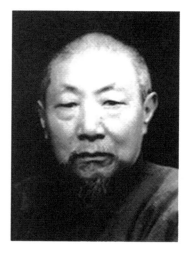

近现代新安医家郑渭占

中华人民共和国成立后，郑渭占任职于歙县人民医院中医科，治疗喉疾主用辛凉，着眼疏降，重视养阴化痰、凉血散血。著有《松巢秘录》《郑渭占医案》。郑渭占言传身教，悉心传术，亲授子孙喉科医业，茶余饭后也不忘指点迷津。其孙郑铎（1936—　），擅长运用烙法、穿刺、针灸配合治疗喉科疑难杂症，内外兼治，或攻或补，为国家级非物质文化遗产"西园喉科"代表性传承人，子孙均从其业。

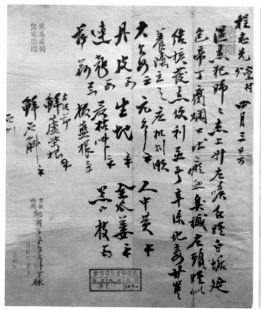
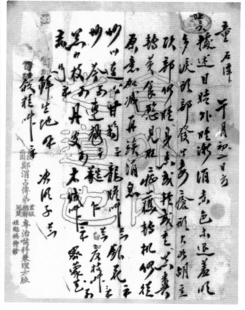

郑渭占处方笺

　　潘希璜（1893—1983），婺源县人，师从浮梁名医俞丽卿学习，熟读经典，临床60余年，专长内、儿、妇科，功擅补虚，熔众善于一炉，认为妇科疾病总不外"寒热虚实"四字，而寒热虚实必有脉证可参，至若胎产之病则有胎气不安之证，胎之所以不安，不外内伤外感，宜察其所因治之。留有《妇儿科经验录》《潘希璜学术经验选》。1960年被评为中国科学院江西分院研究员，曾任婺源县卫生院、人民医院副院长，婺源县第一届政协副主席，江西省第三届人大代表，1960年被评为省先进工作者并出席全国文教群英会。

　　程雁宾（1900—1984），歙北上丰舍头程氏内科第6代传人。4岁失怙，14岁师从富堨儒医汪钦习文学医，弱冠返乡教私塾于邻村，课徒之余，辄持《内经》《难经》研读，24岁弃教悬壶于村中。1954年组建上丰联合诊所，1956年与子程亦成一起应聘至徽州专署医院，成立中医科，任主任。擅治内科疾病，用药轻灵，处方看似轻描淡写，却屡奏奇效。他曾解释说："此为汽灯之汽嘴堵塞，物何需多，通针一根足矣，力不必重，轻轻一点即可，汽一畅通，火焰自炽，治病投药亦如此，味多庞杂无章，量多蛮攻蛮补，不中机枢，徒伤人体。"毕生行医60余年，殚精竭虑，屡起重

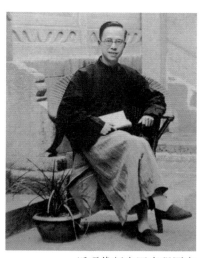

近现代新安医家程雁宾

危，用药力求价廉易得，待人平易，贫者不计酬。

　　程雁宾曾任安徽省中医学会理事、徽州地区中医学会名誉理事长、安徽省第三届政协委员。在歙县、绩溪、旌德、太平一带享有盛誉。病逝于屯溪，时值大雪，乡里数百人扫雪十里迎葬。

　　程雁宾之子程亦成（1927—1993），1946年高中毕业即随父学医，两年后独自应诊。1953年、1956年先后至安徽省中医进修学校、南京中医学院温病专修班学习。曾任黄山市中医学会理事长、安徽省中医学会理事、安徽省新安医学研究会副会长。擅内科，擅长从脾胃调治杂症，尤长于肝胆、脾胃病的治疗，重视祛邪，对化湿祛痰、活血化瘀尤有心得，以和为贵，以通为补，用药轻灵，芳香行气药三五克即可，创启闭汤治疗老年性前列腺肥大引起的小腹胀急、小便不畅，及顺气消痰汤治疗慢性气管炎，为首批全国500名老中医药专家学术经验

传承工作指导老师,其子程悦耕及其弟子吴南民从其学。

　　黄从周(1910—1976),歙县徽城黄氏妇科第23代传人,14岁随父黄竹泉学医,18岁行医,27岁考入苏州国医研究院深造,深得章次公、叶橘泉、陆渊雷、王慎轩等名师之传。曾于1946—1947年主编《徽州日报》副刊《新安医药》,1956年被聘为歙县人民医院中医师。从医50余年,带教学生20余人,殷扶伤

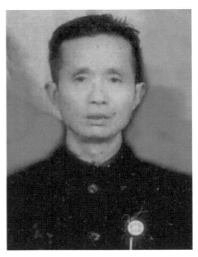

和长子黄孝周从其学。擅治妇科疑难杂症,学术上重视固正气、补气血、补脾肾,疏肝解郁,调理冲任,用药和缓,善用血肉有情之品,自制有胕损饮、荣经活血汤、安胎煎、加味佛手散、复方五子丸、增乳汤、消炎解毒汤等方剂。

　　黄从周之子黄孝周,1979年在安徽省选拔中医中药人员的考试中,以第一名的成绩选调入安徽中医学院任教,20世纪80年代返回故里,先后任歙县中医医院院长、黄山市新安医学研究中心主任,济世心厚,医技精深,成为当今新安中医妇科之中流砥柱。

近现代新安医家黄从周

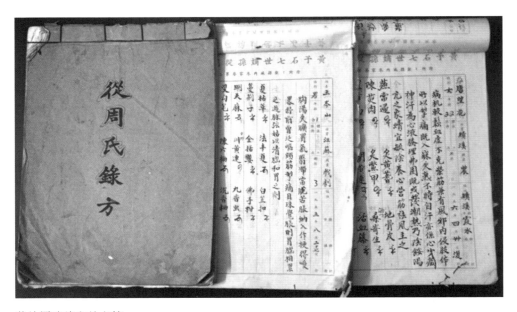

黄从周遗稿和处方笺

　　程道南（1914—1994），休宁县屯溪人，1926 年赴沪拜中医耆宿郭柏良学医，随师八载，尽得谛传，1933 年三谢师挽，负笈返屯，开设中医诊所。擅治疑难杂症，诊病拟方一丝不苟，治寒热杂症必固本清源，贫者不收诊金，且赠以丹散膏丸，民国年间曾被公推为休宁县国医公会理事长。全面抗战初期因卫生条件恶化，配制硫黄软膏治疥疮流行，求者纷纷。1951 年团结屯溪市各中医率先组织联合诊所，1959 年成立屯溪市中医医院，受任院务委员兼第二门诊部主任。

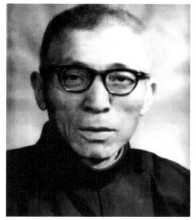

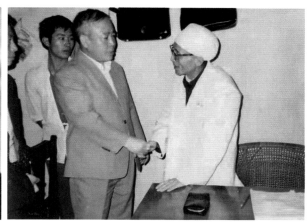

近现代新安医家程道南

1986 年时任卫生部副部长兼国家中医药管理局局长
胡熙明视察徽州地区新安医学工作时看望程道南

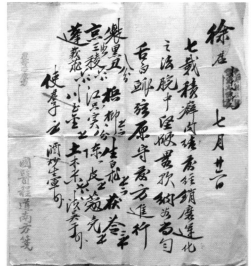

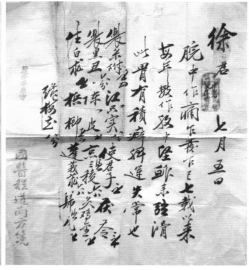

程道南处方笺

20世纪50年代被委任为安徽省和芜湖专署防治血吸虫病研究会研究员,曾任屯溪市中医学会副理事长,屯溪市人大常委会副主任、政协副主席。1986年被评为"安徽省首批从事科技工作五十年专家",1990年被评为全国首批500名老中医学术经验继承工作指导老师。弟子门生十余人,王士荣、方炜煌为佼佼者,均被评为"安徽省第三届名中医";子程泽民、女程瑜芬、婿程子良继其业。

章庸宽(1914—1997),祁门县南乡平里人。少时在药店当学徒,跟从当地人士李用槟学药习医,20岁回乡开药铺。中华人民共和国成立后分别担任祁门县中西医联合会副主任、双平区中西医联合诊所所长、双平区医院院长。临证擅治男女不孕不育、脾胃病、儿科疳积和疑难杂症,强调"脾胃为后天之本、气血之源,女子以肝为先天,经水出诸肾,肾主生殖,十女九寒",家传种子丸主治宫寒、肾虚、血瘀致不孕症,自制调经种子丸辨治冲任虚寒证,受孕成功率高,闽、浙、赣、沪病人及许多军嫂均慕名求治,民间称其为"送子观音";又以培土生

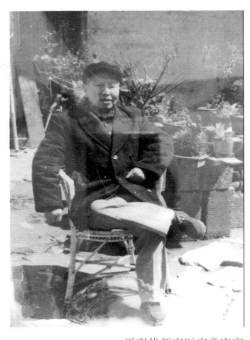

近现代新安医家章庸宽

金法配杀虫化积、清虚热药分治小儿疳积和反复感冒、咳嗽,均获良效。精于中草药栽培和加工炮制,古稀之年仍冒着风雪去大别山,成功引种天麻、祁术、茯苓、西红花、皖贝母等,为江西、湖南及安徽省培训中医药技术人员2 000余人。

许芝泉(1925—2009),休宁县人。幼读诗书,14岁拜新安医家程苓圃学医5年,1947年参加南京中央考试院国医考试获注册医师,悬壶海阳镇,弱冠即载誉乡里。1950年筹建组织休宁县医务工作者协会并任副会长兼秘书长,同年受聘任休宁县人民医院中医科主任,1960年调徽州卫生学校任中医教研组组长、学科主任,安徽省卫校中医校际教研组副组长。1963年被评为安徽省劳动模范,1975年被评为徽州地区教育先进工作者。曾任徽州地区中医学会副理事长、《徽州医学》副主编、地区科技成果评审委员、名老中医资格考核组组长。擅

内、妇、儿科疑难杂证，对脾胃病、肝胆病、肾病、冠心病、高血压病、心肌病、月经不调、带下、崩漏、不孕、小儿腹泻等疾病辨治经验丰富。

　　许氏学术上提出"人体卫外之阳为表阳，健运中州之阳为中阳，内寄肾脏之阳为真阳""人之精血津液皆属阴，真阴源于肾，阴血源于肝脾，津液源于肺胃""精血者肝肾之阴也，非滋腻无以填补；津液者肺胃之阴也，非柔润不能复其亏耗"等观点。推崇朱丹溪"阳常有余，阴常不足"说，认为"实火易清，虚火难平，阳易亢而阴难养"。治疗温病时刻顾护津液，风温初起每取轻清流动、辛凉宣散之剂；温热重证辄用鲜生地、鲜石斛、鲜芦根等以清热救津；湿温疹痦透而不畅，恒用大剂益胃养阴生津之剂，稍佐以凉透。认为内伤杂病每多阴虚，

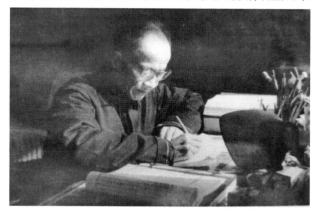

现代新安医家许芝泉挑灯伏案写作

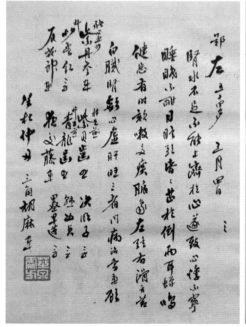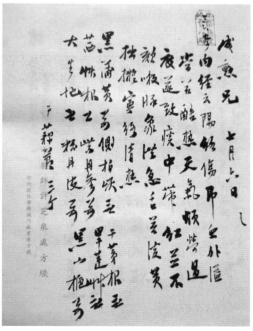

许芝泉处方笺

以肝肾阴虚居多,治以滋补肝肾为大法,尤以滋肾为要,益肾养肝、滋水涵木、滋肾泻火等运用最为得心应手。治脾虚效法李东垣,益以甘温;治胃阴不足师法叶天士,药用甘凉濡润。注重脾肾之治,脾虚轻证用沙参、莲肉、山药、扁豆、芡实、南枣等轻补,重证则用人参、党参、黄芪、白术等重补,虚不受补可先轻补或先调理脾胃,自拟有温补肾阳汤、滋养肾阴汤等方。

二、安徽中医药大学秉承新安医学基因

中华人民共和国成立后,一批新安医家被选拔进入高等学府从事医教研工作。安徽中医药大学作为安徽唯一的中医药本科院校,其前身为 1952 年创立的安徽省中医进修班(学校),1959 年正式成立安徽中医学院,2013 年更名为安徽中医药大学,由于新安医家源源不断地输入,积聚起了新安医学人才优势,从而深深打上了新安医学的烙印。

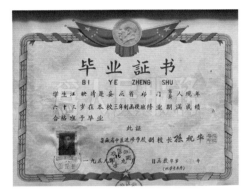

1959 年安徽省中医进修学校毕业证书

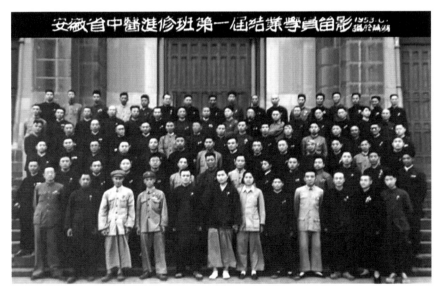

1953 年安徽省中医进修班第一届结业学员合影

1.建校之前新安医家披荆斩棘奠根基

1953年安徽省中医进修班在芜湖开学，1955年安徽省中医进修学校成立，其中既有汪寄严、杨以阶等新安医家任教，又有众多新安学员参加学习。

汪寄岩（1889—1978），原籍婺源，生于歙县徽城。1911年毕业于安徽省江淮大学文科，1912—1930年在浙江省第九中学等多所学校任教，业余学医，得建德县名中医王宝源传授。民国十九年（1930）考入上海中医专科学校，毕业后在沪行医，曾任沪上公立徽宁中医院副院长（主持工作），并作为安徽省唯一代表当选上海国医学会执行监委，兼《国医杂志》《国医丛书》《国医周刊》编辑主任。抗战全面爆发后返歙行医，曾任歙县卫生院首任院长、歙县救济院院长、歙县中医公会常务执行理事等职，期间在《新闻日报》国医副刊上发表多篇中医药普及文章。1954年任歙县医师联合会常委兼组织组长，1955年被聘为安徽省中医进修学校研究员兼教师，后任党支部负责人，1959年安徽中医学院成立后继任，并兼任附属医院内科中医师。

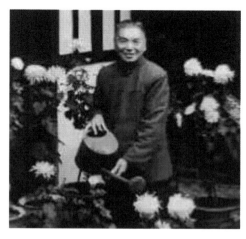

近现代新安医家汪寄岩

汪氏主张中西医互相学习，治病强调辨证，重视脉诊，辨治疑难杂证积累有丰富的经验，遇贫者治病赠药。编著有《内科实验脉学》《内经知要讲义》等教材。1962年后致力于中医药治疗癌肿研究，尤擅长治疗食管癌、胃癌、直肠癌，自拟有开关散等抗癌方，实开安徽省中医肿瘤治疗学之先河。

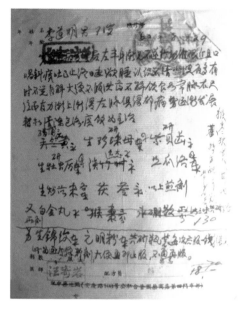

汪寄岩处方笺

杨以阶（1910—1979），歙县潜口杨氏儿科第13代传人。少承家学，15岁随父学医，18岁挂牌行医，20岁弱冠之年父逝，悬壶于歙西、旌德、黄山一带，擅中医儿、内、妇科，日诊百人。1957年参加南京中医学校第一期师资班学习1年，结业后参与组建安徽省中医进修学校并任教，兼附属医院儿科副主任医师，

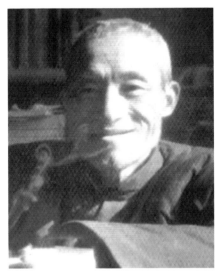

安徽省首届西医学习中医班教师，参与组建安徽省人民医院（今安徽省立医院）中医科并任副主任，晚年受聘为安徽中医学院首届研究生班伤寒、温病指导组组长。曾任中华全国中医学会安徽分会理事、秘书。学术上推崇清代新安儿科大家许橡村，以其法治疗小儿腹泻、麻疹、感冒发热、夏季热颇有心得，著有《儿科临证验案》。

其长子杨永弘曾任北京儿童医院副院长兼微生物免疫研究室主任，特级儿科专家；次子杨永弼曾任职广州市人大秘书长。

近现代新安医家杨以阶

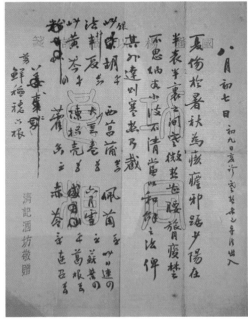
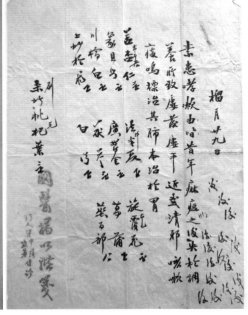

杨以阶处方笺

门人还有汪中琦、汪延基等。

2.建校之初新安医家筚路蓝缕启山林

1959 年安徽中医学院建校伊始,便汇聚了一批新安医家执教杏坛,约占当时中医教师总数的三分之一,为安徽中医药高等教育提供了人才基础,也秉承了新安医学的优质基因。如杨氏儿科杨以阶、郑氏喉科郑景岐、王氏内科王乐匋、张一帖内科李济仁、龙川胡氏内科胡煌玛和新安明医汪寄岩、吴锦洪、巴坤杰等,筚路蓝缕,开启山林,成为中医基础、四大经典、中药、方剂、临床基础各学科奠基人,将新安医学的印记深深地烙刻在大学教育的历史上。

郑景岐(1918—1992),歙县郑氏"南园喉科"第 8 代传承人。幼承庭训,继承家学,1942 年悬壶梓里,专事咽喉、口齿、唇舌疾病和内科疾病的诊疗。1962年调入安徽中医学院,创建了中医喉科教学和临床科室,为首批全国 500 名老中医药专家学术经验继承工作导师、首届中国中医学会耳鼻喉科专业委员会顾问、新安医学研究会顾问,享受国务院特殊津贴专家。

学术上强调吹药是喉科临证重要手段,研究了吹药的加工制作方法、方药组成、适应病症、给药方式,总结出解毒消肿法、涤痰开关法、去腐化毒法、生肌长肉法、安络止血法等外治法,指出施药要有法度,防止呛咳。其治喉痹诸证从

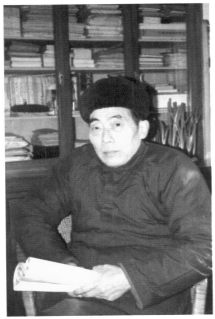
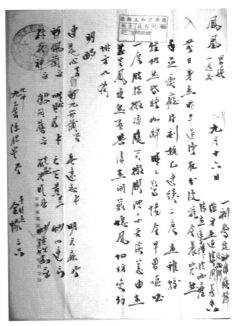

近现代新安医家郑景岐及其处方笺

辨痰祛风入手,方药中每加薄荷一味,疏风散热、辟秽解毒。

郑景岐业医生涯 50 载,桃李芬芳,子郑日新承其术,为第五批全国老中医药专家学术经验继承工作指导老师,"安徽省第二届国医名师"。父子均为硕士研究生导师,父子俩人共同主持整理郑氏喉科遗存 26 种和医案 6 种,参编全国中医院校第二版教材《中医喉科学》。

王乐匋(1921—1998),歙县富堨新安王氏医学第 5 代传人。中华人民共和国成立后入安徽省首届中医师资班、南京中医学院教研班研修,后调入安徽中医学院任温病教研室主任,硕士研究生导师,全国首批 500 名老中医药专家学术经验继承工作导师,卫生部高等医药院校中医专业教材编审委员,首批享受国务院特殊津贴专家,林宗杨医学教育家奖获得者。曾任中华全国中医学会内科分会理事、安徽省中医学会内科分会副会长、新安医学研究会首任会长。

早年行医乡里,临证善用仲景方而屡获殊效,被誉为"王伤寒";从教后由"阳明为成温之薮"入手研究温病,成为温病学大家。他从《景岳全书·伤寒典》等著作中悟得"回阳之中必佐阴药,滋阴之内必顾阳气"之理,创立了一系列邪正合治或寒温并用的方剂,认为张仲景、叶天士辨治温病都不能说已尽善尽美,提出诊治外感病的"寒温并用,扶阳护阴"大法,创立了一系列邪正合治或寒温并用的方剂。他认为,治湿温当于中焦求之,湿之伤人伤脾胃之阳者十之八九,其以健脾化湿治疗汗证、水肿、黄带、溃疡性结肠炎、痰证、黄疸等,每获奇效。

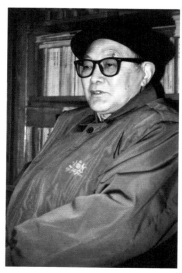
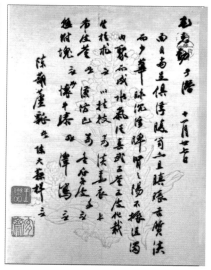

近现代新安医家王乐匋及其处方笺

其整理校注《医述》《外科正宗》《叶选医衡》《医效秘传》《圣济总录纂要》《王仲奇医案》等医籍, 1986—1995 年与余瀛鳌等领衔整理出版大型中医文献丛书《新安医籍丛刊》, 1998 年又编撰出版《新安医籍考》, 并著有《续医述》《老匋读医随笔》等书。医文兼通, 对文字、训诂、目录、版本考据等均有涉猎。喜爱诗词书画, 擅长行、草、篆书, 精于画竹, 书法界评其书法"甚富书卷气, 作品处处能入古, 常常出新意, 形成自家风貌"。因其在医、文、诗、书、画诸方面的造诣, 业界称其"风流直逼一瓢翁(引者注:指清代温病四大家之一的薛雪)"。

王氏从医从教 50 余载, 桃李天下, 吴毅彪、任何、吴南民为其得意弟子, 其医学成就编入《中国现代百名中医临床家丛书·王乐匋》中, 为著名中医教育家, 国内新安医学和温病学学科的带头人之一。

巴坤杰(1924—2005), 歙县渔梁枫树山人。15 岁师从新安医家方乾九, 为其关门弟子, 又师承叔父巴觉春, 出师后行医梓里。1958 年毕业于安徽中医内经研究班, 曾在歙县医院、宁国县医院任医师, 后入安徽中医学院任方剂教研室主任, 硕士研究生导师, 首批全国 500 名老中医药专家学术经验继承工作导师, 中华中医学会方剂学分会、安徽省分会理事、顾问, 安徽省高校教师职务评审委员会中医、中药、中西结合学科评议组组长, 享受国务院特殊津贴专家, 曾任安徽省政协常务委员、安徽省政协文教卫委员会卫生组副组长。著有《方剂学问难》《中医临床手册》等。

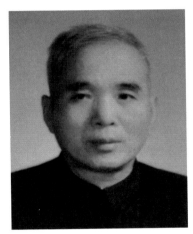

现代新安医家巴坤杰

临床上强调审因论治, 脾胃为本, 治疗胃病重视气血双调, 还创制了消食粥、木香乌麦饮、益寿酒等食疗方。擅用柴胡, 喜配前胡治疗胸闷、咳嗽。制方简便轻灵, 喜用花类, 如治夏月伤暑常选扁豆花、荷花, 治诸般胀满喜用厚朴花, 治妇女痛经选用玫瑰花, 治胃气不和诸证选用佛手花, 治诸般郁证选用绿梅花。晚年专攻肝病, 创制了治疗急性黄疸型肝炎的急肝汤、治疗慢性迁延性肝炎的迁肝汤, 治疗晚期肝硬化肝腹水的活瘀消积汤等系列方。

培养学生众多, 其子巴执中和弟子肖金得其薪传。

胡煌屿(1929—2014), 绩溪龙川胡氏医学第 11 代传人。自幼随父胡震来、兄胡节君学医。胡震来擅治伤寒、温病，时疫治疗也有独到之处，胡节君擅治急慢性肝病。1948年随兄行医于浙江余杭、临安等地，1954年在绩溪瀛洲联合诊所工作，1958年入安徽省中医进修学校中医师资班学习，毕业后留安徽中医学院任教，硕士研究生导师，先后担任伤寒教研室主任、图书馆馆长、学位委员会副主任委员、职称评审委员会委员，安徽省中医学会常务理事，享受国务院特殊津贴，著有《中医内科学》《通俗伤寒论讲义》等教材。

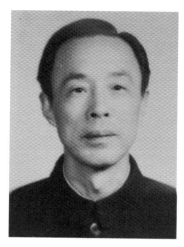

现代新安医家胡煌屿

作为伤寒学专家，胡煌屿认为《伤寒论》六经病证不仅反映了六经所系经络脏腑的生理病理变化，而且也是正气与邪气相互斗争的具体表现，六经病证除统赅疾病的八纲证候错综互见和彼此转化外，还运用了八法进行施治，理法方药完备，有效地指导了临床实践。培养学生数十人。

3.复校之际吸纳一批新安医家，后继接力续传承

1979年安徽中医学院恢复重建时，再次选调了一批新安名中医充实教学队伍，如绩溪胡氏内科胡翘武、歙县曹氏外科曹恩泽、黄氏妇科黄孝周，以及胡国俊、吴曼衡、张宁生、许冠荪等名家，新安医学师资后继有人。

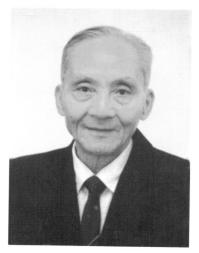

胡翘武（1915—2002），歙县人，生于绩溪。幼承庭训，诵习医经，稍长从歙县名医汪泽民学医，5年卒业，悬壶皖南郎溪县城，旋即名噪乡里。1947年参加南京中央考试院国医考试获注册医师，行医乡里，曾任宣城地区中医学会会长。1979年膺荐至安徽中医学院执教，硕士研究生导师，首批全国500名老中医药专家学术经验继承工作导师，安徽省中医高级职称评委会委员。任安徽省中医学会内科分会理事，新安医学会顾问、全国中医老年病学会委员等职。

现代新安医家胡翘武

　　胡氏岐黄生涯 60 个春秋，学验惧丰，审证入微，不放纤毫，四诊舍从自如，善捕独处藏奸之症。精于中医内科外感热病及疑难杂证之诊治，认为大江两岸湿热居多，湿热之邪又最易伤阳耗阴，故于清热化湿中时刻顾护阴阳；内科杂证强调脏腑辨证，重视燮调阴阳，活泼气血，对内伤湿热病证的辨治颇有独到之处。用药轻灵，讲究一药多用，重配伍剂量。著有《中医临证三字诀》《老中医经验集·胡翘武专辑》等。

　　其弟子颇多，其子胡国俊今为第二届"全国名中医"、安徽省首届"国医名师"，范刚亦得其真传。

　　许冠荪（1940—　　），1962 年毕业于复旦大学生物系生理学专业，1962—1975 年任中国科学院上海生理研究所实习研究员，1976—1978 年调至徽州地区卫生局工作，1978 年调至安徽中医学院针灸经络研究所工作，1986 年被国家授予有突出贡献的科技专家称号。曾任中西医结合基础专业硕士研究生导师组组长，安徽省生理学会副理事长，中国人体科学会理事，国际胃肠电图学会理事，享受国务院特殊津贴专家，安徽省政协第八届、第九届常务委员。

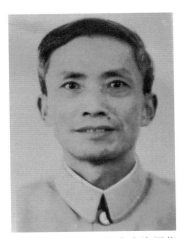

现代新安针灸研究专家许冠荪

　　许氏主要从事针灸调整作用机制研究、神经内分泌免疫网络与胃肠关系研究，发明胃肠电图仪，主持或参加国家和省部级科研项目 12 项，获奖 11 项，其中安徽省科技进步奖 4 项，主编或主译《经络物理研究》《消化道生理及病理生理学》《胃电图及临床应用》等著作 12 部。

　　曹恩泽（1941—　　），歙县蜀口曹氏外科第 5 代传人。1960 年考入安徽医学院医疗系，毕业后在宣城孙家埠卫生院工作 13 年，1975 年安徽省第四期"西学中"班毕业，1979 年安徽省中医统考被选调至安徽中医学院第一附属医院中医内科工作，1995 年组建肾内科并担任科主

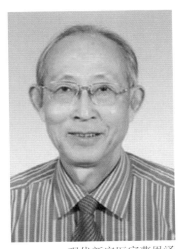

现代新安医家曹恩泽

任,2000年肾内科被确定为国家中医药管理局重点专科。南京中医药大学博士研究生导师,第二届"全国名中医",安徽省首届"名中医""国医名师",第三批和第五批全国中医药学术继承工作指导老师,享受安徽省政府特殊津贴专家。曾任安徽省中医药学会常务理事兼肾病专业委员会主任委员。著有《曹恩泽内科临床精华》,其医学成就编入《中国现代百名中医临床家丛书——曹恩泽》中。

临床上他认为,肾病可从脾论治,慢性肾病辨治当注重"用药轻灵",活血化瘀通络法当贯穿肾脏病治疗始终。他指出,肺、脾、肾三脏功能失调乃慢性肾炎发病之本,水湿、湿热、瘀血为致病之标,当治以"清补相合"法。慢性肾衰竭从三焦辨治,立"清降补益通络"法辨治慢性肾衰,益气养阴、活血通络法辨治糖尿病肾病,扶正祛邪辨治慢性肾炎。研制的肾康颗粒、糖肾康颗粒、解毒泄浊颗粒剂等院内制剂被广泛应用。荣获2005年度安徽省科学技术奖三等奖,2006年荣获中华中医药学会"首届中医药传承特别贡献奖"。

其学生众多,王亿平、胡顺金等为其得意弟子。

三、省内外跨域培养形成"大新安"传承格局

历史上新安医家的足迹遍及天下,他们的脚步走到哪里,新安医学的种子就会在哪里生根发芽。所以,新安医学并非局限于发祥地,而是根植于本土而又不断地向外辐射,具有地理新安与学术新安相结合的特色。中华人民共和国成立以来,除徽州和安徽中医药大学外,新安医学省内外跨地域的传承亦形成气候,程门雪在上海、许寿仁在江西学生众多,就是典型的例证。除此之外,以下诸位的成就也非常突出。

杨伯渔(1909—1976),歙县潜口杨氏儿科第13代传人。7岁入学,12岁入屯溪商校,毕业后到杭州源墅纸店当学徒,后到衢州纸店经商。14岁从潜口医家金安伯学医,23岁时又赴上海从姑父王仲奇习医,尽得心传。抗日战争全面爆发、上海沦陷后回乡创业,曾为黄山游击队送药品。名师出高徒,中华人民共和国成立后在屯溪应诊,医术高超,时有"杨半仙"之誉。

1953年来到景德镇做短暂停留,轰动了整个瓷城。20世纪的景德镇悬壶应诊的名医不少,但并没有产生轰动效应。他是应浮梁县卫生科聘请,来到县

卫生院(地址:莲花塘)应诊的客座中医。消息一传开,门诊挂号人数与日俱增,从100号到200号甚至更多,预约时间越拉越长,镇中其他医院几乎全部停业,门诊无人问津,住院病人自行出院。周边一二十个市、县疑难杂症患者也都慕名而来。顿时莲花塘畔人山人海,万头攒动,人声鼎沸,盛况空前,虽有专人维持秩序,但插队现象仍不时发生,以致秩序失控,而浮梁地委、专署均驻在莲花塘。地委、县委对此十分重视,曾先后3次召开紧急协商会议,地委、县委书记和宣传部部长亲自参加审查提问,疑难杂症治疗的专业问题则请名老中医解答,均能实事求是一一作答。其脉案处方简明扼要,数十字即将"病机、主要症状、脏腑辨治原则"等高度概括。有胆有识,常开甘遂与甘草等十八反配伍用,常在处方笺中注明"忌药照用",疗效甚佳,从未出过危险,实际起到了相反相成的作用。

鉴于杨伯渔应诊时不仅秩序紊乱,而且影响了各个行业的正常生产,县里决定请安徽派人将其押回屯溪,但市民自发组织请愿团涌向政府大院请愿,不得已折中处理,让其在城乡接合部的一处大宅院内应诊,加强疏导管理。此前有关部门对广大人民群众做了大量政治思想工作,县政府各区公所发出通知,相告4月就诊患者挂号已排到12月,凡是得重病有必要找杨伯渔医师诊治者,必须经区卫生所检查介绍方可,老病或卧床者一律等候到12月方可前往,其他医师诊治则不限,秩序大有改善。

1954年底,杨伯渔受聘入江西医学院第二附属医院工作,1956年将个人治疗肺痨验方葆肺汤献出,"炼药""酒提"研制成"葆肺露",临床运用多年效果很好,后进一步研制成"葆肺片",降低了药价,缩短了疗程。1957年调入江西中医学院附属中医实验院开展矽肺治疗研究。中医肺病诊治专家,著有《伯渔矽肺医案》《虚痨论治》《中医戒毒方药》等医著。

王任之(1916—1988),歙县富堨新安王氏医学第5代传人。1932年17岁时随伯父王仲奇习医于沪,1935年返里应诊,以擅治温热病和鼓胀等杂症闻名乡里。20世纪30年代接触马克思主义,青年时即参加革命,以"英子"为笔名发表进步作品,参加左翼文艺活动,敬仰鲁迅,与巴金、臧克家、卞之

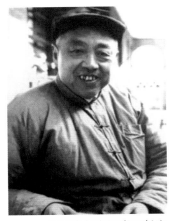

近现代新安医家王任之

琳等作家交往甚密,抗日战争时期积极参加救亡运动。1940 年加入中国共产党,以医疗职业为掩护,从事地下斗争,引起了国民党的怀疑,1946 年第一次被捕入狱,但大批群众到县政府请愿,要求放人看病,南京政府因未掌握确凿证据而被迫将其释放。

中华人民共和国成立后,曾任安徽省卫生厅副厅长兼中医研究所所长、《安徽医学》主编、中华全国中医学会安徽省分会会长、卫生部科学委员会委员,安徽省人大代表、委员,省政协常委。曾应邀为多名中央领导同志及一大批老一辈革命家的家属诊病问疾,周恩来总理曾嘱咐他多带几名接班人。"文革"期间下放到皖北宿州地区劳动改造,当地老百姓听说省里下放来了一位大名家,来看病的人越来越多。改革开放后,推动新安医学研究不遗余力,亲自主持校点《医述》《杏轩医案》,晚年主持整理《王仲奇医案》。1988 年逝世,曾经的狱友、新徽派版画擎旗人赖少其,撰联赞颂:"四十年代含冤入狱歙县群众抗议获释,五十年来行医济世救死扶伤两袖清风。"

王任之以辩证唯物主义和历史唯物主义观研究中医,倡导中西合参、西为中用,早年即提出"中医现代化和西医中国化,两条道路殊途同归,也许能创造出中国医学的一番新气象来",后提出了以"辨病为经、辨证为纬、气血为纲"的

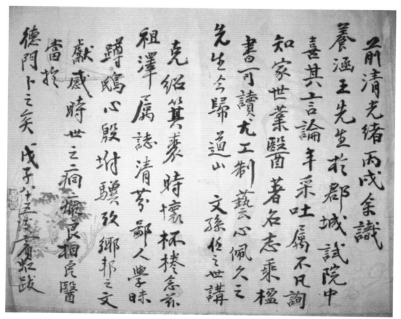

人民艺术家黄宾虹称王任之为"良医良相"

辨证大法，善用调肝和络、活血化瘀、滋肾柔肝、条达木郁等多法调治内科杂病，摸索出一套治疗中风、肝炎、肾炎、前列腺炎、骨质增生等有效治法，处方熔经方、时方、单方于一炉，用药主次分明、巧用对药，既擅用成方又善创新方。人民艺术家黄宾虹称誉其为"泊高曾堂构而增光大之，是黄山灵秀所钟也""良相良医当与"。其学术经验和医学成就编入《王任之医案》《中国百年百名中医临床家丛书·王任之》中。

吴锦洪（1917—2005），休宁县五城镇金坦村人。12岁从上海民立中学辍学，14岁拜浦东名医张伯良、张仲良为师学医5年，后考入上海中医专修班进修1年，1935年春行医于上海南市区，后加入上海市国医学会。1937年抗日战争全面爆发，上海沦陷，遂举家返回故里行医。一到五城就治愈了几个疑难危重病人，时年仅20岁，加上个子不高，当地百姓戏称其为"团先生"，名声不胫而走。

中华人民共和国成立后，1952年他率先组织成立五城镇中西医联合诊所，1953年被选送至安徽省首届中医师资班进修学习，1956年选调休宁县隆阜血防站任副站长。在血防工作中，他创制了杀虫丸和草药千层塔治疗晚期血吸虫病肝硬化腹水，取得良好疗效，当年被评为"安徽省首届卫生先进工作者"，并获得省血防科技三等奖。1958年于南京中医学院第二期中医教学研究班学习1年，获优秀奖。1960年调安徽中医学院任教，先后担任《金匮要略》教研组组长、《内科学》教研室主任、附院临床教研组

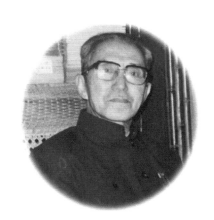

近现代新安医家吴锦洪

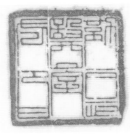

勤恒医室方印
（1945.8.15）

襟虹楼藏书
（1990.6.10）

家在黄山白岳间
（1990.8.2）

吴锦洪篆刻作品

组长、学院院务委员会委员、工会副主席,参加全国高校统编教材《中医各家学说》《中医内科学》的编写,1965 年主持编写《中医临床手册》。1969 年安徽省医学院校合并,吴锦洪转入安徽医学院蚌埠分院(今蚌埠医学院),首次在安徽省西医院校中组建了中医教研室,自编教材开展中西医结合教学,并参与组建附属医院大内科。

1983 年,受安徽省卫生厅委托举办了安徽省首届高年资中医内科理论提高班。20 世纪 80 年代,积极倡议筹建安徽省新安医学研究会,并被聘为副会长,发表有《新安医学培元派的形成和影响》《新安医学流派刍议》等富有影响的论文,1986—1995 年与余瀛鳌等领衔整理出版大型中医文献丛书《新安医籍丛刊》,另著有《五运六气参考资料》一书。曾任安徽省中医学会理事兼蚌埠市中医学会副理事长,安徽省卫生技术高级职务评委会中医评委,安徽省高校教师职务评委会学科评议组成员,安徽省中医医疗事故技术鉴定委员会副主任委员,安徽省中医古籍整理审定组副组长,光明中医函授大学副校长,中华医史分会安徽省分会顾问,安徽省名老中医药专家学术经验继承工作指导委员会顾问,安徽省人大代表、政协委员,为国内中医文献学及新安医学研究带头人之一。

吴氏临床治疗中西并用,熟谙内科杂病、外科、妇科、儿科、咽喉诸病证的诊治,尤擅治肝胃病证,创制有胃乐饮经验方,用以治疗寒热错杂、虚实兼挟、胆胃不和、胃脘痛之慢性浅表性胃炎。个人爱好广泛,琴棋书画、金石篆刻无所不及,与同仁王乐匋可谓春兰秋菊、珠联璧合。

汪大充(1919—2007),婺源人,出生于上海。1932 年师承苏州名医李畴人,学医近 3 年,期间参加了"医醒社"并任撰稿人,发表有《改进国医之计划》。返沪行医不久,考入上海中国医学院,1938 年毕业后从事临床医疗,任上海法学院校医、徽宁中医院董事、福幼院名誉理事、中央医馆安徽分馆名誉理事、国民政府国大候补代表等职。

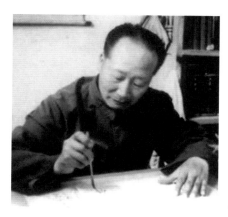

现代新安医家汪大充

中华人民共和国成立后,汪大充加入上海市卫生工作者协会,1954 年加入中国农工民主党。1958 年入疆,先后参与筹建新疆维吾尔自治区中医院和新疆维吾尔自治区中医学校，1961—1985年担任中医学科主任。曾赋诗一首"行医经大漠，采药到天山，直指红专路，长驱莫计还"，以表明献身新疆中医事业的决心。1983年被国家民委、劳动人事部、中国科协联合授予"少数民族地区长期从事科技工作"荣誉称号，原新四军卫生部长沈其震亲笔题词"侠义心肠"。1986年任农工党新疆区委会筹备组组长，后任主任委员级顾问，农工党中央咨监委员会委员，为农工党在新疆的发展壮大和多党合作倾注了大量的心血。曾任中华全国中医学会理事兼新疆分会顾问，新疆中医学会副会长，《新疆中医药》编委会副主任委员，全国中医理论整理研究委员会委员，新疆卫生厅医学科学委员会委员等职，新疆卫生系统、教育系统及中医学院高级职称评审委员会专业组成员，新疆维吾尔自治区政协委员，被誉为新疆中医药事业发展的开拓者和奠基人之一。

汪大充精通中医药理论，极具诗人天赋，著有《塞外郎中医学著作》《塞外郎中诗稿》，治疗上主张以药物治疗为主、针灸治疗为辅，针灸先行、药物随后的针药并用的独特方式，他用诗词形式描述了这一观点："一员针将挽危急，遍地草兵驱病魔，救死扶伤常获胜，三关夺命退阎罗。"

程莘农（1921—2015），绩溪县人，祖籍歙县，出生于江苏淮安。父亲程序生为晚清末期科举秀才。他6岁即接受父亲传授《四书》《五经》，10岁习《医学三字经》《药性赋》《汤头歌诀》《内经》《难经》等经典。1936年春拜淮安温病医家陆慕韩为师，1939年19岁时独立挂牌应诊，1946—1948年任职于淮阴仁慈医院，1947年参加南京中央考试院国医考试获注册医师。1949—1954年在江苏省清江市中医研究组工作，1953年从清江中西医进修班结业。1955年考入江苏省中医进修学校第一期进修班深造，得针灸名家孙晏如、李春熙指导。1956年毕业后留校任针灸教研组组长。1957年调任北京中医学院任针灸教研组组长，兼任附属东直门医院针灸科组长，主攻针灸治疗功能性子宫出血、中风、三叉神经痛。"文革"期间下放到河北、湖南劳动改造6年半。1975年北京中医学院并入中医研究院，历任针灸研究所经络临床研究

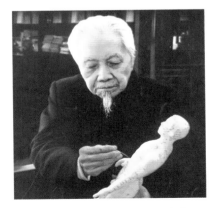

现代新安针灸学家、中国工程院院士、首届国医大师程莘农

室主任、专家委员会副主任委员,北京国际针灸培训中心副主任,中国针灸学会副会长,世界针灸联合会副主席等职。1980 年当选为科学技术委员会中医专业组成员,1990 年为首批享受国务院特殊津贴专家,1991 年全国首批 500 名老中医药专家学术经验继承工作指导老师,1993 年被国家科委聘为中国国家攀登计划"经络的研究"首席科学家,1995 年当选中国工程院首批医药与卫生工程学部院士,1998 年被聘为中央文史馆员,2000 年任中国中医研究院名誉院长,2009 年被评为首届国医大师,2010 年中医针灸被联合国教科文组织列入"人类非物质文化遗产代表作名录",程莘农为 4 位代表性传承人之一。第六、第七、第八届全国政协委员。

程莘农善于治疗内科、妇科疾病及各种疑难杂症,对偏瘫、高血压病、面瘫、坐骨神经痛、功能性子宫出血等疾病的研究和治疗达到国内外先进水平,"循经感传和可见经络现象的研究"获国家中医药管理局科技进步一等奖,"十四经穴点穴法"获卫生部科技一等奖。提出针灸"理法方穴术"辨治理念、六阴经有原论、八脉交会统一论等观点,强调经络归经辨证,据证立补泻、温清、升降六法,依法定君臣佐使、大小缓急奇偶复,确立了"缘理辨证、据证立法、依法定方、明性配穴、循章施术"的针灸临床辨证论治体系,并创立了"一窍开百窍法""通调四关法""八穴镇痛法"等特色针法,总结出浅、中、深"三才进针法",即进针时分皮肤、浅部和深部三个层次操作,开程氏针灸学派(北京市非物质文化遗产保护项目)。

程氏著有《难经概述》《难经语释》《中国针灸学概要》《简明针灸学》《中国针灸学》《针灸精义》等著作,被译为英语、法语、西班牙语等多种语言,已经成为国内外针灸教学的主要范

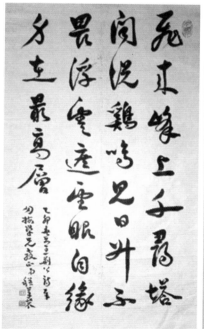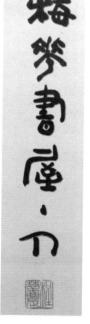

程莘农书法

本，共培养 20 多名针灸硕士和博士，学生遍及日本、巴西、美国、英国等 106 个国家，第三代代表性传承人有程洪锋、杨金生、王宏才、程凯、王莹莹等。

李济仁（1931—2021），歙县南乡小川镇凤逸村人。出身贫寒，10 岁考入歙县深渡师范中学，因"打摆子（疟疾）"休学，因此从小就萌生了休学习医的念头。1942 年 10 月，不满 12 岁时拜当地名医汪润身学医，1945 年底又毛遂自荐拜"张一帖"第 13 代传人张根桂为师。"张一帖"是歙南深渡镇定潭村一支源自明代的医学世家，祖传"十八味罗汉"末药（粉末状制剂）治疗劳力伤寒、寒热吐泻等重症，往往一帖就能见效，当地民间凡急性热病即使深更半夜也要打着灯笼"赶定潭"。

这里有则趣闻，当时张根桂正因膝下无子而发愁，见这位后生既聪明又有中医基础，就同意收其为弟子，与其小女儿张舜华一起跟师学习。一个英俊少年，一个蕙质兰心，两个年轻人长期朝夕相处，互生情愫是很自然的事。1957 年到了谈婚论嫁时，老丈人给准女婿提出了一个要求，出生的第一个男孩必须姓张。不得已，李济仁给长子取名张其枨，意思是张家的这个孩子其实是李家的长子，明白无误地表露出心有不甘的心理，张其枨（后因"枨"字生僻而改名为张其成）本人也刻了一方"张冠李戴"的闲章以自嘲，成为人们茶余饭后的谈资。现李济仁、张舜华夫妇均为国家级非物质文化遗产"张一帖内科疗法"第 14 代代表性传承人。

1948 年底李济仁出师悬壶乡里，逐渐积累了一定的医疗经验。中华人民共和国成立后，与启蒙老师汪润身的两个儿子汪南辉、汪济南等一起联合办诊所，后都成为一方名医。1955 年、1958 年李济仁两次进入安徽省中医进修学校师资班学习各 1 年多，1959 年调入安徽中医学院任教，主讲《内经》《中国医学史》。1965 年任安徽省青年联合会常委，并获"安徽省社会主义建设先进教师"称号，被选派至北京中医学院《内经》师资班学习，其间参加了《中医基础理论》《内经》等首批卫生部高校教材的编写。1969 年安徽省医学

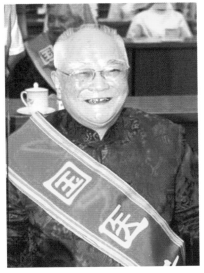

现代新安医家李济仁

院校合并,李济仁转入安徽医学院芜湖分院(今皖南医学院)工作,任学术与学位委员会委员、中医教研室主任、附院中医科主任。改革开放后,成为首批《内经》硕士研究生导师、首批全国500名老中医药专家学术经验继承工作指导老师,首批获国务院特殊津贴专家,获省部级科研奖5项。2009年被评为"首届国医大师"。

李济仁在内、妇、儿科疑难病症的诊治上经验甚丰,尤擅长风湿性疾病、重症肌无力的治疗,在痹病诊治上提出了寒热辨治、气血并举、痹痿同治的"三期疗法",强调痹痿同治,倡立"痹痿统一论",针对痹痿顽证提出了益肾填精、健脾和胃、养阴舒筋等系列治则治法,创立有治疗痹证的清痹通络饮、治疗冠心病的归芎参芪麦味方、治疗乳糜尿的苦参消浊系列方等。著有《济仁医录》《痹证通论》《痿病通论》《新安名医考》等学术专著14部,并与余瀛鳌等领衔整理出版大型中医文献丛书《新安医籍丛刊》。为内经学和风湿病学学科带头人之一,新安医学研究的倡导者和先行者。

李济仁带教研究生22人,中国科学院院士全小林教授、皖南医学院胡剑北教授等均出自其门下。子女有5个,均成就不凡,长子张其成,现为北京中医药大学国学院院长,全国政协委员,著名国学专家;次女李艳系皖南医学院教授、弋矶山医院中医科主任;三子李梃扎根家乡,是"张一帖"衣钵传人,以实际行动诠释着"医在民间"的价值理念;四子李标系中国科学院物理学博士,现为美国麻省理工学院可持续能源中心主任工程师;五子李梢是清华大学教授、博士生导师,北京市中医药交叉研究所所长,开辟了网络药理学研究方向,在胃癌防治、中药研发等方面取得了一系列成果,曾获国家科技进步奖。李济仁的5个子女分别从文化、临床、科研的角度传承并发扬祖国医学。

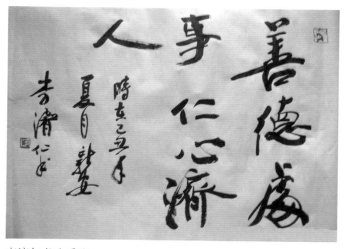

李济仁书法手迹

洪广祥（1938—2014），婺源县清华镇石岭村人。出身于平民家庭，双亲终年患慢性支气管炎、哮喘、肺气肿。时农村缺医少药，血吸虫病泛滥，鼓胀患者多有之。舅舅潘希璜，表叔章子鸣、何子勋均是婺源名医，良医济世给他留下了深刻印象。5岁入学，10岁小学毕业，父亲将其托付于舅舅潘希璜学习中医。白天侍诊，夜晚攻读，15岁就熟读《汤头歌诀》《药性赋》《频湖脉学》《医学三字经》《医宗必读》《医学心悟》及《内经》《伤寒论》《金匮要略》等经典名著，时而还给家乡亲戚和群众免费诊病，十七八岁即小有名气。

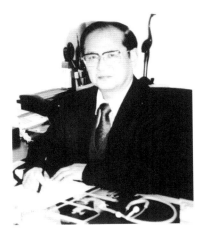

现代新安医家洪广祥

1955年进入婺源县卫生院中医科，兼任县卫生工作者协会干事，继续跟随潘希璜学习。1957年考入江西省中医进修学校学习，得万友生老师传授《伤寒论》。1958年毕业留校，分配至江西省中医药研究所从事中医文献和临床研究。1959年考入江西医学院医疗专修科学西医4年，1961年调入江西医院中医科，其间参加"江西省中医中药、草医草药献方献宝"活动，调查收集中发现鸡尾草有解毒作用，研究出"鸡尾酒万能解毒剂"；后参加防治老年性慢性支气管炎科研工作，发现"牡荆子"有化痰、止咳、平喘作用，研究出"牡荆油丸"，治疗慢性支气管炎收效满意。1964年调入江西中医学院从事《伤寒论》教学和临床工作。1969年江西省医学院校合并，转入江西医学院第一附属医院任科室主任。

1983年始任江西中医学院副院长，主管科研、医疗、校办产业，1986年兼任《江西中医药杂志》主编，1989年任学院党委书记，1996年兼任呼吸病研究所所长，1997年任江中集团党委书记、董事会董事，2005年出任江中集团中医药专家委员会主任。主政大学期间构建了产学研结合的新办学模式，先后培养硕士、博士20人，国家级中医高徒4人。

洪广祥为博士研究生导师，首批全国500名老中医药专家学术经验继承工作指导老师，享受国务院特殊津贴专家，第一批"江西省名中医"，第二届"国医大师"。曾任全国中医学会内科分会委员、肺系病学术委员会副主任委员，江西省中医药学会副理事长、中医内科学会主任委员，卫生部新药评审中心专家、新中药临床药理基地(江西)主任,江西省科学技术进步奖评审委员会副主任委员,国家自然科学基金委员会评审专家,中华中医药学会科学技术进步奖评审专家,江西省政协委员,江西省人大常委会委员、教科文卫委员会副主任委员。

洪广祥为全国中医呼吸专业创始人之一,提出"宣肺""蠲痰""固本"为主的肺病治则,擅长祛寒宣肺治咳嗽,泻肺蠲痰治哮喘,益气固本防治咳喘。主编有《中国高等教育办学模式研究》《奇病奇治》《豫章医萃——名老中医临床经验精选》等著作,获国家中医药管理局中医药基础研究一等奖,取得国家专利局发明专利3项,成功研制国家三类新中药蠲哮片、冬菀止咳颗粒,曾获世界华人发明博览会金奖。

黄璐琦(1968—),婺源县人。母亲是新安医学学派传承人,深受百姓尊重。黄璐琦从小随母亲出诊,帮助采集草药,耳濡目染之中也学着母亲"开药方"。1985年考入江西中医学院中药专业学习,对母亲职业的骄傲和自豪逐渐转变为对所学专业的热爱,他的偶像是李时珍。1989年入中国中医科学院中药研究所攻读硕士,1992年入北京医科大学攻读博士,先后师从乐崇熙、楼之岑、诚静容等大家。1992年入职中国中医科学院中药研究所,1997年起先后任副所长、所长,2008年起先后任中国中医科学院副院长、中药资源中心主任,2018年任中国中医科学院院长兼研究生院院长,2021年当选第十届中国科协全国委员会副主席,并兼任国家中医药管理局副局长,为第十三届、第十四届全国政协常委。

黄璐琦现为中国工程院院士,博士生导师。中华中医药学会副会长,中药

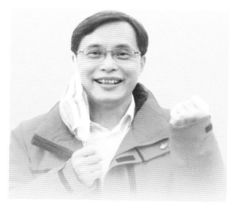

现代新安医药学家、中国工程院院士黄璐琦

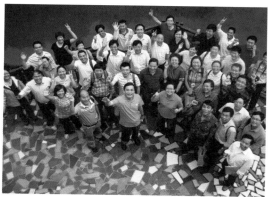

黄璐琦带领第四次全国中药资源普查队队员在安徽实地调研

鉴定分会主任委员，中国药学会副理事长，国家"973 计划"项目首席科学家，科技部重点领域中药资源创新团队负责人，全国中药标准化技术委员会主任委员，国家药典委员会委员，国家生物物种资源保护专家委员会委员，国务院学位委员会中医学、中药学学科评议组召集人。先后获得"全国优秀科技工作者""中国药学发展奖""中国青年五四奖章""中国青年科技奖""卫生部有突出贡献中青年专家""中国标准创新贡突出贡献奖"等称号并培养学生百余人。

面对 2020 年新冠疫情，黄璐琦与张伯礼、仝小林三位中医界院士闻令而动，第一时间奔赴武汉，总结出首个具有自主知识产权的有效方化湿败毒颗粒，成功运用中医药深度介入，全面、全程参与防控救治，黄璐琦获"全国抗击新冠肺炎疫情先进个人""全国优秀共产党员"荣誉称号。

黄璐琦致力于中药资源和分子生药学研究工作，作为全国中药资源普查试点工作专家指导组组长，牵头编制了《全国中药资源普查技术规范》，组织实施第四次全国中药资源普查试点工作，指导 31 个省 976 个县的中药资源普查工作，主持建设 28 个省级技术服务中心、65 个监测站组成的中药资源动态监测信息和技术服务体系；提出并发展了"分子生药学"和道地药材形成的三个模式理论；建立了中药材鉴别新方法，使分子鉴别方法首次收载于国家药典；实现了稀有野生中药资源的遥感动态监测，形成了 5 种资源保护模式。获国家科学技术进步二等奖 4 项，省部级一等奖 3 项、二等奖 7 项。

四、传承至今的新安医学世家

"医不三世，不服其药"，新安医学有一个备受关注的流派特色，那就是父子相袭、兄弟相授、祖孙相承、世代业医的家族链现象十分明显。据不完全统计，从北宋以来，名医世家纷起，薪火相传不断，绵延有序，家传 5 代至 15 代乃至 30 代的有百余支、医家有 300 余位，呈现出持续发展的繁荣景象，历经劫难后传承至今仍有近 30 支，仍秉承家学传承不息，活跃在临床第一线为百姓造福，在现代社会实质上承担了新安医学代言人的角色，可见其顽强的生命力。

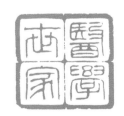

"医学世家"印

（一）源自宋代

歙县黄氏妇科

传承谱系：

宋·黄孝通……→ 明·11 世孙黄彦荣……→ 14 世孙黄鼎铉……→

清·17 世孙黄予石 → 黄予庭 → 黄惠中 → 黄立（令）辉 → 黄鹤龄 →

民国·黄竹泉 → 中华人民共和国·黄从周 → 黄孝周、黄兆强

自南宋孝宗（1163—1189）御赐"医博"，传承至今已历 800 余年、25 世，人称"医博世家"。自 17 代黄予石妇科伊始，以治难产为特色，认为难产是临产努力太过、体脂肥厚、平素安逸、胎儿过大、妇人矮小、交骨不开、胞胎破水除去太早、胞内干涩、胎死腹中、羊水过多、腹大异常等所导致，除方药治疗外，横生、倒生配合手法推拿矫正，能保母子平安，被病家誉为"送子观音"。黄氏妇科医著有《妇科医钵》《黄从周医案》等。新安医学家族传承的典型代表，居安徽三大妇科流派之首，也是我国历史上起源最早、名医最多、门徒最众、传世最久、影响最大的妇科世传流派。传今分别行医于徽州本地和马鞍山，现为安徽省非物质文化遗产，第 24 代传人黄孝周为新安医学省级非物质文化遗产代表性传承人。

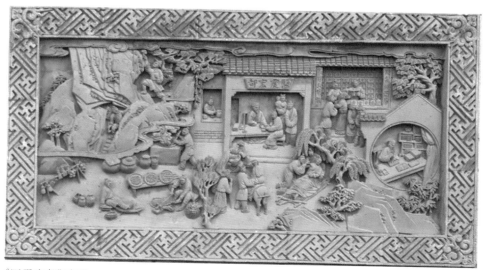

《医震宏都》砖雕

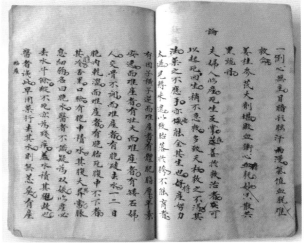
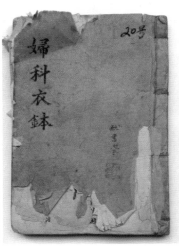

歙县黄氏妇科第 17 代传人黄予石《妇科衣钵》手抄本

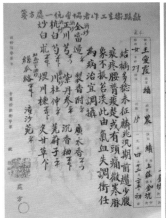
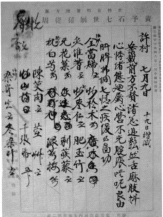
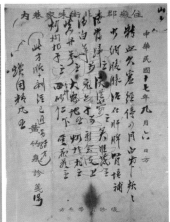

歙县黄氏妇科第 23 代传人黄从周处方笺　　　歙县黄氏妇科第 22 传人代黄竹泉处方笺

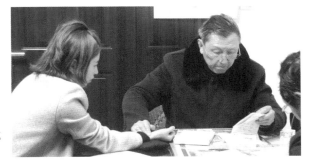

歙县黄氏妇科第 24 代
传人黄孝周在门诊中

又有报道：早于北宋时，休宁黄氏先人精专妇科，曾于宋祥符间被御赐"太医博士"，名噪宏都，世业女科。两者之间有什么关系，有待进一步考证。

(二)源自明代

1.歙西潜口杨氏儿科

传承谱系：

明·杨守伦→杨有学→杨于廷→杨遂梁→杨机(迁杨干)→杨应像→

杨士晖(下杨)→杨德徽→杨桂→⎰杨本良⎱⎰杨焕瑞 杨焕璋 杨焕玮⎱→杨养斋→⎰杨宗作→杨培宁⎰杨永弘 杨永弼

杨宗杰→杨以阶

杨宗佑→杨德珍

杨宗伟→杨以阶承祧

杨宗俊

杨宗信→⎰杨培青 杨培昌

杨士凯(上杨)→杨德顺→⎰杨永标→⎰杨本兴 杨本缙⎱杨如琨、杨如嬉→ 杨永相

杨国甫、杨五姑、杨翰庭、杨藩周、杨国祯、杨国瑜、杨国楠、杨家驭、杨家骥、杨家骏、杨家騄、杨家驴、杨家驹、杨家骐、杨家骝、杨伯渔、杨瑞麟、杨静山→杨文莫、杨红霞、杨文远、杨文艺、杨文华、杨文若、杨文田、杨文蔚、杨文应、杨文乐、杨金、杨涛→杨紫利、杨紫、杨紫禄、杨与禄、杨紫阳、杨紫蔚、杨紫茂

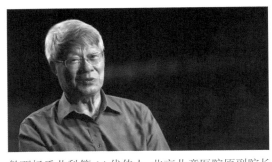

歙西杨氏儿科第14代传人、北京儿童医院原副院长杨永弘

自明隆庆、万历年间(1567—1619)传承至今已历400余年、15代,自始祖杨守伦即以儿科名世, 独创鸡肝散治疗小儿疳积,服用简便,疗效卓著。医著有《伯渔矽肺医案》《虚痨论治》《儿科临证验案》等。今传人分别行医于合肥、南昌和北京。

2.歙南定潭"张一帖"内科

传承谱系：

明·张守仁→张凤诏→张赓虞→清·张康荣→张灵汉→张锡→张进德→张魁寿→张觉之→张秋林→张春太→民国·张景余→中华人民共和国·张根桂→张舜华、李济仁→张其成、李艳、李梃、李标、李梢

自明隆庆、万历年间（1567—1619）传承至今已历400余年、16代。祖传伤寒末药方（粉末状制剂），具疏风散寒、理气和营、健胃宽中、渗湿利水之功效，药专量大，力道雄厚。以"稳、准、狠"著称，擅治外感急危重症、经隧之病，诊断准、用药猛、剂量重。经学大师吴承仕赞曰："术著岐黄三世业，心涵雨露万家春。"传今分别服务于徽州、芜湖和北京。医著有《济仁医录》《痹痿通论》等。2011年，"张一帖内科疗法"被列入"国家级非物质文化遗产名录·中医诊疗法"，第14代传人李济仁、张舜华夫妇为国家级代表性传承人，第15代传人李梃、李艳为省级代表性传承人，"兄弟三博后、一门七教授"，在医界传为美谈。

有人认为，"张一帖"就是宋代新安医学第一世家"张氏医学"的一个分支，尚有待学术界进一步考证。

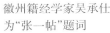

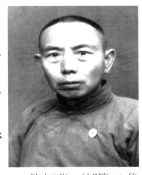

歙南"张一帖"第13代传人张根桂

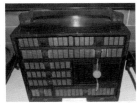

"张一帖"传家宝——诊疗柜

徽州籍经学家吴承仕为"张一帖"题词

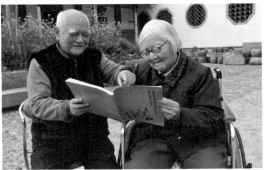

"张一帖"第14代传人张舜华、李济仁伉俪

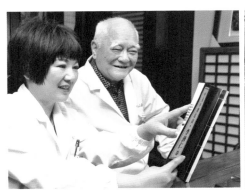

李济仁与女儿李艳

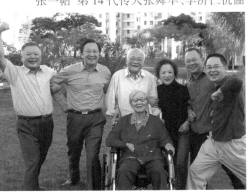

"张一帖"第14代、第15代传人合影

(三)源自清代

1.休宁梅林江氏妇科

传承谱系：

清·蟾川江村……→第8代江国龙……→第12代江芝田→江泽洲→民国至中华人民共和国·江莲舫→中华人民共和国·江少舫→江新祝

自清初传承至今300多年、已历16代。学术上推崇明代武之望《济阴纲目》，以调理气血为主，尤重心脾与经、胎、产、乳的关系，注意把握阴血易亏、虚阳易亢、肝气易郁的病理特点，提出养心健脾以治血的观点，创立温经通滞法治疗痛经，认为痛经多因瘀血阻于胞络，胞络受阻，不通故痛，虽有寒热虚实之分，然瘀血阻滞乃为主要矛盾，治疗以祛瘀生新之法为主，选用温经通络药。传今行医于徽州。

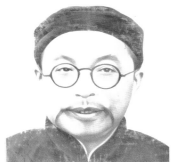

梅林江氏妇科第14代传人江莲舫

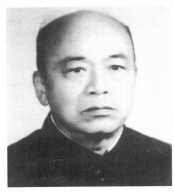

梅林江氏妇科第15代传人江少舫

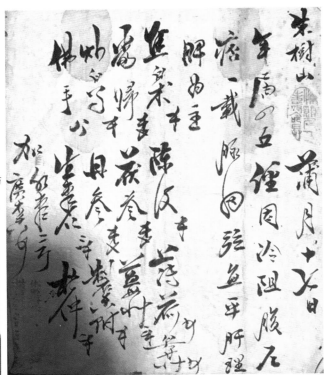

梅林江氏妇科处方笺

2.歙西郑氏喉科

传承谱系:

明·
郑赤山
……

南园:清·郑于丰→郑梅涧→长子郑承瀚

三子郑承洛→郑钟寿→郑大樽→郑沛→

黄明生

民国·郑墨西→中华人民共和国·郑景岐→郑日新

西园:清·郑于藩→郑宏绩→郑承湘 郑承海→郑承湘 郑承海→郑麟 郑尘→尘妻许氏→

黄明生

郑永柏→郑卿→民国·郑渭占→中华人民共和国·郑克刚→郑铎→郑公望、郑葶、郑园

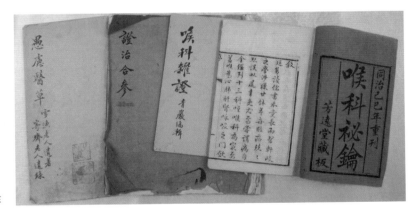

郑氏喉科著作

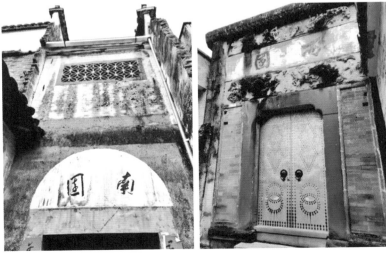

郑氏南园喉科、
西园喉科故居

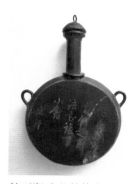
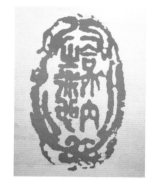
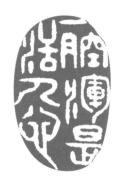

歙西郑氏喉科传家宝——喉科吹药工具铜吹鼓和"合内外而治之""一腔浑是活人心"两枚印章

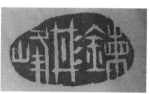

郑氏南园喉科第6代传人郑沛所刻"炼丹峰""药谷别业""洗药溪""采药源"等黄山景点篆印

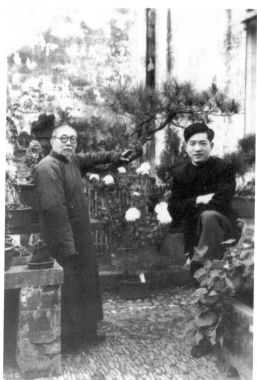

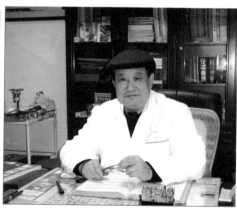

西园喉科第11代传人郑铎

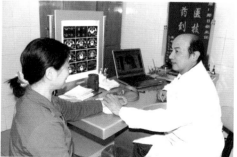

西园喉科第9代传人郑渭占与其孙郑铎在西园中小憩　　南园喉科第9代传人郑日新

自清代康熙年间（1662—1722），歙西郑村郑于丰、郑于藩兄弟得江西南丰黄明生喉科秘传，于康熙六十年辛丑（1721）分为南园、西园两支，从此"一源双流"，流传至今300多年，已历12代，医家辈出，《中医大辞典》收录了其中8位。医著有《重楼玉钥》《箧余医语》《医学正义》《愚庐医草》等25种，医案7种。以"养阴清肺"论治立法，自成养阴清肺一派；"合内外而治之"，擅长用汤药和针灸并治危急重症，以喉科喷药为特色，为中医喉科三大流派之一。

郑村宋代名"善福里"，元代名"贞白里"，至郑氏喉科活人为心，郑氏家风完成了由"行善事"到"清白做人"再到"仁心仁术"的完美升华。

传今分别行医于徽州和合肥。2012年被国家中医药管理局确立为"全国首批64家中医学术流派传承工作室"建设单位，2014年"西园喉科医术"入选"国家级非物质文化遗产名录·中医诊疗法"，第11代传人郑铎为国家级代表性传承人，第12代传人郑公望为省级传承人。2021年，"南园喉科医术"入选安徽省非物质文化遗产名录。

另据南园喉科第9代传人郑日新考证，郑氏医学可以追溯到明代嘉靖初年（1521），歙西郑村郑赤山精研岐黄，至清初郑氏兄弟习喉科已历6代。

3.绩溪龙川胡氏医学

传承谱系：

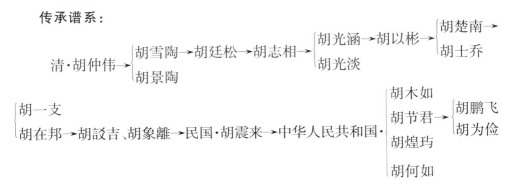

始自清中期（18世纪），至今传承300多年，已历12代。始祖胡仲伟悬壶家乡，有"再扁鹊"之声誉，传到胡光涵、胡光淡，凡绝症药到即苏，时人每以"咸先生""淡先生"为口碑。传至第10代胡震来，辨证重视脏腑、经络、气血理论，以症宗法，用药经方、时方、验方并重，喜用乡间可取可用之品，汤方善择膏、丹、丸、散等剂型为配伍。医著有《胡震来医案》等。第12代今行医徽州本地，胡为俭为新安医学省级非物质文化遗产代表性传承人。

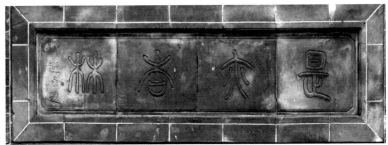

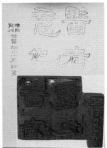

龙川胡氏医学世家门楼"是亦杏林"砖刻

龙川胡氏医学"医者意也"处方印

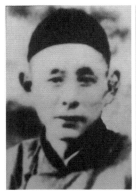

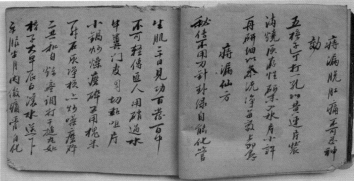

龙川胡氏医学第 10 代传人胡震来及其录方手迹

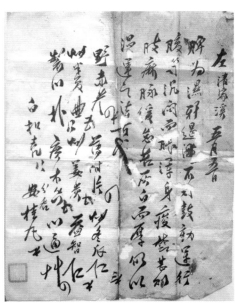

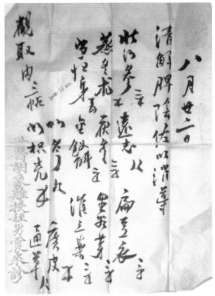

胡震来处方笺

龙川胡氏医学第 9 代传人胡象离、
第 10 代传人胡震来两代合诊处方笺

另据胡为俭追溯,16世纪龙川胡氏曾开设"余庆堂"药号,这比清代后期红顶徽商胡雪岩在杭州开设"胡庆余堂"药号要早300多年,至胡仲伟已连续5代以医济世,有行医于苏州者,有供职于太医院者。

4.歙县黄源村—吴山铺程氏伤科

传承谱系:

清·程四昆 →

（槐塘村迁黄源村）

程时亨

胡时中

胡时彬 → 程士华 → 程鹤生 → 程永裕（黄源村迁吴山铺）→

程世祚 → 程秉烈 →

程润章 →

程木斋 → 程光梓

程谨斋 → 程光亨 → 程庚灿 → 程世童

程纪斋 → 程光显 →

程建平

程建军 → 程鹏

程杰良 →

程以笙 → 程光祖

程维芳 → 程光宇 → 程宗盛

　　始于清乾隆年间（1736—1795）,程四昆父子四人由槐塘村迁黄源村,得一黄姓医生秘授伤科医术,始精于伤科。第2代传人程时彬一脉传3代。第5代传人程永裕后寄寓定居于歙东吴山铺,医术精湛,活人无算,世始称"吴山铺伤科"。一直延续至今,已历12代,

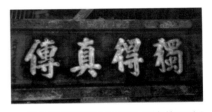

歙县吴山铺程氏伤科"独得真传"匾额

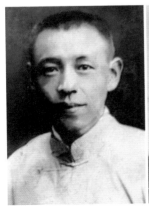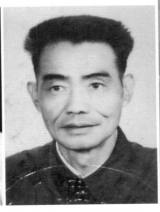

吴山铺程氏伤科第9代传人程纪斋、第10代传人程光显

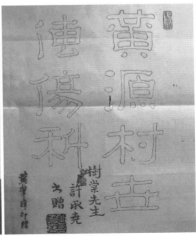

末代翰林许承尧题字、著名刻工黄肇晖制印"黄源村世传伤科"

传承300余年。其中第7代传人程秉烈著有《伤寒注释》2卷、《脉诀捷径》1卷，第8代传人程润章著有《伤科汤头歌诀》1卷。诊疗特色上，将折伤分为前、后两期，前期以消肿、定痛、化瘀为主，后期则以调整肌体、培养气血为主；外治强调接骨必舒筋，内治专主活血兼化瘀。主张动静结合，疏补共济，手法整复固定与内服汤药相配合，"治未病"的观念贯穿其中。今行医于徽州。吴山铺伤科今已被列入"安徽省非物质文化遗产名录"，程建军为省级代表性传承人。

5.歙县上丰舍头程氏内科

传承谱系：

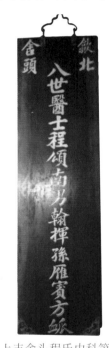

清·程大鉴→程学汉→程光樽→程正美→程道周→程义林→民国至中华人民共和国·程雁宾→程亦成→中华人民共和国·程悦耕、程晓昱

始自清康熙、雍正年间，雍正十二年甲寅（1734）徽州府同知赠程大鉴"龙宫妙手"匾额，历300余年，传承9代，今行医于徽州本地和合肥。医著有《徽州中医文选》等。

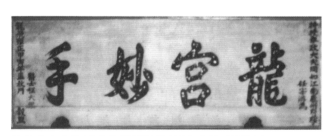

歙县上丰舍头程氏内科所受赠的"龙宫妙手"匾额

歙县上丰舍头程氏内科第7代传人程雁宾诊所招牌

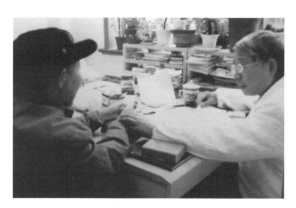

歙县上丰程氏内科第9代传人程悦耕在门诊中

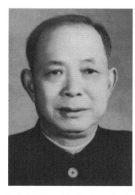

歙县上丰程氏内科第8代传人程亦成

6.休宁舟山唐氏内科

传承谱系:

清·走方郎中……→第 8 代唐竹轩、唐竹溪→民国·唐世禄、程星楼→第 10 代门生众多→叶玉璋、许芝泉等

医传 11 代,今传人行医于徽州本地。精内、外科,以治内伤杂病著称,民间有"五劳七伤何处治,休宁遍地问舟山"。医著有《舟山唐竹轩医案》《玉棠花馆医案》《许芝泉五十年临证医案精粹》等。

7.婺源沛隆堂程氏内科

传承谱系:

清·程世德→程北聪、程如鲲→程士禄→程光炘、程良书→程昌植→民国至中华人民共和国·程振达、程门雪、程定远→程雪影、程焕章、程蕙芳、程琴香→中华人民共和国·程启森→程剑峰→程博正、程博仁、程博恩

传承 10 代,近 300 年,今传人行医于徽州本地,为安徽省非物质文化遗产项目,程剑峰为代表性传承人、"安徽省第三届基层名中医"。临床以内、妇科见长,诊断上发明阴阳脉法,脉证并重,以知病源、病

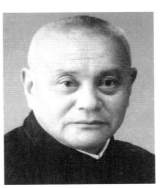

沛隆堂程氏内科第 7 代传人程雪影

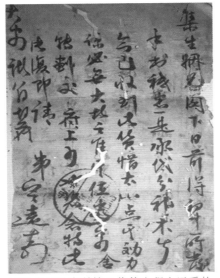

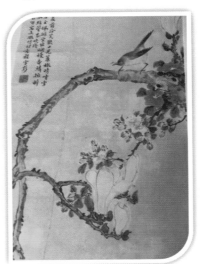

沛隆堂程氏内科第 6 代传人程定远手札　　　　　程雪影画作

位、病性;治疗上提出通利腠窍治百病、寒温统一治热病的观点;用药在通晓药性的基础上,精专简练,讲究法度,灵活运用经方。

8.歙县野鸡坞外科

传承谱系:

清·方国梁→方绪宝→方以祝→方成春→方家万……→民国·方德锠、方德善→民国至中华人民共和国·方吉卿→中华人民共和国·方辉炎、方洪生

传承9代,近300年,今传人服务于徽州本地。为安徽省非物质文化遗产项目,方洪生为代表性传承人。临床上,对发背、腰疽、五种伤寒、乳疽、疔疮等无名肿毒有良效,认为外科疾患皆因"风从上受,湿从下注"而致,须内外并治,精制祖传各种丸散膏丹外敷配合内服,并提出外科疾患并非皆由火热之毒而生,除疔疮外,很少用清热解毒药。

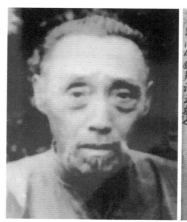

歙县野鸡坞外科第8代传人方吉卿及其《症验录》自序

方吉卿所著《症验录》手抄本

9.歙县洪源洪氏医学

传承谱系:

清……→第6代洪映中→洪桂→民国·洪韵澜→中华人民共和国·洪必良

医传9代,今传人行医于徽州本地及浙江。第7代传人洪桂辨寒热以分清鼓胀性质,辨气血以了解鼓胀涉气或涉血,辨虚实从疾病和体质两个方面考虑,病性、病位、病体综合探究;其弟子洪祝潭,擅治温病和内、妇科,尤善调理,业师殁后仍驻其家中应诊3年,以奉养洪母,养老送终,并带遗孤洪韵澜;第8代洪韵澜初从父,父殁从师兄,擅治鼓胀等内伤杂症、时疫外感和温病,崇轻药愈病,顾护正气,既病防传,其弟子众多,江以古、张寄凡、舒眉轩、张颂山、吴席尘、洪寿民、江宗权皆出

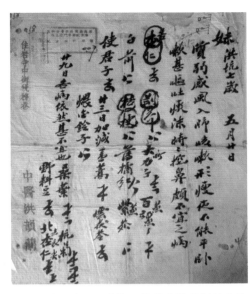

歙县洪源洪氏医学第8代传人洪韵澜处方笺

自其门下。医著有《抑隅堂医案》《洪桂医案》《洪韵澜医案选》等。

10.黟县碧山李氏内科

传承谱系:

清中期·李文意→第4代李能谦、李能敬→李永泽
李永泗、李永铎→

民国·李培芳→中华人民共和国·李筱芳(女)→叶金鹏

黟县三都碧山村李文意,行医始于清中期,至今已历两三百年、传承8代。第4代传人李能谦长于治瘟病和疮疡;第6代传人李培芳精妇、内、小儿诸科,世人称"三都先生",李氏内科始称碧山派;第7代传人李筱芳长于妇科,善治不孕之症。医著有《三世医案》传世。今传人行医于徽州本地。

11.黟县西溪胡氏医学

传承谱系：

清·胡学本→胡天养……→
胡克明→ 胡嘉琮
胡少章→民国·胡哲明、胡云青、胡永发
胡允明→……民国·胡如海→中华人民共和国·胡再华
民国·(同宗)胡剑华→中华人民共和国·胡同春

始祖胡学本熟谙本草,精太素脉;延至第4代胡克明、胡允明,时屯溪镇某清将突患眼疾,营医束手无策,请胡克明赴营治疗后,很快见效,清将特书"克媲父美"金匾致谢;传至第7代胡如海(1914—1985),22岁行医,中华人民共和国成立先后任职于县医院、徽州专署医院,曾任黟县政协副主席、黟县中医学会名誉理事长。医传8代,今传人服务于徽州本地和上海。

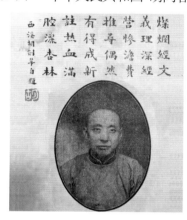

黟县西溪胡氏医学第5代传人胡剑华

12.黟县戴氏医学

传承谱系：

清·戴长乾……→民国·戴朝显→戴新葆、戴新蕃、戴新培、戴新增→中华人民共和国·戴祖光、戴尔源

始祖戴长乾,精于岐黄,传至第4代戴朝显,为清末民初名医,曾任黟县国医公会会长,对妇、内、小儿科及疑难杂症、虚劳调理等均有所长,上午在家门诊、下午下乡巡诊,数十年如一日,医迹湖北、江西、安徽等地。传今行医已历6代,今传人服务于徽州本地。

13.歙县富堨新安王氏内科

传承谱系：

程有功
↓
清·王履中
↓
王心如→王养涵→
民国·次子王仲奇→中华人民共和国·
王樾亭 王宏毅
王宏殷
王燕娱、王惠娱
民国·三子王殿人→中华人民共和国·王任之
民国·四子王季翔→中华人民共和国·王乐匋→王键
王又闻
王睿
中华人民共和国·七子王弋真

　　始于清代嘉庆二十五年庚辰（1820），始祖王履中受业于新安名医程有功，至今已历 200 年、传承 7 代，代有明医，对近现代影响最大。其核心辨治思想可概括为"阴阳兼顾、平衡致中"之道，"气虚血瘀，通补并举"之治，临床以善疏肝理脾化湿、扶阳护阴为主要特色，遣方用药以圆机活法、机动轻灵为风格。著有《猴山仙馆医案》《王仲奇医案》《王任之医案》《新安医籍考》《续医述》《老匋读医随笔》等。今服务于徽州本地、合肥、杭州、上海等地。2012 年被国家中医药管理局确立为"全国首批 64 家中医学术流派传承工作室"建设单位，2018 年入选安徽省非物质文化遗产名录。

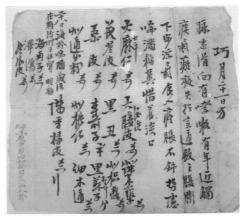

新安王氏医学始祖至第 3 代祖孙三代同诊方

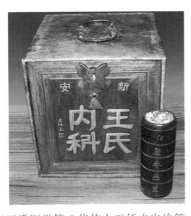

新安王氏医学第 5 代传人王任之出诊箱

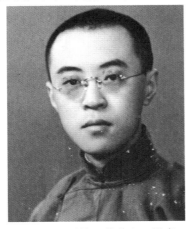

新安王氏医学第 5 代传人王樾亭

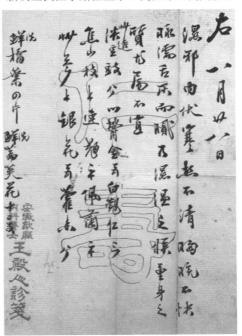

新安王氏医学第 4 代传人王殿人处方笺

14.歙县蜀口曹氏外科

传承谱系：

程玉田
↓
清·曹启梧→ ⎰曹丞延→民国· ⎰曹崇竹→中华人民共和国·曹嘉耆→ ⎰曹恩泽
　　　　　 ⎱曹丞隆　　　　曹典成　　　　　　　　　　　　　　　 ⎱曹恩溥→章英

歙县蜀口曹氏外科始自清咸丰年间，始祖曹启梧师从浙江嘉兴名医程玉田学习疡科，据民国《歙县志》记载，曹启梧"尽得其术，并有发挥，遇重病他医不能治者，应于辄效"，鸣于休宁、绩溪、淳安等周边各县。传子曹丞延、曹丞隆，因治愈休宁县翰林吴庭芬背疽重病，受赠"妙手回春"匾额。已历经150余年，传承6代，今行医于徽州本地和合肥。第5代传人曹恩泽为第二届"全国名中医"，安徽省首届"国医名师"，安徽中医药大学第一附属医院肾内科创建人，博士生导师。第5代传人曹恩溥为农工民主党黄山市委秘书长、黄山市前进中西医结合医院院长，安徽省非物质文化遗产项目新安医学代表性传承人。

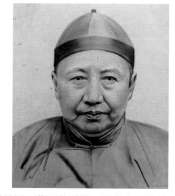

歙县蜀口曹氏外科第3代传人曹崇竹

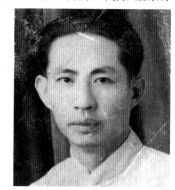

歙县蜀口曹氏外科第4代传人曹嘉耆

15.歙县上里殷氏内科

传承谱系：

清·殷世春→殷嗣升→殷长裕→殷云舫→
民国·殷来孙→中华人民共和国·
⎰殷巨宾→殷凤和
⎱殷扶伤→殷砚娟、殷砚修

传承7代，今传人行医于徽州本地。精内、妇、儿科疾病，又擅针灸，桂枝汤方化裁得心应手。祖上擅痘科，留有《本草便读》《医方便读》《幼科金镜》《痘科重光》《殷云舫医案》等医著。

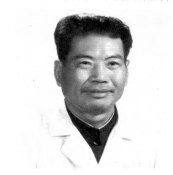

歙县上里殷氏内科第6代传人殷扶伤

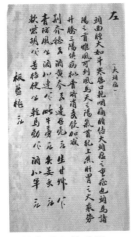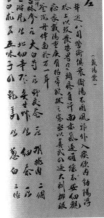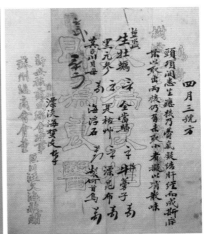

殷扶伤处方笺手册　　　　　　　民国歙县名医殷树滋处方笺

16.祁门胡氏骨伤科

传承谱系：

清·胡显君→清末至民国·胡茂忠→中华人民共和国·胡友来→胡永久、胡永胜

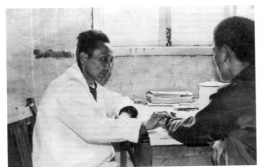

祁门胡氏骨伤科第 3 代传人胡友来在门诊中

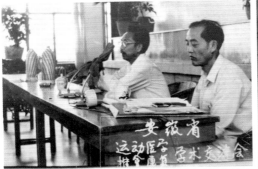

20 世纪 90 年代胡友来与李业甫(今为国医大师)
一起主持学术会议

祁门胡氏伤科家传《跌打损伤接骨方》
(手抄本)

　　祁门胡氏骨伤科传承4代,历100多年,今传人行医于徽州本地。为安徽省非物质文化遗产项目,胡永久为省级传承人。学术上认为骨折必损伤筋脉、累及气血,推崇"肾实则骨有生气"的观点,强调肝主筋、肾主骨,治疗上筋骨并重,注重肝肾的调补。关节内骨折以手法复位,杉树皮夹板固定,配以牵引、适时功能锻炼,动静结合。内服早期以活血化瘀为主,中期以舒筋通络为主,后期以益气养血、补肾壮骨为主,配合外用熏洗,多管齐下。骨折整复主张正骨与按摩并用,注重使用"活力",避免"暴力",力求一次完成,以免关节再次损伤。

17.休宁西门桥汪氏儿科

传承谱系:

清·汪楚兰→汪松友、汪熔青、汪少舫、汪笃生(子)和汪步蟾(侄)

汪步蟾→民国至中华人民共和国·汪耘之→中华人民共和国·汪芳、吴洲

　　传承4代,历100多年,今传人行医于徽州本地。学术上对小儿"纯阳之体""稚阴稚阳"有独特的理解,认为小儿"纯阳之体"是古代丹灶家之言,不能说有阳无阴,不可以小儿"纯阳"而用药偏寒,应辨证施治;治小儿之疳,常以健脾祛邪相结合,认为发育正常之儿无疳,唯虚者有之,脾为后天之本,脾健胃和,水谷之精方可吸收,五脏受荫,疳证自除。

18.歙县江村江氏儿科

传承谱系:

清·江文珂→民国至中华人民共和国·江懋功→江笃生

　　传承3代,今传人服务于徽州本地。有鉴于儿科乃"哑科"的特点,精于从幼儿虎口经脉、舌、眼、皮肤等处辨证,治疗强调健脾胃、防肝风、保泽液。

19.歙县邑城"巴一帖"

传承谱系:

清末·〔巴堂试→民国·巴菊仙→巴觉春→中华人民共和国·巴苏仙
　　　　巴堂谊

　　医传4代,今传人服务于徽州当地。第1代传人巴堂试著有《病理》《药性集韵》《本草便读》;第2代传人巴菊仙擅治伤寒热病,对伤寒初病始以温宣为主,用药灵活,往往一剂霍然,始有"巴一帖"之誉;第3代传人巴觉春擅治内、妇、儿科,得仙授蛇药秘方,并从伯父学习外伤科。民国时期,巴氏后裔巴粹青曾欲出版《本草便读》,有其手札为证。

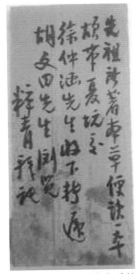

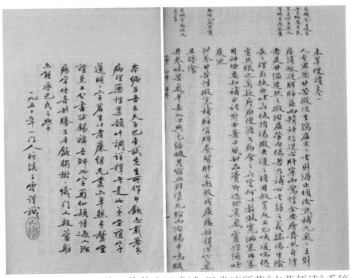

"巴一帖"后裔巴粹青手札　　　歙县"巴一帖"第1代传人巴堂试、巴堂谊所著《本草便读》手稿

20.绩溪胡氏内科

传承谱系:

汪泽民
↓

清末·胡承源→民国至中华人民共和国·胡翘武→中华人民共和国·　胡国珍
胡国堂
胡国俊→胡世云

　　传承4代,今传人行医于合肥、徽州、宁国。胡氏内科医药并重,精医懂药,药物之形体、色泽、真伪一见便知,临床上择选方药严谨配伍,求其精而不繁,廉而有效。

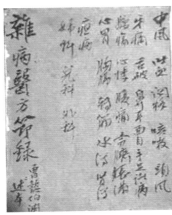

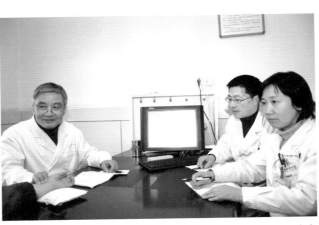

绩溪胡氏医学第1代传人胡承源手稿　　　　　绩溪胡氏医学第3代传人胡国俊在门诊中

21.歙县汪氏内科

传承谱系：

清末·汪润身→民国至中华人民共和国·汪南辉、汪济南→中华人民共和国·汪寿鹏

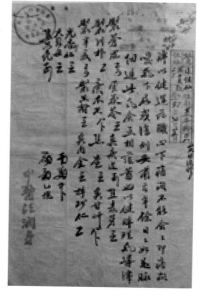

医传3代,今传人行医于徽州本地。第1代传人汪润身擅长内、儿科,尤擅长麻疹治疗,抢救过不少流脑垂危重症患者,首届国医大师李济仁为其弟子;第2代传人汪济南擅长中医内科、妇科、喉科疑难杂症,对震颤麻痹深有研究,具体分震颤型、麻痹型、混合型,分别制定活血息风、活血宣痹、活血益气汤,整体与局部相结合,灵活施治,创有导道汤、眩晕平等中药制剂,曾获市级科技进步一等奖;第3代传人汪寿鹏为省级非遗项目新安医学代表性传承人。

(三)源自民国

歙县汪氏内科第1代传人汪润身处方笺

1.歙县方氏忠堂肺科

$$
方乾九→\begin{cases} 方建光→汪在遥(婿)、方元彦(四子) \\ 方在之 \\ 方锦筠 \\ 方咏涛→方瑞英、方瑾英、方元勋 \end{cases}
$$

传承谱系：

医传3代,今传人服务于徽州本地和杭州等地。擅治内科杂病,尤精于调治肺痨咯血。留有《方乾九医案》《方建光诊疗随笔》《方咏涛医案》《丰文涛医案》等医著存世。

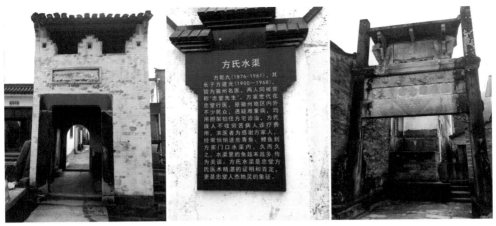

歙县岩寺镇忠堂村牌坊、门楼和方氏水渠等古迹

2.绩溪程氏针灸

传承谱系：

民国至中华人民共和国·程莘农→中华人民共和国·程红锋→程凯、王宏才

医传 3 代，为北京市非物质文化遗产项目，程红锋、程凯、王宏才均为代表性传承人。汲取了山阳医派、澄江针灸学派精华，强调理、法、方、穴、术的结合，重视经络辨证，以药性知穴性，形成了以"天、人、地"三才针法为技法特点，针对疼痛、失眠、消渴、月经病等几十种优势病种的特色诊疗体系。

3.屯溪寿康方氏医学

传承谱系：

民国·方霖魁→中华人民共和国·方炜煌→方霞、方敏

医传 3 代，今传人服务于徽州本地和北京。第 1 代传人方霖魁于1932 年入股屯溪寿康药号，任经理兼坐堂医师，以疮疡科见长，以局部与整体结合辨治、中病即止为特色，创有一剂忍冬汤治疗乳腺炎；第 2 代传人方炜煌以内科、妇科诊治见长，长于脉诊，治疗强调固护胃气，创有健脾清胃方、扶正抗癌方、强身补肾方加减，分别治疗慢性脾胃病、消化系癌、贫血虚劳之证，数十年如一日，以持久的疗效赢得了民众的信赖；第 3 代传人方敏为省级非物质文化遗产项目新安医学代表性传承人、"安徽省第三届基层名中医"，擅长针推疗法，提出了通督施治的诊疗思路，将脊柱按功能划分为上、中、下三焦，感性认知其传变规律，自创脊柱动态平衡法、三焦辨证脏腑调理法、通督畅焦术，中药内服、外用、针灸、推拿、导引结合治疗内科疾病。

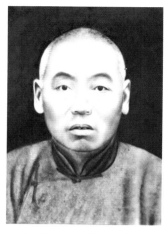

屯溪寿康方氏医学第1代
方霖魁

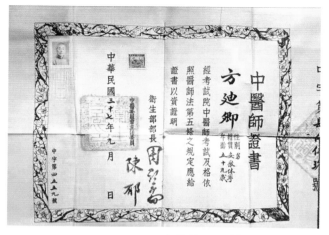

方霖魁民国时期的中医师证书

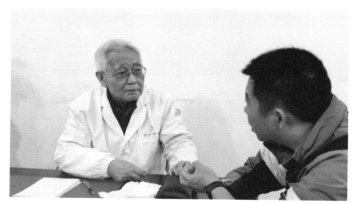

屯溪寿康方氏医学第2代传人方炜煌在门诊中

"问渠那得清如许，为有源头活水来。"传统就是现代的源头，往往"古"到极点也就是"新"到极点。人类一路走来，文明的轨迹也越来越引起人们的珍视。当今，往往越古老的传统与最前沿的科技一样宝贵。世医家族链实质上就是一支特殊的学术链，都有秘不外传的看家本领，其中包涵知识产权和品牌意识。当然，作为活态的非物质文化遗产，新安医学不是文物、古董，而是流淌于过去、现在乃至将来的时间流中，不仅薪火传承永远在路上、永远不会止息，而且亦还要不断注入源头活水和新的生机活力。我们要遵照习近平总书记的号召，传承精华，守正创新，把这份珍贵的遗产继承好、发扬好、利用好，不断将其发扬光大，为人类社会服务。

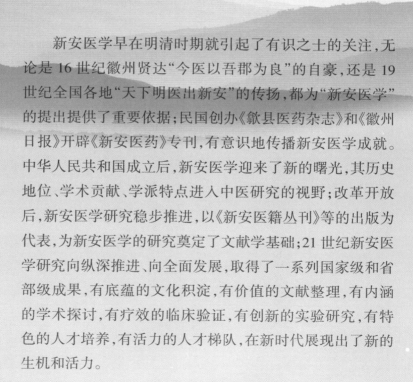

新安医学早在明清时期就引起了有识之士的关注,无论是 16 世纪徽州贤达"今医以吾郡为良"的自豪,还是 19 世纪全国各地"天下明医出新安"的传扬,都为"新安医学"的提出提供了重要依据;民国创办《歙县医药杂志》和《徽州日报》开辟《新安医药》专刊,有意识地传播新安医学成就。中华人民共和国成立后,新安医学迎来了新的曙光,其历史地位、学术贡献、学派特点进入中医研究的视野;改革开放后,新安医学研究稳步推进,以《新安医籍丛刊》等的出版为代表,为新安医学的研究奠定了文献学基础;21 世纪新安医学研究向纵深推进、向全面发展,取得了一系列国家级和省部级成果,有底蕴的文化积淀,有价值的文献整理,有内涵的学术探讨,有疗效的临床验证,有创新的实验研究,有特色的人才培养,有活力的人才梯队,在新时代展现出了新的生机和活力。

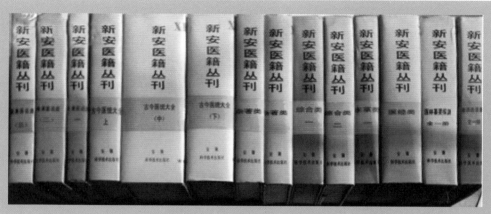

由安徽科学技术出版社组织编撰的《新安医籍丛刊》15 册约 1 100 万字,于 1990—1995 年
陆续出版,1996 年荣获第九届华东地区科技出版社优秀科技图书一等奖

新安医学浅谈

新安(徽州)名医辈出,著作浩繁,根据文献记载和已
收集资料统计,其从宋元到近代,就有医学家五百
三十人,医学论著四百六十多部,临床各科方面,不胜
枚举,为祖国医学事业发展,作出卓越贡献。

新安医学是祖国医学交流及促进新
和全国各地的医学的重要组成部分,它的发展
安医学的著作和有阅史料来看,宋元时期及新医
学在学术思想上都源于《内经》,法宗仲景的目明
古今尚有宗金元四大家,以及叶薛王吴温病学派,总之
是随着各个时期的病情而医学亦不断提高发展。

现代书画家、新安医学研究专家詹瀛生浅谈新安医学手迹

新安医学是一个既古老又年轻的中医学术领域。说她古老，是因为她历史悠久，从宋代形成学派算起，至今已有 800 多年的历史；说她年轻，是因为新安医学发掘研究工作起步很晚，基本上是在改革开放以后，在振兴中医的大背景下才全面启动的，只有 40 来年的历程。说她古老，更重要的在于，新安医学全方位地继承和发展了中医学理论体系，对整个中医药学的发展走向产生了重大影响；说她现代，更重要的在于，新安医学各家各派传承至今仍然活跃于临床一线造福百姓，而且其理论学说和临床经验已经深深地融入中医学理论体系之中，至今仍有效地指导着我们的临床实践。

第一节
新安医学的提出

认识到新安医学的价值和作用，可以追溯到明清时期，但文献的整理研究则始于 20 世纪，而"新安医学"一词直到中华人民共和国成立后的 60 年代才正式提出。

一、明清时期对新安医家医著的认知

早在 16 世纪新安医学兴盛时期，明代徽州歙县籍著名文学家、戏曲学家汪道昆（1525—1593）在为新安医家吴崑《医方考》所作的《医方考引》中，就非常自豪地记述道："今之业医者，则吾郡（引者注：新安称郡，徽州称府）良；吾郡贵医如贵儒，其良者率由儒从业。"

清乾隆年间，徽州休宁人汪沂于乾隆十三年戊辰（1748）校刊《医学心悟》时，撰序曰："吾乡大好山水，岩居川观者往往好以医学擅名。若王双溪军监之《伤寒论注》、张氏杲之《医说》、鲍国良同知之《经验针法》、程文炳之《经验方》、陆彦功冠带之《伤寒便览》、汪石山文学之《十书》、程松崖大行之《医经》、江正甫之《原理》、汪氏宦之《质疑》、徐春甫太医之《医统》《捷径》、汪用宾之《方书集

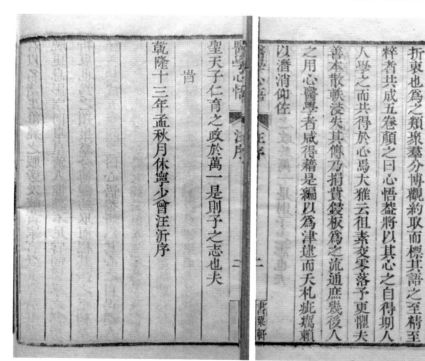

古之賢人不在制廷必在醫卜盖醫為生民疾病兆療
所待治非通神明之德類萬物之情者弗克窮其學之
廣大精微而超然自悟於意言象數之表長沙而下後
先相印是亦有授受之心法存焉非苟而已也吾鄉大
好山水嚴居川觀者往往好以醫學擅名若王潥溪軍
監之傷寒論張氏呆之醫說龐國貝同知之經驗鍼法
程之十書程松崖大行之醫徑江正甫之原理汪氏宣
學之十書程松崖大行之醫徑江正甫之原理汪石山文

所獲親德範而時玲其緒論者惟程君山齡為最著程
聲震一時奉為神工而又不聞有所論述以傳於世予
馬竹庄提舉以逮胡清隱程時卿敬通長裕三君類皆
得而盡讀他若張子充永務江明遠徵君吳南薰翰林
粲然備矣今其書或傳或不傳非世有藏書之家不可
粹余子敬之諸症析疑汪訒菴之靈素本草醫方三篇
吳三石之醫教畢氏慈襄之醫督周氏士先之明醫撮
之質疑徐春甫太醫之醫統挺筇汪用賓之方書集

君以名諸生治經之服旁及岐黃家言登其堂睥其戡
晚更息影宗門皇皇濟人惟恐不足嘗憫醫學之無所
折衷也為之類衆纂分博觀約取而標其語之至精至
粹者共成五卷顏之曰心悟盖將以其心之自得期人
人學之而共得於心焉為大雅云祖素爰零落予更懼夫
善本散歌浸失其傳乃捐貲鋟板為之流通庶幾後人
之用心醫學者咸得籍是編以為津逮而夭札疵癘顧
以濟消仰佐

乾隆十三年孟秋月休寧少曾汪沂序
聖天子仁育之政於萬一是則予之志也夫
當

《医学心悟》清乾隆十三年戊辰(1748)校刊本汪沂序对新安医家医著做了回顾性记录

说》、吴三石之《医教》、毕氏懋襄之《医荟》、周氏士先之《明医摘粹》、余子敬之《诸症析疑》、汪䚻庵之《灵素》《本草》《医方》三纂，粲然备矣。今其书或传或不传，非世有藏书之家，不可得而尽读。他若张子充承务、江明远征君、吴南熏翰林、马竹庄提举，以逮胡清隐、程时卿、敬通、长裕三君，类皆声震一时，奉为神工，而又不闻有所论述以传于世，予所获亲德范而时聆其绪论者，惟程君山龄为最著。"第一次把新安医家医籍作为一个整体加以记述和推崇，这是目前已知的对新安医家医籍进行回顾性记述的最早文献记录，有学者认为"汪沂是研究新安医学的第一人"。但序中所列不少医家今已不为人熟知，不少医著今已佚失。

清嘉庆十五年庚午(1810)，徽州休宁籍内阁学士汪滋畹，在为新安御医汪燕亭《聊复集》作序中写道："新安人多能医，亦多知医，凡能以术显者，必其立身不苟，又岂仅以术言也哉。"

清道光二十三年癸卯(1843)，时曾任职于福建、浙江两省多地县令的二甲进士、文林郎高学文，在为新安医家汪惟诚《伤寒经晰疑正误》一书作序中，记述了自己因足疾3年遍请名师不治，游学于湖北武昌时，慕名请到汪惟诚为其诊治，月余而愈，有感而发地指出："余游江浙闽粤已二十余年，遂闻天下明医出在新安。"江苏、浙江、福建、广东等江南地区，宋元明清时期始终是经济、文化繁荣的地区，当然也是医学发达的区域，这些区域的人们如此广泛地口耳相传，可见新安一地医学名声之重，清代已享誉华夏。

二、民国时期新安医籍文献的整理

民国十九年(1930)，黄育庭、胡天宗共同主编《歙县医药杂志》，挖掘新安医学文献资源，搜集流传于民间的新安医籍，持续数年，1930—1933年至少出刊6期，连载了《余氏医验录》《乌聊山馆论医汇粹》《洪月芬夫子医案》《叶小峰夫子医案》等一批卓具影响的新安医案医

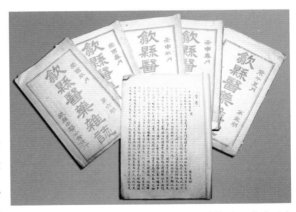

民国十九年(1930)《歙县医药杂志》

著,开启了新安医籍文献整理的征程。

　　民国二十一年(1932)10 月 10 日《徽州日报》创刊,分别于 1936 年、1946 年两次开设"新安医药"专刊专栏,辐射到海内外,社会影响大。其中,1936 年 12 月至 1937 年 9 月由程六如、毕成一共同主编的《新安医药半月刊》,设有先贤遗著、新安名医传记等 7 个固定专栏,以科普为主,共出刊 19 期,其中连续 5 期整理刊出 29 位历代新安名医传记。1946 年起,由歙县黄氏妇科第 23 代传人

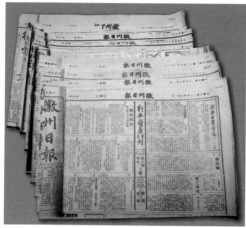

民国二十五年(1936)《徽州日报·新安医药半月刊》

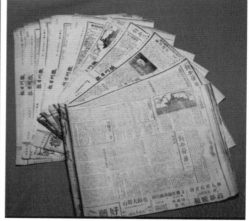

民国三十五年(1946)《新安医药》副刊

民国二十六年(1937)末代翰林许承尧作《王漾酬君传》称"新安王氏医学"

黄从周主编的《新安医药》副刊，内容由科普开始转向学术研究，每旬1期，1948年共编40多期，间有新安医家医疗经验的介绍。

民国时期徽州歙县籍末代翰林许承尧（1874—1946）两次在其著述中提到"新安王氏医学"。其于民国二十六年（1937）主编出版的《歙县志》，单设"王谟"条目，称"谟幼承家学，专精医术，远近求医者咸归之，称新安王氏医学"；而在此之前还曾作有《王漾酣君传》一文，称其"祖履中、父心如皆能医，至君益著，远近之术医者皆归之，称新安王氏医学"，并记述了许氏族孙病危邀其诊治而一剂治愈的事迹，对"新安医学"的提出有启示作用。

三、中华人民共和国成立后"新安医学"的提出

中华人民共和国成立后的20世纪五六十年代，历史上著名的新安医家如汪石山、程钟龄、叶天士、王仲奇，新安医著如《名医类案》《医学心悟》《临证指南医案》等，开始进入中医研究的视野，中医类杂志有零星的报道和探讨；1956年郑景岐整理出版郑枢扶遗著《喉白阐微》，1959年整理出版郑梅涧遗著《箑余医语》。20世纪50年代末，安徽中医学院高如鹤教授即着手从医学史角度从事新安名医的考证，做了许多基础性工作；1963年9月初，中华全国中医学会安徽省分会成立，安徽中医学院崔皎如教授在成立大会上发表了《新安医学派的特点简介》一文，从形成、渊源和影响、成就及其特点3个方面做了阐述。从目前掌握的文献史料来看，这是"新安医学"第一次明确提出。

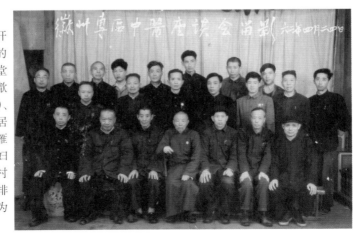

1962年4月徽州专区召开中医座谈会，留影中可考的新安医家有：前排歙县忠堂方氏内科方咏涛（左一）、歙县岩寺伤科鲍渭川（左三）、歙西郑氏喉科郑渭占（居中）、歙县上丰程氏内科程雁宾（右二），二排歙县黄氏妇科黄从周（左三）、歙县郑村西园喉科郑铎（右三），三排程道南（左一）。前排右三为行署专员赵剑锋

第二节
改革开放后文献研究奠定基础

改革开放后在国家及相关部门的支持与帮助下,新安医学研究迎来了新的发展机遇,文献整理稳步推进,一系列研究成果和新文献的发现,为新安医学研究奠定了文献学基础。

一、新安医学研究的开启

1978 年,歙县卫生局开展新安医学继承发展调研活动,广泛搜集散在民间的新安医学文献,开设"新安医学成就展览",编录《新安名医著作书目》,收录医著 218 部、名医 275 人。后专门成立了"新安医学史研究小组",由洪芳度、项长生、黄孝周、洪必良、方云霞等组成。以此为开端,正式拉开了"新安医学"这一新学科领域的研究。

这次活动后续还形成了两项成果:1978 年底,《新安医学史略》在歙县编撰完成,1990 年在安徽省科委课题资助下编印,首次对新安医学的发展情况和

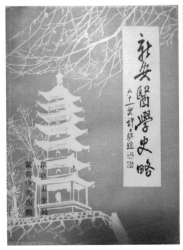
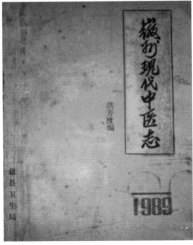

20 世纪七八十年代整理印刷的《新安医学史略》《徽州现代中医志》

学术概貌进行研究，列举了宋代至中华人民共和国成立前的新安医家763人，简要介绍其生平、医著名称及其主要内容、学术贡献，填补了以地域命名的中医学术流派史上的空白；1989年，《徽州现代中医志》编撰完成。

1978—1985年，新安医学研究陆续有二三十篇学术论文发表，影响较大的有：1978年发表的《明清歙县名医在医学上的贡献》一文，将新安医学作为一个群体来观察研究，对新安医学的研究起到了推进作用；1979年发表的《浅谈"新安医学"对温病的贡献》一文，考察了清初以来新安医家在温病学理论上的认识与实践；1980年发表的《新安医学流派刍议》一文，首次将新安医家分为培元、轻灵、启蒙、考古和创新诸派，至今读来仍令人耳目一新；1985年发表的《新安医家对中医学的贡献及其在中国医学史上的地位》，比较系统地论述了新安医家的医学成就和历史地位。

二、1985—2000年机构建设与学术交流

1985年6月，安徽省卫生厅提出"北华佗、南新安"的全省中医事业发展战略；同年8月，时任卫生部部长崔月犁题词"新安医学　永放光芒"；1986年，徽州地区新安医学研究所（今黄山市新安医学研究中心）挂牌成立，先后收集各类线装古籍千余册，其中医学古籍200多部、800余册，新安医籍30多部、150多册；1987年，时任卫生部副部长兼国家中医药管理局局长胡熙明考察徽州中

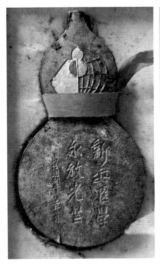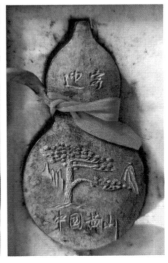

20世纪80年代以时任卫生部部长崔月犁"新安医学　永放光芒"的题词制作成的纪念墨

医工作,题词"继承发扬新安医学的光荣传统",1990 年由国家中医药管理局投资建设的新安医学学术交流基地基本建成,胡熙明再次欣然题词"弘扬新安医学",新安医学研究由此风生水起。

　　1985 年 12 月,具有标志性意义的"安徽省新安医学研究会成立大会暨第一次学术讨论会"在屯溪召开。会议代表共 101 人,研讨内容涉及医史和本草学、妇科、喉科、眼科、伤寒、针灸、脉学、护理学等,46 篇论文收入此次大会资料汇编中,"新安医学"一词逐渐深入人心。

　　改革开放后,徽州地区所属各区县中医机构相继筹建了新安医学资料室、展览馆、文化馆、博物馆。1990 年,"新安医学"赴京参加"首届中国中医药博览

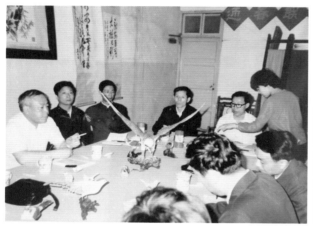

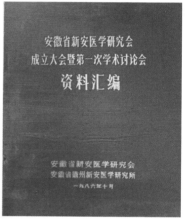

1986 年,时任卫生部副部长、国家中医药管理局局长胡熙明调研新安医学学术交流基地基础建设

《安徽省新安医学研究会成立大会暨第一次学术讨论会资料汇编》

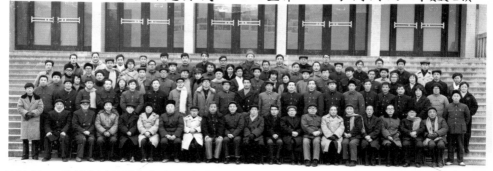

1985 年 12 月新安医学研究会成立,安徽省委宣传部、安徽省卫生厅、安徽中医学院、中华全国中医学会安徽分会及徽州地委宣传部、行署卫生局领导出席成立大会,新安医学领域群贤毕至、群英聚会,掀起了改革开放后新安医学研究的第一轮高潮

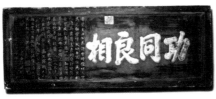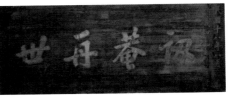

1990年"新安医学"赴京参展文物有20世纪新安医学文献文物调查中发现的清道光新安婺源儒医汪启时受赠的"功同良相"匾和民国时期"讱菴(庵)再世"匾

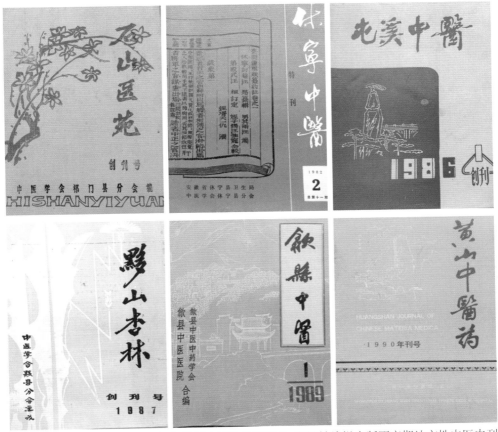

20世纪八九十年代徽州地区及其所属县、市纷纷编辑出版不定期地方性中医内刊

会"获"神农杯"铜牌奖。时任中共中央政治局委员、国务委员李铁映兴致勃勃前来参观指导，并明确指示："新安医学源远流长，内容丰富，你们要继续做好研究工作，各级领导要重视和支持这项工作。"

20世纪八九十年代，徽州地区及其所属县、市相继组织开展了新安医学的发掘、整理工作，纷纷编辑出版地方性中医内刊、内报，如《歙县中医》《休宁中医》《石山医苑》《黟山杏林》《屯溪中医》《黄山中医药》《新安医药报》等不定期

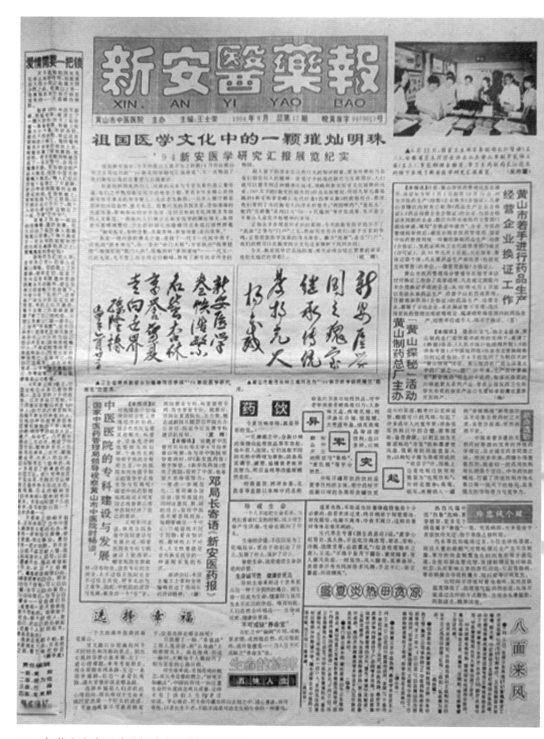

1994 年黄山市中医院编辑出版的《新安医药报》

内刊、内报，《安徽中医学院学报》《安徽卫生志通讯》《徽州医学》也相继开辟新安医学专栏，一时形成了交流、学习和研究新安医学的新气象。

三、1985—2000 年文献研究成果

20 世纪的后 15 年，安徽省在新安医学文献研究上取得了一系列可喜成果。

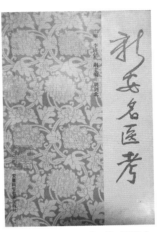

1984 年，卫生部下达了"《重楼玉钥》校勘整理研究"科研任务，1987 年顺利完成，《续重楼玉钥》《咽喉辨证》《喉白阐微》等书的校勘整理研究也于 1989—1990 年完成，此后郑氏喉科遗存 26 种医学著述和 6 种医案陆续整理完成。

1990 年《新安名医考》编著出版，收录清末以前志书和史籍上有记载或有医学专著的新安医家 668人，介绍了各家的生卒年月、主要生平、学术著作名称，约略介绍其学术思想和临床经验。该项"新安名

20 世纪 90 年代李济仁主编的《新安名医考》

医考证研究"成果，分别获 1994 年安徽省高等学校科技进步奖二等奖、1997 年安徽省自然科学技术奖三等奖。

1990—1995 年《新安医籍丛刊》大型丛书陆续点校出版，共 15 册，含 54 种医书，分医经类、伤寒金匮类、诊法类、本草类、方书类、综合类、外科类、妇儿类、针灸类、医案医话类、医史类、杂著类等十余类，约 1 100 万字。这是首次

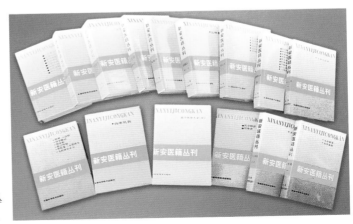

1990—1995 年《新安医籍丛刊》的出版具有标志性意义

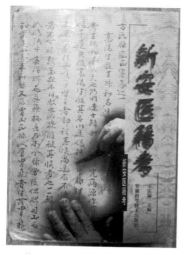

20 世纪 90 年代王乐匋主编的
《新安医籍考》

对历代新安医学著作进行大规模的整理出版,选本以"早、善、全"为原则,以明清为主,但实际因经费问题未能按原计划出齐,被耽搁下来的有 27 种。这是新安医学研究史上的一件大事,该项成果获得 1996 年第 9 届华东地区科技出版社优秀科技图书一等奖。

1999 年《新安医籍考》编撰出版,征引历代书目,下迄至清末民初,收录了 835 种新安医籍书目,介绍了书名、作者、卷次、序、考评、存佚、版本与馆藏并加按语,不仅对现存医籍做了详尽考证,而且对已佚失文献亦做了详尽探究,特别对版本流传情况及收藏地区和单位都有较详细的记录,为国内其他医籍考所少见,有重要的实用价值,且全书也阐述了医著的学术特色及其贡献,或针对学术内涵予以精要述评,资料广博、论证言而有据。在此基础上,后续有学者进行新安医籍的考据工作,相继增入《新安医籍考》未收录的 39 种新安医著。

另外,1986 年《杏轩医案并按》校按出版,1987 年《医理》点校出版,1993《续医述》编撰出版,1998 年《王任之医案》整理出版,1997 年《新安历代医家名录》《新安喉科荟萃》编著出版,1999 年《大医精要——新安医学研究》编撰出版,均为新安医学的研究增色不少。

这一时期,徽州各县还发现了大量的新安医籍未刊本,经整理以非正式出版形式印刷的医籍约 15 种,其中新安医学研究所(中心)收集颇富。此外,外省有选择地刊行了新安医籍几十种,如中国中医药出版社 1999 年出版的《明清名医全书大成》,其中包括《汪石山医学全书》《孙一奎医学全书》《吴崑医学全书》《汪昂医学全书》《叶天士医学全书》等,也为新安医学文献研究做出了重要贡献。

除专著以外,学术论文也不断发表,据不完全统计,1986—2000 年共发表新安医学研究论文 300 余篇,内容涉及成因分析、历史地位、医家医籍考证、世医家族、流派体系、学术思想、创新发明、伤寒温病、医案医话、治法方药、学术组织、徽商经济、徽州文化、徽州刻书、对外传播、域外影响、现代新安医家等方方面面的内容,为 21 世纪新安医学新一轮研究高潮的到来,做好了准备。

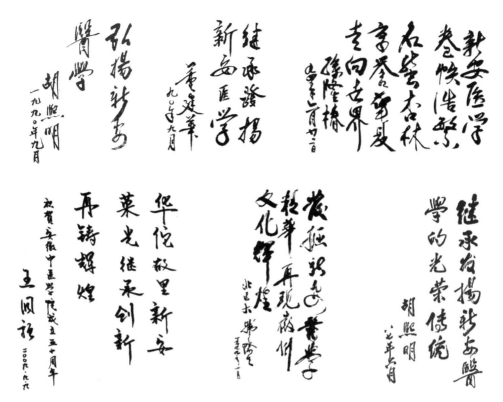

20 世纪 80 年代以来，新安医学的历史贡献引起社会各界的广泛关注和重视，国家医疗卫生主管部门、国家中医药管理局领导、医药卫生界院士纷纷题词，勉励新安医学传承发展

令人鼓舞的是，全国最早成立的"研究、治疗、产品"三位一体的蛇伤研究所祁门蛇伤研究所，自主研制成功静脉注射剂"祁门蛇药"，1978 年获全国科学大会奖和全国医药卫生科学大会奖，首任所长滕国强出席大会，受到党和国家领导人的亲切接见。

滕国强自幼继承了祖传蛇伤治疗技术，形成了拔罐排毒、手法经络治疗、自然体液疗法、中医药熏洗加手法等独特技法，灵活运用于不同蛇种、蛇伤的不同阶段的治疗中，尤擅长五步蛇咬伤的救治，强调合理用药、减少输液量以保护肾功能的重要性。1965 年 5 月，他用两颗蛇伤药丸挽救了一例蛇伤垂危患者，引起当时正在黄山访问的越南国家主席胡志明和我国党和国家领导人周恩来、董必武等的高度重视。随后时任卫生部部长钱信忠、中共华东局副书记魏文伯亲赴徽州。1965 年 7 月时任安徽省卫生厅副厅长王任之三赴祁门，安排落实蛇咬伤治疗的研究工作，当年 10 月经省政府批准因陋就简建起了蛇伤研究所。1983 年,该所与安徽中医学院等共同协作完成了"蛇伤蛇种的早期快速诊断研究",达到了当时国际先进水平,获安徽省首个国家发明奖、安徽省科技进步奖二等奖。

第二任所长黄接棠在 1988 年获安徽省人民政府授予的"有突出贡献中青年科技专家"称号,由他主持的"祁蛇人工养殖研究"项目居全国领先水平,1992 年荣获国家中医药管理局中医药科学技术进步奖三等奖。此后又成功申报中药制剂 2 个、发明专利 4 项,"五步蛇咬伤致溃疡坏死与后遗症关键技术研究"获 2016 年安徽省科学技术进步奖三等奖,"祁蛇毒抗肿瘤栓剂的成药性研究"被列为 2017 年安徽省重点研究与开发计划项目。祁门蛇伤疗法现为国家级非物质文化遗产项目,滕英为省级非遗传承人。祁门蛇伤研究所现为安徽省级非

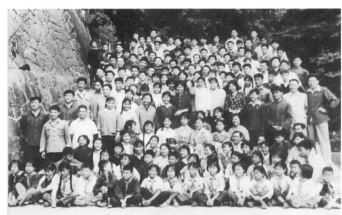

1965 年 5 月,越南国家主席胡志明在董必武副主席的陪同下访问徽州,见证了"祁门蛇药"的神奇。图为胡志明、董必武考察徽州时与欢迎人员和学生合影

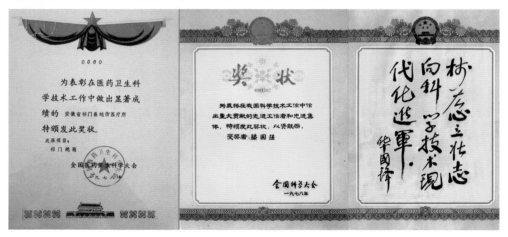

1978 年,祁门蛇伤研究所所长滕国强获全国科学大会奖,其自主研发的祁门蛇药获全国医药卫生科学大会奖

物质文化遗产传承基地，也是目前华东乃至亚洲最大的蛇伤救治基地与科普单位之一，在全国享有较高声誉。

新安山区雨量充沛，气候温润，生态环境独特，蕴藏着丰富的中药材资源。1984—1986 年徽州地区中药资源普查，共发现动植物、矿物药 1 403 种，其中植物药 231 科 1 263 种，动物药 12 科 129 种，矿物药 6 种，其他药 5 种，1987 年获全国第三次中药资源普查安徽省项目一等奖。大自然的恩赐为新安医学的发展提供了有利条件。

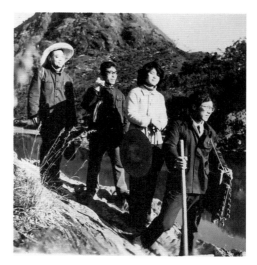

1984—1986 年徽州中药资源普查
屯溪组在普查途中

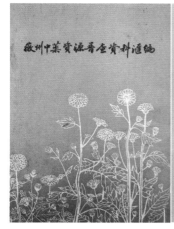

《徽州中药资源普查
资料汇编》

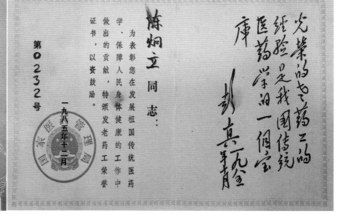

祁门县医药公司主任中药师陈炯立有"徽州药用植物活字典"之称，在徽州中药资源普查中发挥了重要作用，获国家医药管理局表彰

与此同时，安徽中医学院和芜湖中医学校中药系师生也定期开展野外中药资源调查和标本采集活动，积累了不少新安中药资源资料。

打捞历史的文明，拂去历史的尘埃，群星璀璨、学术纷呈、内涵丰盛、流派特色鲜明的新安医学，已逐渐浮现在世人的面前。

第三节
21世纪医教研全面推进

20世纪尤其是改革开放后,新安医学研究取得了实质性进展,为深入研究奠定了文献基础。进入21世纪,新安医学向纵深推进、全面发展,以一批国家级科研项目为支撑,以多项省部级科研成果为标志,新安医学在文献、学术、临床、实验研究、人才培养和文化传承上成果丰硕,安徽中医药大学的贡献尤为突出。

一、文献学术研究

从事文献整理,深化学术研究,展现资源优势,昭示特异之见,是新安医学研究的基础和突破口。

2001年,《新安医学研究》内刊在黄山市创办,以医家医著考证、学术思想探讨、临床经验介绍等为重点,内容丰富,至今已出版50多期,为保存新安医学史料、传播新安医学文化做出了重要贡献。

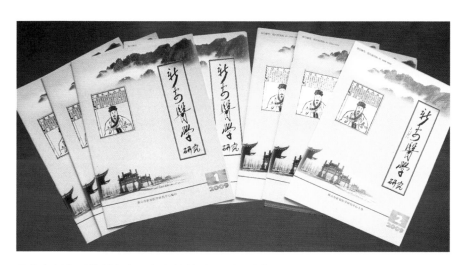

黄山市新安医学研究中心主办的《新安医学研究》

2005 年,《徽州文化全书·新安医学》一书出版，从医药文化史角度对新安医学的兴起、发展与延续和新安名医名著等做了介绍。

2009 年,《新安医学名著丛书》出版,精选了宋元明清价值大、流传广的新安医著点校整理,包括《医学心悟》《医学原理》《医旨绪余》《望诊遵经》《伤寒论条辨》《伤寒论条辨续注》《伤寒论后条辨》《读伤寒论赘余》《医方集解》《本草备要》《孙文垣医案》《杏轩医案》《老老余编》《养生余录》《医说》15 册著作;同期《新安医学精华丛书》10 册

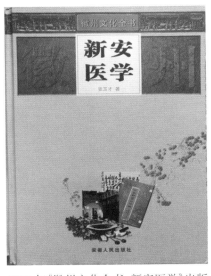

2005 年《徽州文化全书·新安医学》出版

出版,分别从学术思想、临床各科、医论医话等方面,分门别类地对新安医学学术特色与临床成就做了一次集中的总结、归纳和提炼,荣获 2010 年度中华中医药学会学术著作奖一等奖。

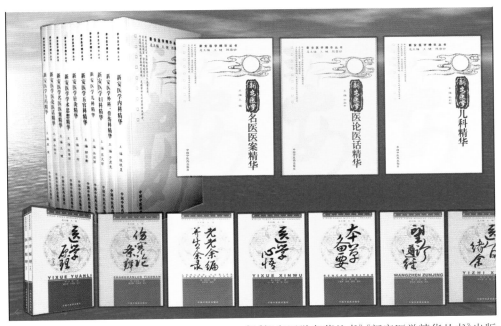

2009 年《新安医学名著丛书》《新安医学精华丛书》出版

2016 年,《新安医学流派研究》一书编撰出版,从地域文明、历史源流、医家医著、学术贡献、临床成就、学术传承、文化品质等方面,剖析了新安医学的结构体系和学术内涵,探讨其一系列的"特异之见""独创之巧",提出了十大新安医家、十大新安医著、新安医学十大学说、十大新安名方。

2018 年,《新安医学研究集成》丛书编撰出版,作为"2017 年度国家出版基金项目"和"2016 年文化强省专项建设资金文化精品工程",在国家出版基金资助项目 2018 年绩效考评中获特别优秀奖,并分别获 2018 年"十佳皖版图书"奖、2019 年第 32 届华东地区科技出版社优秀科技图书一等奖。

该丛书分为《学术研究》《临床研究》《实验研究》3 册,其中《学术研究》分册首次运用历史学与文献学、理论分析与数据挖掘相结合的方法,借鉴自然科学和人文社科两大领域的内容和手段开展研究,从独特的思维观念和理论体系、独特的文献资源和诊疗技术、独特的人文内容和文化根基等方面,论述了新安医学生命哲学理论和自然科学实践的双重属性,论证了新安医学"格物致知"的科学内涵和"仁心仁术"的人文精神,系统地总结了新安医学的流派特色和理论创新,阐明了新安医学科技与人文水乳交融的学术体系,总结出新安医学《内经》研究、以"错简重订"说为核心的伤寒学说、固本培元治则("营卫一气"说、"参芪双补"说、"命门动气"说、"元阴元阳"说、"理脾阴"说等支撑学说)、温

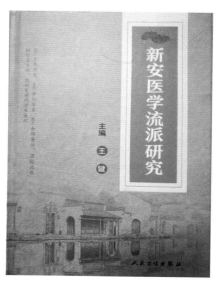

2016 年《新安医学流派研究》出版

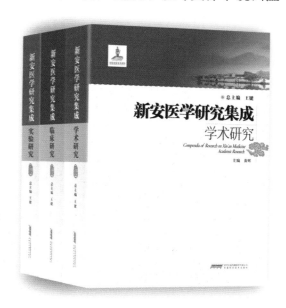

2018 年《新安医学研究集成》丛书出版

病新说("新感温病"说、"邪入口鼻"论、"暑必兼湿"说、"卫气营血辨证"说、"瘟疫截断"论等)、"养阴清润治则"("养阴清肺"说、"清养胃阴"说、"泻热存元"说、"燥湿为纲"说、"护阴化湿"论等支撑学说)和新安本草方书六大学术体系,获2017—2018 年度安徽省社会科学奖三等奖。

同年,国家古籍出版规划专项经费资助项目《新安医籍珍本善本选校丛刊》9 种点校出版,包括《脉症治方》《程氏释方》《证因方论集要》《方症会要》《医学入门万病衡要》《本草备要(初刊本)》《山居本草》《医读》《家传课读》。

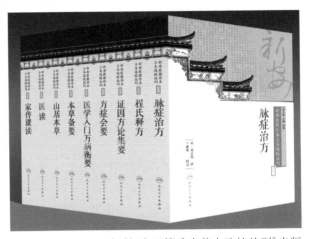

2018 年《新安医籍珍本善本选校丛刊》出版

2019 年,《新安医学研究》丛书编撰出版,分《新安医学通论》《新安医学名医世家传承》《新安医学名医名著》3 个分册, 获 2020 年第 33 届华东地区科技出版社优秀科技图书一等奖。

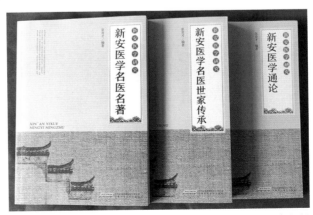

2019 年《新安医学研究丛书》出版

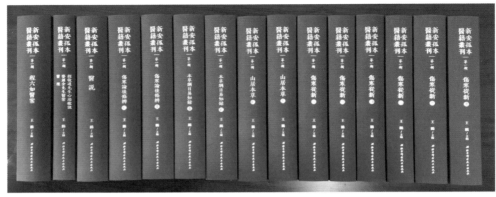

2020 年《新安孤本医籍丛刊·第一辑》出版

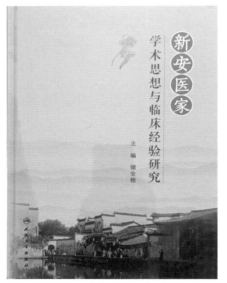

2021 年《新安医家学术思想与临床经验研究》出版

2020 年,国家古籍整理出版专项经费资助项目《新安孤本医籍丛刊·第一辑》,以原版影印、撰写内容提要形式出版了 9 种新安医籍原本,包括《医说》《程敬通先生心法歌诀》《伤寒论后条辨》《山居本草》《医理》《婺源余先生医案》《本草纲目易知录》《伤寒从新》《程六如医案》,获安徽省中医药科学技术奖三等奖。

2021 年,教育部人文社科重点研究基地徽学研究中心研究成果、安徽省高校自然科学重大项目《新安医家学术思想与临床经验》编撰出版,遴选了 33 位学术成就突出、临床经验独到的新安著名医家,对其生平与著作、学术思想与特色、临床经验、典型医案、医论医话、代表方剂等内容进行系统研究,2021 年获安徽省中医药科学技术奖一等奖。

另有 2018 年《珍稀中医稿钞本丛刊·新安卷》12 卷,以原版影印形式出版了 55 种新安医籍稿钞本,其中《新安鲍震宇先生秘传眼科》《梅柳秘传》《一本医贯》《天中廖鹤研精集》《拔萃良方》《杂症精义》《拣便良方》《品草轩指掌录》《病机类治》《新安痘疹医案》《汪氏家传接骨全书》《丰文涛医案》《新安四家医案》均属罕见,获中医学术界一致好评。2021 年《珍稀中医稿钞本丛刊·新安卷

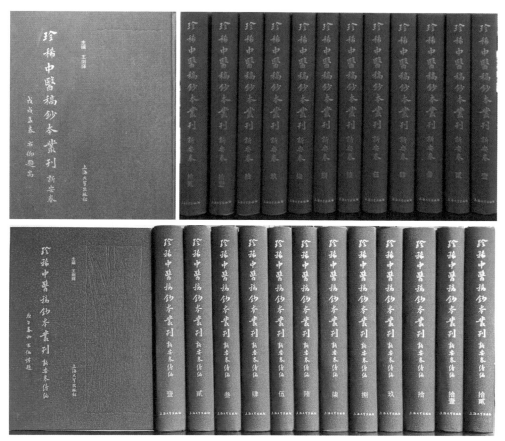

2018 年和 2021 年《珍稀中医稿钞本丛刊·新安卷》《珍稀中医稿钞本丛刊·新安卷续编》相继出版

续编》出版，体例基本上承继前卷，各书提要之内容更为丰富翔实，除了重点揭示各医籍之主要内容、医学特色及临床价值外，尽量钩稽考证了作者或抄录者之生平事迹，同时附录了部分富有价值但难以收入丛刊的零散治案或医论。

　　新安医学并非安徽省的"专利"，全国的关注度都很高。21 世纪，我国陆续影印出版了一批古籍全书丛书，少不了有新安医籍的身影。如《续修四库全书》261 种中医古籍中有新安医籍 18 种，《中医古籍孤本大全》已出版的 5 批 55 种善本医籍中有新安医籍 5 种，《海外回归中医古籍善本集粹》所收 21 种古籍中有新安医籍 2 种，新安医学文献在中医古籍中的地位和分量由此可见一斑。

　　2006 年以来，杭州徽学会还不定期编辑出版了《新安医学研究文集》，召开审稿会，至今已连续出版 3 期，有力地推动了新安医学的域外传播。

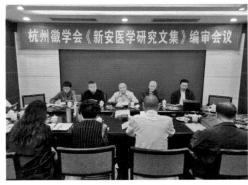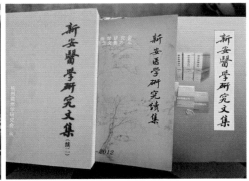

2006 年以来,杭州徽学会在詹瀛生会长的主持下连续编写《新安医学研究文集》3 期

据不完全统计,到 2020 年底,有关新安医学的研究论文总数不少于 1 200 篇,其中 2013—2014 年"新安医学系列讲座十二讲"具有标志性意义。

有关新安医学数据化研究,有不少学者就书目与全文、图文版与全文版,图像与检索两个阶段,检索挖掘的必要性、可行性、步骤和标引思路,结构与流程、数字化障碍及其对策、多学科内涵等方面进行了探讨,目前安徽中医药大学、黄山市新安医学研究中心建有一定规模的新安医学文献书库和书目数据库,收录新安古医籍 300 多部,但实现全文数据库及其深度标引和图文检索的目标,还任重道远。

考经证史,打捞文明,一个群星璀璨、学术纷呈、内涵丰盛、特色鲜明的新安医学流派,越来越清晰地呈现在了世人面前。其富有创见的理论学说、丰富多彩的学术体系和实际指导运用价值,也渐渐为中医药界所广泛认可。

二、临床实验研究

列宁说过:"理论是灰色的,只有实践之树常青。"传承和弘扬新安医学,落脚点在临床,关键点在于提高临床水平和能力。立足临床实践,实验探索原理,拓展研究方向,提升诊疗水平,是新安医学研究的根本方法,是新安医学生生不息的不竭动力。

进入 21 世纪,安徽省成立了新安医学研究团队,不断总结新安医学诊治规律,开展重大疾病防治与慢病管理,开发和研制中药制剂,布点示范推广新安医学流派的临床经验,发挥出了新安医学的特色优势,彰显了新时代的活力。

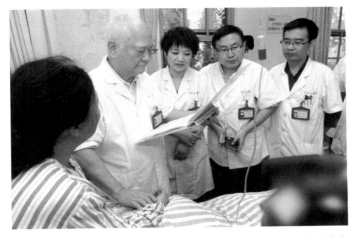

2018 年，年近九旬的国医大师李济仁仍坚持查房、指导诊疗

20 世纪末，皖南医学院附属弋矶山医院开展了"新安医家治疗急、危、难、重病证经验"的研究，厘清和阐明了以"张一帖"为代表的新安医学对急、危、难、重病证的诊疗经验和规律，获 2000 年安徽省高等学校科技进步奖二等奖、安徽省科学技术进步奖三等奖；"国医大师李济仁治痹思想的传承与创新研究"获 2018 年安徽省科学技术进步奖二等奖。

2010 年，安徽中医药大学获省部共建新安医学教育部重点实验室立项，多渠道、多途径筹集建设经费，以有价值的文献整理为支撑、以有特色的理论探讨为核心、以有疗效的临床验证为宗旨、以有前景的新药开发为目标，确定了"文献研究、特色理论研究、防治疑难疾病临床研究、名方验方开发"4 个稳定方向。2015 年通过教育部验收，至今向全国相关科研单位招标科研课题 100 多项。

2011 年，"基于新安医学特色理论的继承与创新研究"被列入"十二五"国家科技支撑计划，这是我国首次将中医地方特色学术流派研究列入该项目，2016 年 10 月通过科技部验收。

2012 年安徽省中医药科学院在安徽中医药大学成立，2016 年黄山市新安医学研究中心和祁门蛇伤研究中心加盟，强化了新安医学研究的地域特征和学术特色，实现了资源的整合重组、系统优化、综合配置，建立起了优势互补、共建共享的合作机制。

立项后，安徽省新安医学研究团队围绕新安医学优势病种，在前期文献、学术、理论研究的基础上,建立了文献数据库与数字化信息应用平台,针对中风、消渴、肺胀、痹病四个临床重点疑难病证,灵活运用新安医学益气活血、养阴通络、固本培元、健脾化湿等治法治疗,开展了病因病机、证候演变规律、临床治则治法研究等,揭示了中风"气虚血瘀"、消渴病"热结阴伤"、肺胀"肺失治节"、痹病"脾虚湿盛"等病机理论及其通补四法的作用机制,制定了具有新安医学特色的疗效评价和诊疗方案,并应用分子生物学和现代复方药理实验方法,开发和研制出了4种中药新制剂。

中风病治疗,重视"中风皆因脉道不利,血气闭塞"及"治痰先治气,治风先治血"治则,在新安王氏效验方的基础上创制了新制剂"脑络欣通";糖尿病研究,以大样本的本底证候资料为基础,在传统"阴虚为本,燥热为标"病机理论基础上,率先提出老年糖尿病证候以"虚瘀"为基本病机,提出从脾胰论治的新思路,制定了糖尿病临床诊疗规范,研发了丹蛭降糖胶囊等特色制剂;慢性阻塞性肺疾病防治,以新安医学"痰瘀互结、肺失宣降"的肺胀病机理论为指导,根据新安固本培元特色治法,建立了整体优化方案与综合疗效评价体系,开发了化痰降气胶囊等院内制剂;类风湿关节炎的防治研究,通过大量证候学调查,发现其证候呈现虚实夹杂、痰瘀互结的临床特征,结合新安医学防治痹病的经验,提出了从脾论治的思路,研制出新风胶囊用于临床。

另外,还进行了新安名方平胃镇心丹加减治疗糖尿病耳聋、郑氏喉科名方

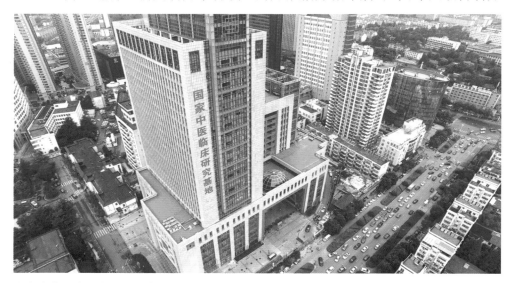

安徽省中医院国家中医临床研究基地

紫正地黄汤治疗糖尿病并发咽喉部感染的临床研究，西园喉药散、慢咽宁袋泡茶、新安鼻渊方等院内制剂的开发研究。

2010—2020 年，安徽中医药大学先后承担了科技部、教育部、国家中医药管理局，安徽省卫健委、科技厅、教育厅、社科联等各级各类新安医学研究课题200 余项，包括国家"973"计划、国家自然科学基金、科技部重大基础专项、国家出版基金等一系列重大科研项目，内容涉及新安名方、计算机及数字化、文献、治则、道地药材、学术思想、流派、医案等各门类，发表学术论文600 余篇，出版专著 40 余部，获得国家发明专利 3 项，国家计算机软件著作权登记证书 1 个，完成技术转让 1 项，获得安徽省科技成果 7 项，省部级科技奖励 7 项，主持并参与制定(修订)疾病行业标准 6 个。

其中，"新安医学特色理论的继承与创新研究"分别荣获 2013 年中华中医药学会科学技术奖一等奖和2016 年度安徽省科学技术奖一等奖。"益气活血法(脑络欣通)抗脑缺血神经元凋亡及其机制的实验研究"获 2006 年安徽省高等学校省级优秀科技成果奖一等奖、2007 年安徽省科学技术奖二等奖，"基于新安医学理论的健脾化湿通络中药治疗类风湿关节炎的研究"获 2013 年安徽省科学技术奖三等奖。

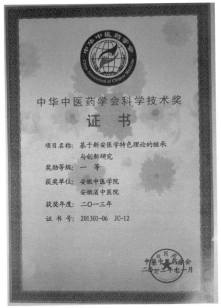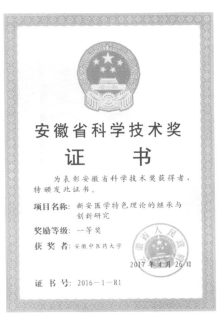

"新安医学特色理论的继承与创新研究"荣获 2013 年中华中医药学会科学技术奖一等奖和 2016 年安徽省科学技术奖一等奖

21 世纪新安医学影响力不断扩大,名声在外,激发了本土新安医学的传承创新建设。2021 年 4 月,总投资约 5 亿元的新安医学传承创新中心项目在黄山市屯溪区顺利开工,该项目采用医疗共享中心的布局模式,建设集新安医学研讨、培训、交流、关键技术推广及中医预防、诊疗、康复及特色制剂研发等功能为一体的综合性平台。项目建成将进一步提升全市中医诊疗保健水平、增进群众健康福祉,标志着新安医学发展掀开了新篇章、进入了新阶段。

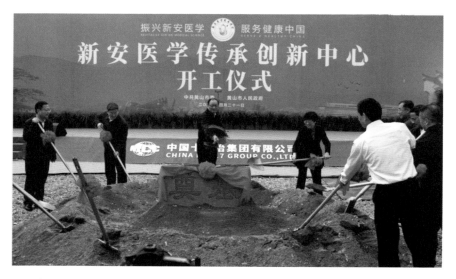

2021 年 4 月,黄山市新安医学传承创新中心开工,国家中医药管理局原局长王国强、安徽省政协副主席刘莉,省卫生健康委员会、省中医药管理局领导,黄山市委、市政府、市人大、市政协领导班子,出席仪式并挥锹为奠基培土

安徽省新安医学研究团队还借助 2011 年启动的第四次全国中药资源普查安徽省试点和全面普查工作,对新安一地做了全面调查,发现了不少珍稀野生药用植物资源,梳理了白术等新安道地药材的历史沿革与变迁,开展了茯苓等新安道地药材的品质提升项目;借助 2012 年启动的国家中医药传统知识保护技术研究项目,积极开展传统知识的挖掘、整理和保护,挖掘整理民间验方876 个,特色诊疗技术 246 项,其中皖南新安医学占首位。目前,以新安医学民间技术为亮点的全省中医药传统知识保护名录和数据库已经构建完成,229项民间特色技术和方药纳入国家名录。"安徽省民间医药知识调查与保护研究"分别荣获2014 年首届民族医药传承贡献奖二等奖和 2017 年安徽省中医药科学技术奖一等奖。

新安医学重大获奖成果一览表

成果名称	成果形式	获奖类别	获奖年份
徽州地区 1984—1986 年中药资源普查	普查报告	全国第三次中药资源普查安徽省项目一等奖	1987
《新安医籍丛刊》	学术著作	第 9 届华东地区科技出版社优秀科技图书一等奖	1996
新安名医考证研究	学术著作	安徽省高等学校科技进步奖二等奖(K94 - 2 - 24 - 1)	1995
		安徽省自然科学三等奖(97 - 3 - 12 - 1)	1997
新安医家治疗急危难重病证经验的研究	临床研究	安徽省高等学校科技进步奖二等奖(K2000 - 2 - 07 - 1)	2000
		安徽省科技进步奖三等奖(2000 - 3 - R)	2002
益气活血法(脑络欣通)抗脑缺血神经元凋亡及其机制的实验研究	药理实验	安徽省高等学校省级优秀科技成果奖一等奖(K2006 - 1 - 5 - 3)	2006
		安徽省科学技术奖二等奖(2007 - 2 - R3)	2007
弘扬新安医学特色，培养高素质应用研究型中医学人才——中医学专业建设及专业认证的研究	教学实践	安徽省教育厅教学成果奖省级特等奖(20100563 - 1)	2010
《新安医学精华丛书》	学术著作	中华中医药学会学术著作奖一等奖(XS201001 - 0JC08 - R - 01)	2010
基于新安医学理论的健脾化湿通络中药治疗类风湿关节炎的研究	临床研究	安徽省科技进步奖三等奖(2013 - 3 - R4)	2013
基于新安医学特色理论的继承与创新研究	学术理论	中华中医药学会科学技术奖一等奖(201301 - 06JC - 12)	2013
院校-师承-地域医学教育相结合，培养新安医学特色的中医学人才研究与实践	教学实践	教育部国家级教学成果奖二等奖(20148627)	2014
新安医学特色理论的继承与创新研究	学术理论	安徽省科学技术奖一等奖(2016 - 1 - R1)	2017
国医大师李济仁治痹思想的传承与创新	临床研究	安徽省科学技术进步奖二等奖(2018 - 2 - R2)	2019
《新安医学研究集成》	学术著作	国家出版基金资助项目"2018 年绩效考评特别优秀奖"(基金办〔2019〕14 号)、安徽省"2018 年十佳皖版图书"奖、2017—2018 年度安徽省社会科学奖三等奖、2019 年第 32 届华东地区科技出版社优秀科技图书一等奖	2019—2020

当代新安医家立足临床,通过文献整理、学术研究提高诊疗水平,在解决临床疑难疾病方面发挥出了重要作用,充分体现了新安医学研究的现代性与实用性,是新安医学生命力的现代延续。

三、学术交流

新安医学向来有学术交流的传统,现代新安医家在汲取积极进取、勇于创新的新安学术基因后,也积极营造浓厚的学术交流氛围。

2008 年 7 月,由安徽省卫生厅领衔主办的新安医学论坛召开,会上进一步统一了思想和认识,在全省范围内再次吹响了新安医学研究的号角;2014 年 8 月,中华中医药学会主办的"第十六次中医医史文献分会学

"学术交流"印

术年会暨新安医学论坛"召开。这两次在新安医学发祥地召开的高规格、高层次、高水平的学术盛会,将新安医学研究推向了高潮。

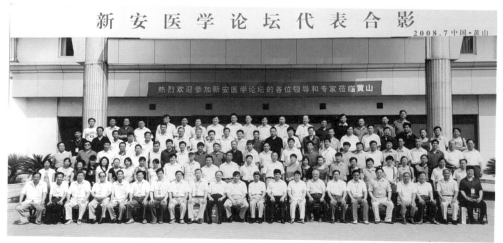

2008 年 7 月召开的"新安医学论坛"再次掀起了新一轮新安医学研究高潮

2011—2018 年，从首届国医大师李济仁学术经验研讨会到首届新安医学传承创新国际论坛，已连续召开 4 届；2015—2018 年，安徽中医药大学亦依托首批全国中医学术流派、新安医学教育部重点实验室和国家科技计划项目，连续 4 年举办了 4 届全国新安医学流派专题研讨会，规划了今后一个时期平台建设、团队合作、学科建设、主攻方向与研究领域的工作，部署了文献整理、基础研究、经验继承、学术创新、实际运用和对外传播等方面的任务。

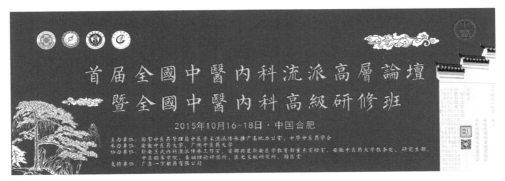

2015 年 10 月首届全国中医内科流派高层论坛暨全国中医内科高级研修班开办

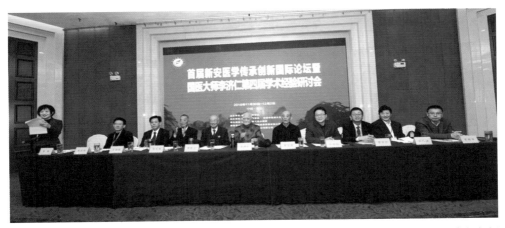

2018 年 12 月首届新安医学传承创新国际论坛暨国医大师李济仁第四届学术经验研讨会在新安医学发祥地举行

2016 年 6 月,日本东洋学术出版社专程来到安徽中医药大学,专访新安医学研究成果,根据新安医学十大医家、十大医著、十大学说、十大名方的观点,9月在日本《中医臨床》杂志刊登了《新安医学研究特集》,有力地促进了新安医学的海外传播。

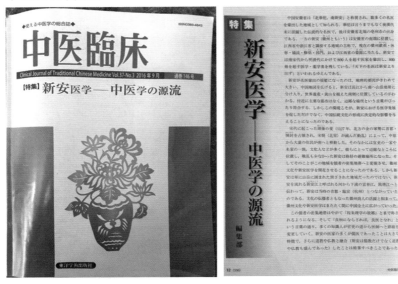

2016 年 9 月日本《中医臨床》杂志刊登《新安医学研究特集》

黄山市本地学术活动也十分活跃,除市中医学会(新安医学研究会)每年定期的年会外,民间还经常自发组织医学交流。如屯溪寿康门诊仿明代新安医家徐春甫组织宅仁医会之例,开设"宅医会"微信号,不定期邀请当地新安医家座谈学术。

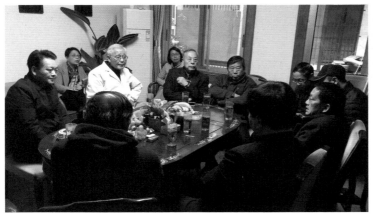

2019 年 3 月 17 日国医节,新安本土"宅医会"邀请在屯的新安医学相关人士座谈

2020年初新冠疫情突袭以来，中医药防疫治疫的效果十分突出，在抗疫中发挥出了压舱石的作用，即使疫苗研发并广泛接种后，仍然是第二道最重要的防线。黄山市委、市政府充分认识到中医药发展在国计民生中的重大价值，而振兴新安医学与国家支持中医药和发展大健康产业政策导向完全契合，从而把新安医学振兴摆在更加突出的位置，制定出台了《新安医学传承创新发展实施方案》，力争到2025年将黄山市建成在长三角乃至全国具有较强影响力的新安医疗旅游先行区和国际医养康养示范区。

2021年4月，黄山市委、市政府联合安徽省卫生健康委、安徽省药品监督管理局、安徽省中医药管理局和安徽中医药大学，共同举办"中国（黄山）新安医学发展大会"，来自全国各地的350多位学者教授、企业家代表齐聚新安江畔，共同为振兴新安医学把脉问诊，交流研讨、对接合作，共同为推动新安医学传承创新发展献计献策，为服务健康中国贡献智慧和力量。大会期间，举行了项目集中签约仪式，市政府与北京市中医药交叉研究所、安徽中医药大学等签订了17个具体合作项目，总投资约5亿元的新安医学传承创新中心项目顺利开工。这是一场高贤满座、高人云集的中医盛会，是一次传承精华、守正创新的历史接力，是一项振兴新安医学、服务健康中国的重要实践。

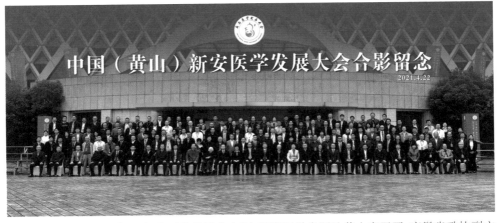

2021年4月，"中国（黄山）新安医学发展大会"在新安医学发源地黄山市召开，安徽省政协副主席刘莉、原卫生部副部长、国家中医药管理局原局长、中华中医药学会会长王国强，安徽省卫生健康委党组书记刘同柱，黄山市委副书记、市长孙勇，安徽省药品监督管理局党组书记、局长吴丽华，安徽省卫生健康委副主任、安徽省中医药管理局局长董明培，安徽中医药大学校长彭代银，国医大师徐经世等出席并讲话，中国工程院院士、国医大师石学敏，中国工程院院士、中国中医科学院院长黄璐琦，中国科学院院士仝小林以视频方式出席大会并祝贺

"中国(黄山)新安医学发展大会"的成功举办,广泛凝聚了各方面的智慧和力量,传承了中医精神,取得了招商引资、招才引智的重要成果,将进一步推动新安医学这块中国传统医学瑰宝在传承创新发展中实现全面振兴,在服务健康中国建设中绽放出更加绚丽的光芒。

从徽州本土到芜湖、合肥,从安徽到北京、上海、江西,从国内到国际,新安医学交流活动跨越时空,遥相呼应。

四、文化建设

新安医学之所以有广泛的社会影响力和持久的生命力,与其丰厚的文化底蕴是分不开的。医学是人学,以文化人,"用文化阐释医学,从医学解读文化",传承文化基因,培育人文精神,新安人积火传薪,不遗余力。

(一)黄山市以文养医展风采

2005 年,黄山市新安医学研究中心建成新安医学展览馆,并于 2007 年出版《历代新安名医精选》画册。而后黄山市属及各区县中医机构纷纷利用现有资源,相继筹建了新安医学展览馆、新安中医体验馆、新安医籍资料馆等。

2007 年,歙县定潭村"张一帖"世家建成新安国医博物馆,主要分走廊医药用具展厅、宗祠、药师佛堂、道教养生堂、中药园、修复室、鉴赏室、公共服务区等,馆藏文物千余件,著作百余部,以国医大师李济仁家族的医案医著、祖传医药文物、学术成果、受赠字画、遗存实物等为主,也包括宋代以来新安医学文献文物仿真件,年接待游客量有数千人次。

祁门是御医之乡,明代御医王琠的家在历口镇历溪古村,其"合一堂"至今尚存,与历溪古建筑群先后于 2004 年 10

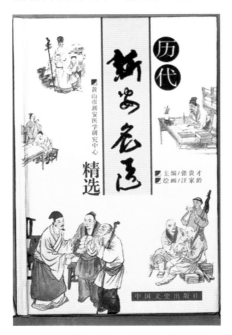

2007 年《历代新安名医精选》画册出版

月和 2012 年 6 月被列入安徽省文物保护单位,2009 年一个以中医文化旅游为特色的"御医展览馆"在历溪古村建成并正式对外开放,2013 年该村被列入中国传统村落名录,是一个重要的旅游景点。

2022 年黄山市委、市政府主持筹建的新安医学展示馆建成,展馆占地面积近 1 000 平方米,分序厅、彪炳千秋、青史流芳、橘井流香、薪火相传、春满杏林和尾厅 7 个部分组成,从历史地位、作用影响、成就贡献、医疗事迹、药号药业、现代传承、发展历程、未来蓝图等方面介绍新安医学的风采,旨在打造成一个全国中医药文化宣传教育基地和非物质文化遗产传习基地。

目前,又有祁门县正在县城新区筹建"祁门御医博物馆"。新安御医明代以祁门县为最,王琠、徐春甫为典型代表;到了清代转移到歙县为盛,吴谦、汪燕亭及汪世渡、汪大顺父子为典型代表。机遇总是垂青有准备之人,太医御医本布衣出身,入朝进宫前均为闻名乡里的医家,后遇某种机缘,或是经官员举荐,或通过考试,或治愈宫中之疾而入朝。其实御医责

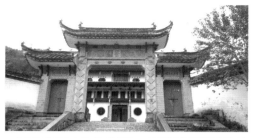

2007 年建成的歙县"张一帖"新安国医博物馆

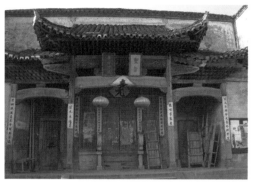

坐落于祁门县历口镇历溪村的明代御医王琠"合一堂"正在默默地诉说着曾经的芳华与沧桑

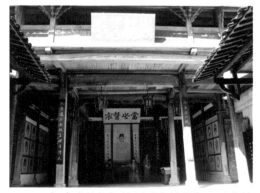

2009 年建成的祁门县历溪古村的御医展览馆

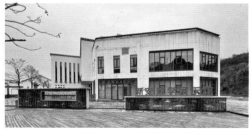

2022 年建成的黄山市新安医学展示馆

任重大,伴君如伴虎,给皇室后宫看病犹如"走钢丝",没有渊博的学识、过硬的本领,稍有差池,欺君之罪是要身家性命的。"没有金刚钻,不揽瓷器活",新安御医都是凭真功夫走进翰林院或太医院的。他们知识渊博,理论深厚,医术高明,稳健扎实,临证经验丰富,擅治疑难危症,处方用药有理有据,能医他医所不能医,有独特的专长。

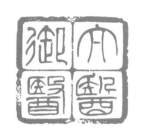

"太医御医"印

太医御医,徽郡为最,也从一个侧面和层面证明了"天下明医出新安"。

(二)安徽中医药大学以文化人树旗帜

2008 年,安徽省财政投入专项经费,用于新安医学古籍的保护和开发利用,由安徽中医药大学组织专家,多次前往黄山市征集收购新安古籍 1 300 余册、善本 200 余册。现安徽中医药大学新安医学古籍部馆藏新安医籍 305 种,约占现存新安医学古籍种类的 50%,其中明刻本新安医籍《赤水玄珠》入选《国家珍贵古籍名录》,2010 年 6 月被评为"全国古籍重点保护单位"。

安徽中医药大学于 1999 年筹建"新安医学文化馆",2005 年扩建,2019 年在新校区重新设计建成新馆,新馆分为"序厅""人文背景""医学源流""新安明医""各家学说""儒医心传""各科成就""现代发展"8 个板块,穿插了"实物展示""视频播放""触摸查寻""情景再现""体验互动"等内容和形式,从自然人文、历史地理、经济文化等多角度介绍了新安医学的形成因素,从明医名著、家族世医、御医太医、理论临床、现代传承、新安药业、域外影响、研究成果等方面

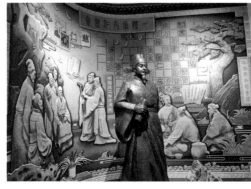
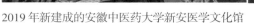
2019 年新建成的安徽中医药大学新安医学文化馆

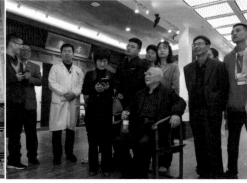
2019 年国医大师李济仁参观新安医学文化馆

详细阐述了新安医学的主要特色和对祖国医学的特殊贡献，充分展示出徽州深厚的文化底蕴和新安医学繁荣的历史。

（三）婺源县跨域策展受关注

2017年12月，江西省上饶市卫计委、婺源县委县政府主办"婺源县新安医学文献展"，多位市、县领导出席开幕式并参观展览，丰富的藏品引发社会广泛关注。

2018年3月，上海中医药博物馆邀请婺源相关单位一起举办了"新安医家墨迹展"，展出各类医家手稿、处方笺及仿单等，总计120余件，上饶市政府、上海中医药大学、上海中医药博物馆领导亲临开幕式。

为提高中医药服务能力，推动中医药文化建设，2015年以来国家鼓励和扶持各地中医馆建设，安徽省多地建有以"新安"命名的中医馆，新安医家、医著、事迹、典故等要素弥漫其中，古朴典雅，文化氛围浓郁，彰显了中医药的博大精深。

（四）老字号药店积淀深厚特色浓

与此同时，散布全国各地的新安药号的文化重塑，越来越引起各地政府的重视和社会的关注。

始于宋代的新安"保和堂"药

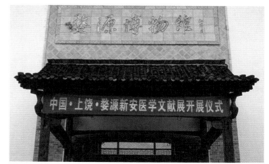

2017年"婺源县新安医学文献展"

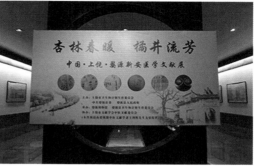

2018年上海中医药博物馆举办"新安医家墨迹展"

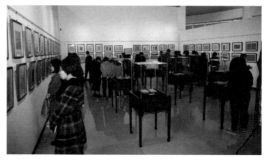

2022年婺源县溪头乡龙尾村建成"新安医学文化博物馆"

号,在新千年杭州河坊街开街时,于老店门口塑起了许仙铜像;创始于明末有着近400年历史的屯溪石翼农药号,2016年被评为"安徽老字号",计划在店内建成小型新安医药博物馆,生产经营朝着新安医学文化方向发展;始创于明末同样有近400年历史的武汉叶开泰药号,中华人民共和国成立后公司合营一分为三,制药部分与其他老字号组成健民药厂,进入新千年后重新树起"叶开泰"品牌,恢复中药古法炮制、抓方古法代煎、丸散膏丹古法纯手工制作等传统工艺,2016年"叶开泰传统中医药文化"入选湖北省非物质文化遗产代表性项目名录,2018年汉阳近5万平方米的叶开泰文化街区开街;始创于清代的屯溪同德仁药店,1996

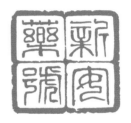

"新安药号"印

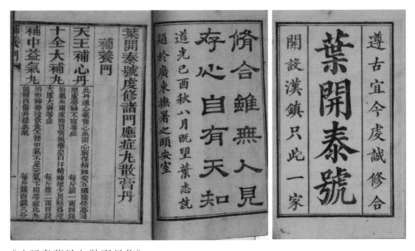

《叶开泰药号丸散膏丹集》

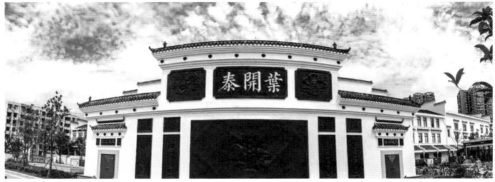

武汉叶开泰药号

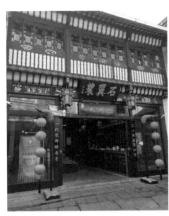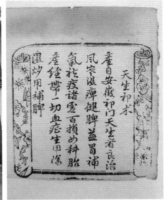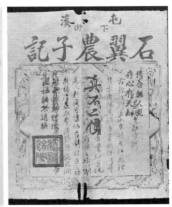

屯溪石翼农药号及其广告仿单

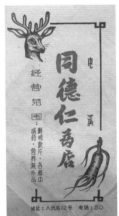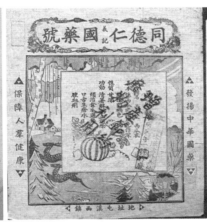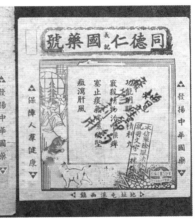

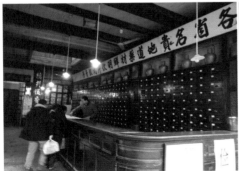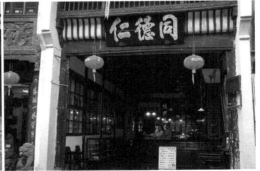

屯溪同德仁药店及其广告仿单

年被评为"中华老字号"，2013年被列入安徽省重点文物保护单位，在全省首家
正式恢复中医坐堂医门诊传统，恢复为市民量身定做提供一人一方滋补膏方

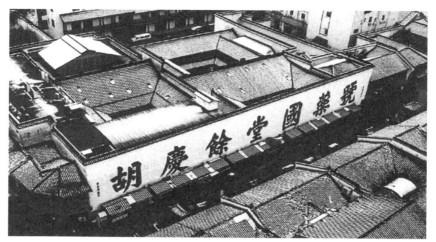

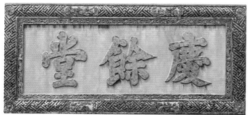

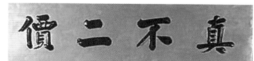

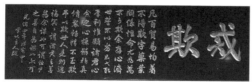

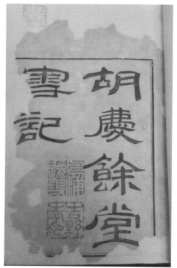

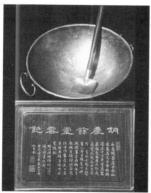

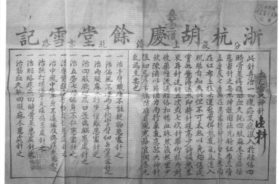

杭州胡庆余堂及其文物文献遗存,其对外高悬"真不二价"之匾,对内则高悬"戒欺"之匾

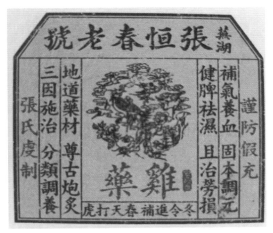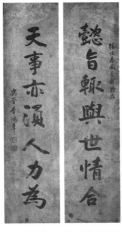

芜湖张恒春老字号广告仿单和李鸿章题联

制作项目，规划建设"新安医学文化展示馆""中医药优秀文化宣传教育基地"。

创始于清代的胡庆余堂雪记国药号，至今仍继承祖传验方和传统制药技术，保留了大批的传统名牌产品，1988 年胡庆余堂古建筑群被国务院定为全国重点文物保护单位，2002 年"胡庆余"上榜中国驰名商标，2003 年被认定为浙江省首届知名商号，2006 年"胡庆余堂中药文化"入围首批国家级非物质文化遗产名录，国药号也被评为"中华老字号"；始创于清代的张恒春国药号，1991 年被评为"中华老字号"，2006 年起广集遗存、抢救文物，实施"张恒春新型工匠培养方案"，传承"恒制半夏"、药酒技艺、养生"鸡药"、手工泛丸、膏方制作、豆腐收毒等独家炮制技艺，2009 年被列入安徽省非物质文化遗产名录，2015 建成张恒春中医药文化体验馆。

从古徽州这片人文沃土上生发出来的新安医学，更多地表现为一种地域人文环境中塑造出来的医学文化特质。正是在这种文化特质的吸引下，新安医学才汇聚了一批批的追随者，充分彰显了新安医学的向心力和凝聚力。

底蕴丰厚深邃的新安医籍书名

五、人才培养

传承弘扬新安医学,重现"天下明医出新安"的历史,人是第一要素,人才培养是关键。现代新安医家胸怀海纳百川的气魄,广纳天下英才,其中安徽中医药大学新安医学人才培养独树一帜。

1978 年安徽中医药大学首次招收新安医学方向研究生,1981 年取得硕士学位授予权,20 世纪 80 年代成立新安医学研究室,此后皖南医学院等也相继跟进,新安医学人才的培养步入正轨。尤其是 20 世纪 90 年代初期一批新安医家被选为全国老中医药专家学术经验继承工作指导老师,他们打破了家族式传承的传统方式,培养了一批新安医学学术继承人和学科带头人。

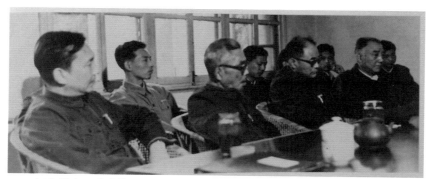

1983 年安徽中医学院第一批新安医学硕士研究生导师王乐匋,与评审专家孙弼刚、吴素行、许业诚一起出席毕业论文答辩

进入 21 世纪,学校秉承"南新安、北华佗"的地域医学传统,着力构建"院校—师承"相结合的新安医学特色人才培养模式。尤其是 2009 年以来,学校在中医本科专业开设"新安医学教改试验班",自编系列教材,实施理论与临床"双导师制",通过新安医家传道授业解惑,院校教育与师承教育相结合,定期组织参观新安医学文化馆、古籍部,实地到新安医学发祥地素质教育基地调研考察,形成了"弘扬新安医学,培育中医人才"的办学特色,在安徽中医药高等教育中树起了新安医学的品牌。2010 年,"弘扬新安医学特色,培养高素质应用研究型中医学人才——中医学专业建设及专业认证的研究"获安徽省教育厅教学成果奖省级特等奖;2014 年"院校—师承—地域医学教育相结合,培养新安医学特色的中医学人才研究与实践"教学实践项目,获得教育部国家级教学成果奖二等奖。

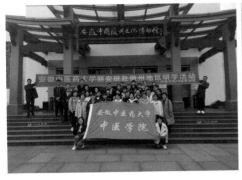
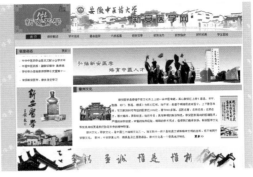

2016年安徽中医药大学新安医学教改班　　　安徽中医药大学开设的"新安医学网站"
学生赴徽州开展研学活动

在师资队伍不断扩大发展的同时,新安医学人才培养的层次亦不断提高。2014年9月学校招收首届新安医学方向博士生,2018年9月博士生毕业,标志着本、硕、博相贯通的完整的新安医学特色人才教学培养体系建成。

与此同时,学校成立大学生新安医学社,通过调研、论坛、讲座、研学、专题研讨会等形式,组织大学生学习研究新安医家的精湛医术,探索新安医学与传统文化的渊源联系;开设"大学生新安论坛",作为学生综合素质培养的重要平台,定期邀请新安医学专家、文化名人做报告、举办讲座;开设"新安医学网站",作为教育的重要延伸,潜移默化中持续培育学生的新安医学素养和品质;设立新安医学传承奖学金和新安医学继承与创新研究专项奖励, 不遗余力地培养人才,成为新安医学人才成长的沃土。

国医大师及学术流派传承工作室更是新安医学的传承阵地。2009年9月,李济仁国医大师工作室成立,2012年新安王氏内科、郑氏喉科被列为首批全国中医药学术流派传承工作室建设单位。他们充分发挥优质医疗资源的优势,紧锣密鼓地开展了传承教育,立足临床,授人以渔,初步形成了包容性、开放性、创新性的特色传承模式。在有效传承的基础上,还积极开展特色临床经验的示范推广,优质资源下基层、下社区、下农村,惠及更多的百姓。

同时,安徽各地依托全国老中医药专家学术经验继承、优秀中医临床人才研修、中医药传承博士后及基层名中医传承等传承项目,取长补短、相互配合,有序推进、共同提高,以期培养一批既掌握传统中医学知识又具有创新能力的新安传人,为未来发展奠定人才基础。

为延续新安医学优质基因,构建中医药传承教育平台,探索复合型中医药

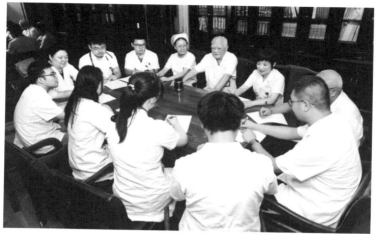

2019 年近九旬的国医大师李济仁仍坚持指导和带教学生

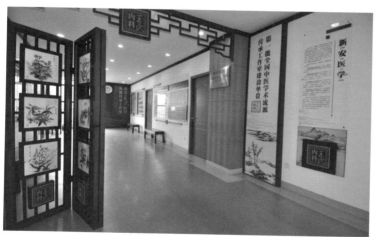

新安王氏内科工作室

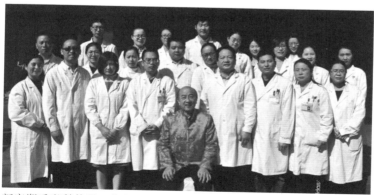

新安郑氏喉科传承工作室团队

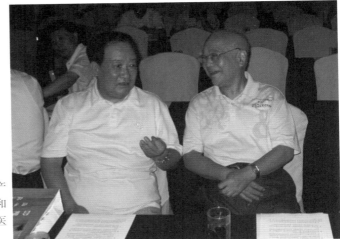

两位国家级非物质文化遗产项目代表性传承人李济仁和郑铎，在一起相互交流新安医学传承发展的经验和体会

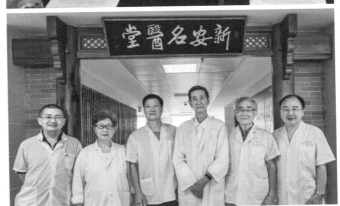

黄山市新安名医堂汇聚了一批新安医家坐诊

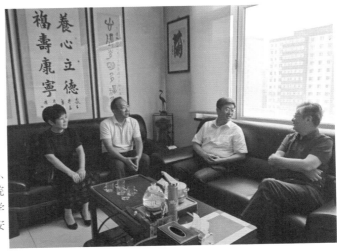

2022年7月，黄山市委副书记、市长孙勇走访了中国工程院院士、国医大师、安徽中医药大学名誉校长王琦，听取其对新安医学传承发展的建议

人才培养模式,打造富有特色的专业和学科,2018 年安徽中医药大学还成立新安书院,分级招录新安医学英才班,谋划招录老中医学术经验继承班、名医世家传承人提高班、中医传承高级研修班,不断将新安医学人文精神向全校其他专业渗透。从学习新安医学知识入手,成为中医学子成长成才的一条有效途径。

新安医学的传承发展需要有不同类型的人才,既需要学术研究人才更需要临床运用人才,既需要传承型人才又需要创新型人才,既需要"顶天立地"的高端专家又需要"铺天盖地"的实用人才。当前最大的危机仍是后继乏人乏术,真正娴熟地运用中医理论诊治疾病的新安医家并不多,学验俱丰的新安大家更是凤毛麟角。因此,新安医学人才培养要以大量临床实用性人才的传承学习为基础,以保存新安医学的遗传基因为核心,以传承新安医学学术经验为重点,以培养造就新一代新安名医大家为目标,院校教育、师徒相授和研究型传承并重并举,三者有机结合起来,百花齐放,百家争鸣,全面完整地推进新安医学的传承和发展。

40 多年来,从 1978 年《新安医学史略》到 1987 年《新安名医考》,再到 1999 年《新安医籍考》;从 1990—1995 年《新安医籍丛刊》15 卷到 2009 年《新安医学名著丛书》《新安医学精华丛书》各 10 册,再到 2016 年《新安医学流派研究》、2018 年《新安医学研究集成》和 2021 年《新安医家学术思想与临床经验研究》;从科技支撑计划到国家自然基金,再到国家出版基金;从中华中医药学会一等奖到安徽省政府一等奖,从自然科学奖到社会科学奖,再到优秀图书奖,新安医学文献、学术、临床、实验研究所呈现出来的成果可谓丰硕。然而,这还只是冰山一角,随着研究的不断深入,相信会有越来越多的特色学术被发现。更多湮没于历史长河中的人物、事迹、著作、贡献成就和创新发明,正期待着人们去进一步挖掘整理、研究运用,发展提高,造福人类。

新时期新起点、新目标新作为,当代新安医学已经开启了新的征程。承前启后,继往开来,我们相信,历经千年辉煌的新安医学,在下一个百年、千年,必将会迎来一个更加辉煌灿烂的明天!

新安医学非物质文化遗产代表性项目及其代表性传承人名录

（截至 2022 年 8 月）

项目名称	级别	代表性传承人
新安医学	安徽省级	曹恩溥、方敏、黄孝周、汪寿鹏、胡为俭、程建平、程剑峰（省级），黄忠明、沈武松、方鸣、盛杖、谢士坤（市级）
张一帖内科疗法	国家级	李济仁、张舜华（国家级），李梃、李艳（省级），张其成、李梢、张涵雨（市级）
西园喉科医术	国家级	郑铎（国家级），郑公望（省级），郑园（市级）
祁门蛇伤疗法	国家级	滕英（省级），汪胜松（市级）
野鸡坞外科	安徽省级	方洪生（省级）
祁门胡氏骨伤科	安徽省级	胡永久（省级），胡永胜（市级）
吴山铺伤科	安徽省级	程建军（省级）
沛隆堂程氏内科	安徽省级	陈中沛（市级）
新安王氏内科	安徽省级	王键（省级）
新安歙县黄氏妇科	安徽省级	
许氏正骨术	安徽省级	许小霞（市级）
屏山润生堂烫伤灵制作技艺	安徽省级	舒旦元、舒辛亥（市级）
新安南园喉科医术	安徽省级	
龙川胡氏医学	黄山市级	
新安洪氏中药炮制技艺	黄山市级	
新安吴氏连花百毒消	黄山市级	吴卯斌（市级）
海阳玉堂鼻科	黄山市级	
新安黄精炮制技艺	黄山市级	
新安程道南中医诊疗法	黄山市级	
新安上丰内科诊疗法	黄山市级	
殷氏内科	黄山市级	
歙县查坑吴氏中医内科	黄山市级	
唐里文德堂内科诊疗法	黄山市级	
养真堂吴氏膏药制作技艺	黄山市级	
歙北王氏内科	黄山市级	
黟县民医阁腰椎诊疗法	黄山市级	
黟县戴氏中医内科	黄山市级	

注：迄今为止属新安医学范畴的市级以上传统医药类非物质文化遗产项目共 27 项，其中国家级 3 项、安徽省级 10 项、黄山市级 14 项（重复者只计最高级 1 项）；市级以上代表性传承人 34 人，其中国家级 3 人，安徽省级 15 人，黄山市级 16 人（重复者只计最高级 1 人）。另有现代新安医家、中国工程院院士、首届国医大师程莘农，为联合国教科文组织人类非物质文化遗产项目"中医针灸"代表性传承人。

跋

新安医学赋

中华医药,源远流长;新安医学,华彩篇章。岐黄之道,一源多流;风雅徽州,橘井泉香。

萌于晋唐,成于宋元,鼎盛明清,传承至今。老庄道家培中华医学之根基,程朱理学树新安文化之学风;"固本培元"筑先天后天之本原,"错简重订"开伤寒争鸣之先河。"人痘接种"预防天花恩泽万民,"养阴清肺"治疗白喉造福百姓;"医门八法"八法之中百法备矣,"相气十法"十法之上气色明哉。"乌聊汇讲"讲学论道存实录,"宅仁医会"约会立款启先例;"槎溪会课"循序渐进汇新知,"兴学办刊"请愿图存勇担当。

明医辈出,灿若繁星,医著宏富,辉耀华夏。《医说》娓娓道来传为佳话,《医述》述而不作尽得风流;《医验》重剂温补独树一帜,《医理》燥湿为纲自成一家。《古今医统》皇皇百卷统医宗,《医宗金鉴》守正开新鉴古今;《赤水玄珠》授道解惑传薪火,《本草蒙筌》开蒙启悟泽后学。《素问吴注》辨章学术考镜源流,《名医类案》宣明往范昭示来学;《胞与方谱》民胞物与关爱生命,《山居本草》身居山中心系天下。

义理无穷,医道精微,思贵专一,学贵沉潜。立心立命继绝学,一腔浑是活人心。

黄辉

岁在辛丑孟春